Demenz und Pflege

Peter Tackenberg, MScN (1964), Pflegewissenschaftler und Krankenpfleger. Langjährige Tätigkeit in Bereichen der Neurologie und der Altenpflege. Derzeitige Forschungsschwerpunkte an der Bergischen Universität Wuppertal: Arbeit und Altern (NEXT-Studie: http://www.next-study.net).

Angelika Abt-Zegelin, Dr. rer. medic., M.A., (1952), Pflegewissenschaftlerin und Krankenschwester. Langjährige Tätigkeit in der Aus- und Weiterbildung. Arbeitsschwerpunkte: Patientenedukation, Pflegebedürftigkeit, Sprache und Pflege, Pflegerituale. Derzeit: am Institut für Pflegewissenschaft an der Universität Witten/Herdecke verantwortlich für die Entwicklung der Studiengänge.

Claudia Dinand, (1968), Studentin der Pflegewissenschaft (BScN) und Krankenschwester. Langjährige Tätigkeit in verschiedenen Bereichen der Allgemein- und Unfallchirurgie, kontinuierliche Mentorentätigkeit. Bisherige Studienschwerpunkte: Die Pflege alter, chronisch kranker Menschen, Tod und Sterben, Pflegehilfsmittelversorgung.

Hans-Joachim Eickelmann, (1956), Student der Pflegewissenschaft (BScN) und Altenpfleger. Vielfältige organisatorische Tätigkeiten im kulturellen Bereich (kommunale Filmarbeit, Theater und Kleinkunst); danach langjährige Tätigkeit in der ambulanten und stationären Altenpflege. Schwerpunkte im Studium: Pflege chronisch kranker Menschen, Pflegeassessment, Pflegeversicherung, Demenz.

Peter Tackenberg, Angelika Abt-Zegelin (Hrsg.)

Demenz und Pflege

Eine interdisziplinäre Betrachtung

Unter Mitarbeit von Claudia Dinand
und Hans-Joachim Eickelmann

Mabuse-Verlag
Frankfurt am Main

Bibliografische Informationen der Deutschen Bibliothek
Die Deutsche Bibliothek verzeichnet diese Publikation in der Deutschen Nationalbibliografie; detaillierte bibliografische Angaben sind im Internet abrufbar über http://dnb.ddb.de.

Eine Gemeinschaftsinitiative des Instituts für Pflegewissenschaft, Universität Witten / Herdecke und des Kuratoriums Deutsche Altershilfe, Köln; unterstützt durch den Stiftungsfond für Pflegeforschung und -entwicklung e.V. (zugleich Abschlußbericht)

4. Auflage 2004

Kasseler Straße 1a
60486 Frankfurt am Main
Tel.: 069 / 97 07 40 71
Fax: 069 / 70 41 52
E-Mail: info@mabuse-verlag.de
www.mabuse-verlag.de

Titelbild: Irmi Long, Frankfurt am Main
Druck: Prisma Verlagsdruckerei, Frankfurt
ISBN 3-933050-64-2
Printed in Germany

Inhalt

Teil II: Konzepte

Teil III: Konzeptionelle Umsetzung

Teil IV: Fazit und Handlungsbedarf

Anhang

Vorwort zur vierten Auflage

Ein Tagungsband, der in die vierte Auflage geht, ist sicher eine Rarität – heutzutage können sich Verlage kaum entschließen, überhaupt einen Tagungsband auf den Markt zu bringen.
In diesem Fall ist es anders, offensichtlich haben die versammelten Beiträge einen „Nerv der Zeit" getroffen.
In den letzten Jahren hat die Thematisierung von Demenz einen ungeheuren Aufschwung genommen, die gesellschaftliche und sozialpolitische Dimension scheint allmählich klar zu werden. Merkwürdig ist, daß unsere älter werdende Gesellschaft einerseits als Errungenschaft gefeiert, andererseits als Last empfunden wird.
Ministerien, Stiftungen, Wohlfahrtsverbände, Kommissionen und Kommunen haben Aktivitäten zum Thema Demenz entwickelt, Vieles davon steht noch unverbunden nebeneinander. Die Entwicklungen sind regional sehr unterschiedlich, noch lange stehen sie nicht den Betroffenen und ihren Familien zügig und ortsnah zur Verfügung. Eine gute Strategie ist es, die häusliche Situation zu stärken, lange bevor es zu großen Schwierigkeiten kommt. Als wichtiger Schritt sind vielerorts Demenzberatungsstellen, Angehörigenkreise und Tagespflegeeinrichtungen eröffnet worden. Weitere Konzepte einer wirksamen Begleitung müssen noch entwickelt und erprobt werden.
Auch Altenheime haben sich auf den Weg gemacht, hier scheint es wichtig, dass einzelne Veränderungen konzeptionell integriert und durch Organisatio nsentwicklungsmaßnahmen gestützt werden. Dringend erforderlich ist es, die personelle Besetzung qualitativ und quantitativ, wenigstens als Mindestnorm, zu regulieren.
Im Bereich Demenz und Pflege lernen wir viel von anderen Ländern, insbesondere die aus Großbritannien importierten Ansätze und Erfahrungen sind willkommen. Allen voran hat die personenzentrierte Sichtweise von Kitwood in Deutschland Einfluß genommen, sie begründet eine Erweiterung des defizitorientierten medizinischen Bildes und ist eine gute Basis für Pflege. Auch viele praktische Hilfen und Ideen werden transferiert. Im Institut für Pflegewissenschaft/Universität Witten/Herdecke wird zur Zeit ein Einschätzungsinstrument übersetzt und erprobt. Das „Carenap" wurde in Schottland entwickelt, es dient dem systematischen Monitoring des häuslichen Hilfebedarfs bei der Pflege von Demenzkranken.

Sinnvoll wäre in Deutschland auch die Etablierung von Kompetenzzentren „Demenz", ähnlich den britischen Dementia-Service-Development-Centres; Einrichtungen, die sowohl Forschung, als auch Praxistransfer und Service vernetzen.
Bei allen Übernahmen wird immer wieder klar, dass wir in Deutschland eine (Pflege-) Kultur der Offenheit und Gelassenheit entwickeln sollten, Vielfalt und Unordnung müssen dabei ausgehalten werden. Dies scheint schwierig, haben wir doch gerade erst versucht, Pflege zu strukturieren durch den Pflegeprozeß, Pflege zu begründen durch Theorien (leider oft in falsch verstandener monistischer Weise).
Auch müssten hierzulande Barrieren abgebaut werden, so manche Innovation scheitert an bestehenden Regelwerken und Zuständigkeiten – oft liegen die rechtlichen und finanziellen Möglichkeiten „quer" zu den Bedürfnissen der Hilfesuchenden.
Die Ideen und Forderungen dieses Buches sind nach wie vor aktuell, in ihrer Bandbreite vielleicht sogar einzigartig. Das Kuratorium Deutsche Altershilfe (KDA) und das Institut für Pflegewissenschaft/Universität Witten/Herdecke setzen ihre Zusammenarbeit im Bereich Demenz fort. So eben hat die gemeinsame Arbeit an den Rahmenempfehlungen zur Sicherung einer qualifizierten Pflege für demenziell Erkrankte begonnen. Im Auftrag des Bundesministeriums für Gesundheit sollen Empfehlungen zusammengestellt werden, wie in der stationären Altenpflege Menschen begegnet werden kann, die herausforderndes Verhalten zeigen. In Nordrhein-Westfalen koordiniert das KDA die Landesinitiative Demenz, das Institut für Pflegewissenschaft bündelt dazu die wissenschaftlichen Aktivitäten und sorgt für den Informationstransfer. In diesem Sinne ist damit zu rechnen, dass es bald neue Tagungen und Publikationen aus unserem Umfeld zum Thema Demenz gibt. Sie können auf diesem Band aufbauen.

Peter Tackenberg
Angelika Abt-Zegelin

September 2004

Vorwort der Herausgeber

Peter Tackenberg und Angelika Abt-Zegelin

Es ist nicht so, als gäbe es nicht hinreichend Literatur oder Veranstaltungen, Fortbildungen und Weiterbildungen zum Feld Demenz. Es ist auch nicht so, als gäbe es keine Organisationen von Angehörigen und ExpertInnen. Es ist nicht so, als existierten keine nationalen und internationalen wissenschaftlich fundierten Kenntnisse und Einsichten in das Feld Demenz. Warum ein weiteres Buch zur Thematik und warum der Schwerpunkt Demenz und Pflege als interdisziplinäre Betrachtung? Die Antwort ist in aller Kürze beinahe banal angesichts dieser Feststellungen. Mit Thomas Klie gesprochen plädieren wir für ein „Ja zum Leben mit Demenz in geteilter Verantwortung".

Diese Auffassung eint Angehörige, Pflegende, (Pflege-) WissenschaftlerInnen und ExpertInnen aus unterschiedlichen beruflichen Hintergründen in den hier versammelten Beiträgen. Das Feld Demenz in seinen politischen, gesellschaftlichen, helfenden und persönlichen Dimensionen erfordert kreative Antworten. Diese sind nur interdisziplinär und in Zusammenarbeit mit den betroffenen Menschen und ihren Familien zu erreichen.

Dieses Buch ist nicht einfach ein weiteres Buch zum Thema Demenz, sondern illustriert in seiner Konzeption den vielschichtigen Zugang. Alle drei Teile werden mit den gelebten Erfahrungen Angehöriger und ExpertInnen unterschiedlicher Fachgebiete eröffnet. Die Auseinandersetzung mit der Thematik kann und darf die persönliche Betroffenheit, die Gefühle und die Hintergründe nicht ausblenden. Es bleibt ein Unterschied, über Demenz aus distanzierter, reflektierter Sicht zu schreiben oder die alltägliche Begegnung mit Demenzerkrankten zu erleben. Im ersten Fall, dem Schreiben über Demenz, sind Denken und Handeln auf der Suche nach Antworten durch professionelle Einsichten und Erkenntnisse bestimmt. Im zweiten Fall, der direkten Begegnung, wird dem Denken und Handeln die Gestaltung der gegenwärtigen Situation abverlangt. Situationen, die erfordern, Emotionen, Reaktionen, Handlungen und institutionelle Strukturen auszuhalten. Die Wirkung der Begegnung wirft Fragen auf, die aus dem passives Aushalten der Situation hinführen zu kreativen und phantasievollen aktiven Antworten.

Die Grundlage zur thematischen Aufbereitung bilden ausgewählte Redebeiträge und erweiterte Vortragsmanuskripte der Fachtagung „Woche der Demenz“ an der Universität Witten/Herdecke vom 10.-14. Januar 2000 und der Fachtagung des Kuratoriums Deutsche Altershilfe vom 24.-25. Mai 2000 im Wissenschaftszentrum Bonn- Bad Godesberg „Umgang mit dementiell erkrankten Menschen“. In Absprache mit den Autorinnen und Autoren wurden die meisten Texte von uns für die Buchform überarbeitet.

Die im Verlauf der Tagungen bei den Beteiligten – RednerInnen wie TeilnehmerInnen – entstandenen Spannungsbögen können in der Buchform nicht wiedergegeben werden. Die Zusammenstellung der Beiträge ermöglicht jedoch für zukünftige Veranstaltungen, seien es Informationsabende oder Edukationsangebote, themenzentrierte Fachtagungen oder Überblicksveranstaltungen, Konzeptionierung von Unterrichtsmaterialien oder Entwicklung von institutionellen Richtlinien die Bereitstellung eines umfassenden Themenspeichers, aus dem nach Bedarf und Bedürfnissen gewählt werden kann.

Das Buch wendet sich an ein breites Publikum: Pflegende und pflegende Angehörige, PflegewissenschaftlerInnen, SozialpolitikerInnen, MedizinerInnen sowie Angehörige weiterer sozialer Berufe und allgemein an interessierte LeserInnen. Es ist kein „Fachbuch“, sondern ein aktueller Überblick über den Diskussionsstand zur Pflege dementer Menschen. Der ergänzende Informationsteil soll die thematische Weiterbeschäftigung erleichtern.

Wir bedanken uns an dieser Stelle ganz herzlich für die finanzielle Förderung durch den Stiftungsfond für Pflegeforschung und -entwicklung e.V., durch die ein Teil unseres zeitlichen und technischen Aufwandes abgedeckt werden konnte. Unser besonderer Dank gilt der Mitarbeit der vielen Autorinnen und Autoren, ohne die dieses Buch in seiner Konzeption nicht entstanden wäre.

Witten, im August 2000
Peter Tackenberg und Angelika Abt-Zegelin

Zur Einleitung

Klaus Großjohann, Geschäftsführer des KDA

In seinem Werk „Naturrecht und menschliche Würde" schreibt der Philosoph Ernst Bloch: „Die Dinge zu nehmen, wie sie sind, ist für den Untersuchenden eine Pflicht, für den Handelnden und Wertenden mitnichten." Zu den Dingen, die wir[1] zunächst einmal nehmen müssen, wie sie sind, gehört als Folge die von uns erwünschte und in der Auseinandersetzung mit der Verbesserung der Lebens- und Arbeitsbedingungen errungene Langlebigkeit in unserer Gesellschaft. Die hierdurch gewonnenen Jahre sind inzwischen für viele ältere Menschen Jahre relativen und zum Teil sogar absoluten Wohlstands. Für viele ältere Menschen sind es auch Jahre einer späten Freiheit bei relativ hoher Unabhängigkeit und relativ gutem Gesundheitszustand. Wir können stolz sein auf diese Entwicklung und den bisher erreichten Stand. Daß mit zunehmender Langlebigkeit in einer Gesellschaft auch Gefährdungen verbunden sind, die bei kürzerer Lebensdauer erst gar nicht in Erscheinung treten würden, wissen alle sehr gut. Denn uns eint ja gerade das Bemühen darum, diese Gefährdungen so gering wie möglich zu halten und das dadurch bedingte individuelle wie gesellschaftliche Leid zu vermeiden oder zu lindern.

Es geht hier um die Demenz, die wir – solange es keine kausale Therapie gibt – nur in geringen Maßen beeinflussen können, deren Folgen wir aber lindern können mit dem Ziel, das Wohlbefinden der dementen Personen so weit wie möglich zu erhalten, die Angehörigen zu ermutigen, zu stützen und zu stärken und auch die beruflich engagierten Personen durch eine Verbesserung der Arbeitsbedingungen nicht zu überfordern.

Eine Gesellschaft des langen Lebens, eine Gesellschaft mit vier bis fünf gleichzeitig lebenden Generationen wird unweigerlich mit Demenz konfrontiert. Umgang mit Demenz – gleichsam als eine Kehrseite der glänzenden Medaille des langen Lebens – ist unser Schicksal, ob wir die Demenz und ihre individuellen und gesellschaftlichen Folgen mit Angst verdrängen oder uns der Aufgabe stellen, Strategien zur Bewältigung der Demenz zu entwickeln. Ein angemesse-

[1] Dieser Beitrag ist das überarbeitete Einführungs-Statement zur KDA-Tagung am 24./25. Mai 2000 im Wissenschaftszentrum Bonn-Bad Godesberg

ner Umgang mit Demenz ist eine von vielen noch nicht im erforderlichen Maße wahrgenommene Entwicklungsaufgabe für unsere Gesellschaft – nur haben wir diese Aufgabe noch nicht richtig begriffen.

Unser Bemühen trägt hoffentlich dazu bei, daß wir klarer sehen, welche Situation wir zunächst zu akzeptieren haben, aber auch, welche Konzepte und Entwürfe uns weiterhelfen. Gemeinsam müssen wir versuchen, im Sinne der Betroffenen, ihrer Angehörigen und der professionell pflegenden und betreuenden Personen Demenz erträglich machende Konzepte und Verfahren zu entwickeln.

Da sind zunächst die Zahlen, Prävalenzraten genannt. Die neuesten sind soeben von Horst Bickel in der Zeitschrift „Das Gesundheitswesen" veröffentlicht worden, und die Forschungsergebnisse der Leipziger Langzeitstudie, die demnächst veröffentlicht werden, weisen in dieselbe Richtung: Es gibt einen stetigen Anstieg der Rate dementer Personen mit dem höheren Lebensalter. Bei den über 90jährigen leiden mehr 33 % an einer dementiellen Erkrankung. Wenn wir keine 85 oder 90 oder mehr Jahre alt werden, haben wir vielleicht eine gute Chance, nicht so dement zu werden, daß es die Mitmenschen merken, aber es ist höchst unwahrscheinlich, daß wir es nicht im Verwandten- oder Freundeskreis mit dieser Erkrankung zu tun bekommen. Und uns bedrückt die Furcht davor, eines Tages möglicherweise völlig abhängig zu sein von anderen Menschen. Woran wir alle arbeiten sollten, will ich im folgenden kurz andeuten:

1. Wir sollten Demenz, besonders die Alzheimer-Erkrankung, vor allem auch als schicksalhafte Behinderung begreifen.
2. Dies bedeutet, nicht alle Aufmerksamkeit auf eine derzeit kaum mögliche Heilung zu richten, sondern in erster Linie die mit Demenz verbundenen Handicaps so weit wie möglich zu minimieren.
3. Dies bedeutet ferner, alles zu tun, um den Betroffenen und den helfenden Angehörigen zu relativem Wohlbefinden zu verhelfen.
4. Das für uns unerklärliche Verhalten dementiell Erkrankter sollten wir nicht bloß als Verhaltensstörungen stigmatisieren, sondern – so wie es z.B. die Engländer tun – als „herausforderndes Verhalten" annehmen und versuchen, es zu verstehen.
5. Unsere Gesellschaft des langen Lebens braucht ein „Entwicklungsnetzwerk für Demenz erträglich machende Dienstleistungen". Das will ich etwas weiter ausführen. Und zum Glück bestehen bereits Teil-Netzwerke oder sind dabei sich zu bilden. Zu erwähnen sind viele Akteure:

- die Selbsthilfegruppen, insbesondere die Alzheimer-Gesellschaften;
- die Gesellschaft für Gerontopsychiatrie und Psychotherapie;
- die psychosozialen Arbeitsgemeinschaften in vielen Städten;
- die Bundesarbeitsgemeinschaft Alten- und Angehörigenberatung, die ein Praxishandbuch „Wege aus dem Labyrinth der Demenz" herausgebracht hat;
- der fest installierte und sehr fruchtbare grenzüberschreitende Euregio-Erfahrungsaustausch Gerontopsychiatrie (bis hin zu wechselseitigen Hospitationen) zwischen der Provinz Limburg in den Niederlanden und den Kreisen Viersen, Neuss und der Stadt Krefeld;
- das badisch-elsässische Forschungsprojekt zur Verbesserung der ambulanten und teilstationären Betreuung dementiell erkrankter älterer Menschen;
- die GeroCare Workshops des KDA;
- die Aktivitäten des pflegewissenschaftlichen Institutes an der Universität Witten-Herdecke;
- die deutsche Expertengruppe Dementenbetreuung – DED;
- die „Salmon Group", also die „Lachsgruppe", in der die gegen den Strom schwimmenden kleinen gerontopsychiatrischen Pflegeheime ihre Erfahrungen austauschen;
- die Arbeitsgruppe Hausgemeinschaften;
- die Landesärzte im Landschaftsverband Rheinland, die (Pflege-) Standards formulieren;
- der „Leistungsvergleich vollstationäre Versorgung Demenzkranker";
- die regionalen Arbeitsgruppen der Tagespflege-Einrichtungen, die den Eckpunktevorschlag des BMG zur stärkeren Tagespflegenutzung in die Praxis umsetzen wollen;
- das europäische Erinnerungsnetzwerk;
- der Erfahrungsaustausch der Gerontopsychiatrieprojekte des BMA/ BMG-Modellprogrammes zur Verbesserung der Situation Pflegebedürftiger;
- das BMFSFJ-Modellprogramm „Altenhilfestrukturen der Zukunft";
- das vom Bundesministerium für Bildung und Forschung geförderte Kompetenznetzwerk Demenzen, in dem Forschungs- und Versorgungsstrukturen vernetzt werden sollen;
- Arbeitsgruppen der MDK-Gemeinschaft, die sich um verbesserte Begutachtungsverfahren bemühen;
- das sich bildende Netzwerk der Anwender des DCM-Verfahrens;
- die einschlägigen Tagungen, Symposien und Kolloquien;
- Demonstrationen der Selbsthilfeorganisationen und der Verbände der Leistungsträger, Leistungserbringer, Berufsverbände usw.;

- die Ideenbörsen und die (Landes- und Kreis-) Pflegekonferenzen, die Konzepte zur gerontopsychiatrischen Versorgung entwerfen.

Diese Aufzählung kann nicht vollständig sein, aber sie kann wahrscheinlich leicht ergänzt werden. Wir brauchen Informationen von möglichst vielen Initiativen und aus möglichst vielen Gruppen, um gemeinsam einen Überblick darüber zu gewinnen, welche Netzwerkbestandteile bereits welche Demenz erträglich machende Dienstleistungen zu optimieren suchen, wo noch Lücken bestehen und wie eine „Vernetzung der Netzwerke" vorangetrieben werden kann. Nicht zu vergessen sind Einzelpersönlichkeiten, die oft in mehrere Netzwerke eingebunden sind, die aber eine eigenständige Rolle spielen, weil sie leidenschaftlich und mitreißend neue Wege aufzeigen – in Deutschland ist das z.B. Herr Professor Grond. Lassen Sie mich kurz die Vision des Kuratoriums Deutsche Altershilfe andeuten, wie denn das angestrebte „multidisziplinäre Entwicklungsnetzwerk" für Demenz gestaltet werden könnte und was es leisten sollte. Wir brauchen hierzu eine regelmäßige Demenzberichterstattung, die den Stand der Demenz-Problematik und den Stand der Künste zu ihrer Bewältigung darstellt. Darin sind die aktuellen Ergebnisse der Grundlagenforschung, der Epidemiologie und vor allem der Versorgungsforschung darzulegen. Die Bundesregierung hat diese Aufgabe erkannt, sie will den vierten Altenbericht dem Thema Gerontopsychiatrie und Hohes Lebensalter widmen.

Die Praxis kann aber nun nicht untätig bleiben, bis die Forscher ihre Erkenntnisse wissenschaftlich abgesichert vorlegen, sie muß hier und heute handeln und sie hat an vielen Orten auch gute Lösungsansätze gefunden. Denken Sie z.B. an die verschiedenen Formen der Validation oder an das Verfahren „Dementia Care Mapping" (DCM). Es gibt bisher nur ganz wenige Evaluationsstudien dazu und die wenigen sind nicht sehr aussagekräftig, weil die Stichproben sehr klein waren oder die Untersuchungsbedingungen nicht ganz strengen wissenschaftlichen Maßstäben genügten.

Wir brauchen die Forschung, obwohl deren „Mühlen langsam mahlen". Parallel zur Forschung benötigen wir mehr Informationen über „bewährte Praxis" oder „best practice", wie es im Englischen heißt. In der Praxis gibt es erfreulicherweise viele Mitarbeiterinnen und Mitarbeiter, die kreativ und sozusagen eigeninitiativ „forschend" mit Demenzkranken umgehen und aus der jeweiligen Situation heraus sehr gute Lösungen finden, die es verdient haben, veröffentlicht zu werden. Dabei sollten wir uns gegenseitig auf solche Lösungen aufmerksam machen.

Die kleinen und großen Lösungen für bewährte Praxis im Umgang mit herausforderndem Verhalten müssen möglichst anschaulich beschrieben werden; sie müssen nicht nur den beruflich Pflegenden und Behandelnden und den Betreuenden vermittelt werden. Im Übrigen kennen auch viele Ärzte den Stand der Künste nicht. Die bewährten kleinen und großen Lösungen müssen auch über die Massenmedien, z.B. in den Gesundheitsmagazinen, der breiten Öffentlichkeit zugänglich gemacht werden. Es geht unter anderem darum, die geriatrische und gerontopsychiatrische Kompetenz nicht nur der Professionellen zu entwickeln und zu erweitern, sondern auch die Basiskompetenz der Bevölkerung nach und nach zu befördern. Wir müssen die Massenmedien dafür gewinnen, viele kleine und große positive Beispiele darzustellen. Volkshochschulen und andere Bildungsträger könnten einen stärkeren Beitrag hierzu leisten: Und nicht zuletzt möchte ich darauf noch einmal hinweisen, daß die beruflich Pflegenden, Betreuenden und Behandelnden in die Lage versetzt werden müssen, ihre Patienten, Klienten und deren private Helfer viel besser als heute zu beraten und anzuleiten.

Parallel dazu sind natürlich die Bemühungen fortzusetzen, die bewährte Praxis durch Grundlagenforschung und Evaluationsstudien weiter zu verbessern. Wir müssen Wissen über bewährte Praxis sammeln und es über alle verfügbaren und eventuell neu zu erschließende Kanäle – und dazu gehört auch das Internet – verbreiten. Wir sollten Wissen und Fertigkeiten in einem (international eingebundenen) „Entwicklungsnetzwerk für Demenz erträglich machende Konzepte und Dienstleistungen" ständig verbessern und wiederum verbreiten. Das ist eine Vision des KDA.

Lassen Sie mich zum Schluß einen Wunsch äußern: viele LeserInnen sind Mitglied in mindestens einem der vorhin angesprochenen Teil-Netzwerke. Nutzen Sie alle Kontaktmöglichkeiten sich auszutauschen und ihre Netzwerke untereinander zu verbinden in Richtung eines leistungsfähigen deutschen und über die Grenzen hinausreichenden „Entwicklungsnetzwerkes für Demenz erträglich machende Dienstleistungen", dabei sind auch Anregungen aus dem Ausland herzlich willkommen. Ich habe zu Beginn Ernst Bloch zitiert und darauf hingewiesen, daß wir zunächst als Untersuchende kühl die Dinge zur Kenntnis zu nehmen haben, wie sie sind. Die Dinge zur Kenntnis zu nehmen heißt nicht, dabei zu verharren. Handeln ist gefragt; und es ist unsere gemeinsame Aufgabe, ja eigentlich unsere Verpflichtung, uns beherzt zu engagieren und weiter zu knüpfen an dem angesprochenen Entwicklungsnetzwerk, um in nicht allzu ferner Zukunft zu einer die Demenz erträglich machenden Situation zu gelangen.

Teil I: Multidisziplinäre Perspektiven

„Ihr Empfinden glich einem Wintertag, einem Tag so still und schattenlos, als wäre soeben Neuschnee gefallen. Schrille Geräusche drangen zu ihr durch, das Scheppern fallengelassener Nierenschalen, Schreie.

Das erschreckte sie. Genau wie das Weinen aus dem Nachbarbett, das in dieses Weiß einbrach.

Es gab dort, wo sie war, viele, die weinten.

Vor vier Jahren hatte sie das Gedächtnis verloren. Nur wenige Monate später verschwanden die Wörter. Sie sah und hörte, aber weder Dinge noch Menschen konnten benannt werden und verloren damit ihren Sinn.

Nun also kam sie in das weiße Land, wo es die Zeit nicht gab. Sie wußte nicht, wo ihr Bett stand oder wie alt sie war. Aber sie fand eine neue Art, sich zu verhalten, und bat mit demütigem Lächeln um Nachsicht. Wie ein Kind. Und wie ein Kind war sie weit offen für Gefühle und für alles, was an wortloser Verständigung zwischen Menschen möglich ist."

Aus: Frederiksson, M. (1997). Hannas Töchter. Wolfgang Krueger Verlag, S. 11.

Gemeinsam hilflos in einer verlorenen Welt

Kirsten Wolf

Meine Omi heißt Magda. Ich habe diesen Namen immer sehr gemocht. Wenn ich sie heute alle paar Wochen besuche – von München aus, sie lebt in einem Altersheim in Norddeutschland – dann übe ich mit ihr: Du heißt Magda, du hast drei Kinder, sie heißen so und so und so, ich heiße Kirsten, ich bin deine Enkelin. „*Kirsten*, Omi, sag mal *Kirsten*". Wenn sie einen guten Tag hat, dann spricht sie meinen Namen nach, den ich so oft, so lieb, aus ihrem Mund gehört habe. Wenn es ihr nicht gut geht, dann schaut sie mich nur an, mit ratlosem Blick – oder ist der Blick ängstlich? Ich kann es nicht beurteilen. Und ich frage mich immer wieder: Ist es richtig und gut für sie, was ich mit ihr mache, oder schade ich ihr? Tue ich ihr weh mit meinen Fragen, die ihr und mir zeigen, dass unsere gemeinsame Welt für sie längst verloren gegangen ist?

Meine Omi kam im März 1998 in ein Alters- und Pflegeheim, da war sie 86. Zuvor hatte sie im Krankenhaus gelegen, wegen einer Bewußtseinsstörung, die in den letzten Jahren immer häufiger aufgetreten war. Manchmal schaffte sie es dann noch, zu meiner Mutter ins Haus nebenan zu gehen; taumelnd, verwirrt, und völlig unfähig, auch nur einen verständlichen Satz heraus zu bringen. Manchmal fand meine Mutter sie aber auch am Morgen, wenn sie nach ihr schaute – hilflos in ihrem Sessel, voller Panik. Nach jedem dieser „Mini-Infarkte", wie der Arzt es nannte, waren im Gehirn weitere Zellbereiche zerstört, das Gedächtnis spielte ihr Streiche. Da war sie plötzlich von längst verstorbenen Verwandten umgeben, deren Stimmen sie deutlich hörte. Das Essen auf Rädern stellte sie in der Aluschale auf ein Stövchen und vergaß es dort – ein Besucher entdeckte es gerade noch rechtzeitig. Das Fernsehprogramm reduzierte sich auf einen Sender, weil sie nicht mehr begriff, dass sie für einen Programmwechsel auf die nächste Ziffer drücken mußte. Und beim Versuch, zu telefonieren, fand sie den Hörer nicht mehr, obwohl er doch am anderen Ende der Schnur hing.

Die Verwirrtheit nahm zu, doch noch gab es klare Momente – eine grausame Klarheit, die ihr den eigenen traurigen Zustand deutlich vor Augen führte. Als es schließlich nicht mehr ging, und sie vom Krankenhaus direkt ins Heim kam, wußte sie, was ihr geschah, und sie gab sich alle Mühe, uns zu beruhigen. Nie werde ich das kleine hohe Stimmchen vergessen, mit dem meine Omi mir am

Telefon versicherte: „Es ist besser so für mich, ganz bestimmt, hier bin ich nicht mehr allein, und es paßt jemand auf mich auf. Macht euch keine Sorgen um mich.“

Als ich sie das erste Mal im Pflegeheim besuchte, wurde ich sehr traurig. Sie wohnte in einem Doppelzimmer, weil sie nicht allein sein wollte. Dort hatte sie ein Bett, einen Nachtschrank und einen zweitürigen Kleiderschrank – mehr Platz war nicht. Zum Abendessen ging sie anfangs in den Speiseraum, vom zweiten Stock ins Parterre. Wenn sie mal auf Toilette mußte, marschierte sie auf einen Stock gestützt allein dort hin; darauf war sie stolz. Sie erzählte mir von ihren Tischnachbarn beim Essen, von der Frau, mit der sie das Zimmer teilte, sie zeigte mir die Räumlichkeiten in dem Heim, wir spazierten gemeinsam durch den großen, schönen Garten. Ich gab mir alle Mühe, die positiven Seiten ihres neuen Lebens zu entdecken, und sie machte mit – in dem ständigen Bemühen, nicht zu klagen, nicht zur Last zu fallen, und mir, der Enkelin, nicht noch mehr Kummer zu bereiten.

Bald verschlechterte sich ihr Zustand deutlich. Es gab keine Pädagogin, keine Therapeutin, die ihr das Einleben in der neuen Umgebung irgendwie erleichtert hätte. Kein Gespräch darüber, wie sie es verkraftete, aus einer zwar fragilen Selbstständigkeit in totale Abhängigkeit geraten zu sein. Keine Frage danach, wie es sich anfühlte, morgens nicht mehr im eigenen Schlafzimmer aufzuwachen, sondern in einem engen kleinen und schmucklosen Raum, eine fremde Frau im Bett gegenüber. Keinen fachlichen Beistand, als die Zustände der Verwirrtheit immer häufiger wurden und man ihr ein Namensschild an den Pullover heftete – falls sie versehentlich das Heim verließ.

Ihre Familie besuchte sie häufig, und auch die Nachbarn kamen anfangs oft. Die Telefonate mit ihr wurden schwieriger. Sie erkannte mich zwar, doch ihre Erzählungen waren wirr. Wenn ich kam, gelang es ihr nicht mehr, fröhlich zu erscheinen; sie wirkte traurig, depressiv. Nun beklagte sie sich doch, weil „die Schwestern“ so wenig Zeit für sie hatten und auch mal „ganz schön streng waren“, betonte aber gleichzeitig, dass sie sie trotzdem alle gern hatte: „Sie haben eben viel zu tun hier.“ Schon nach wenigen Wochen konnte sie nicht mehr allein auf Toilette gehen, bald trug sie Windeln. Wieder ein Besuch später aß sie abends nicht mehr unten im Speisesaal, sondern oben, mit drei, vier kaum noch ansprechbaren Patienten, die mühsam mit Gabel und Löffel hantierten oder gar gefüttert wurden. Warum ging sie nicht mehr runter zu den anderen? Nach einem erneuten Anfall von Verwirrtheit war sie orientierungslos durch die Flure gelaufen, man hatte Angst, dass sie aus dem Haus entwischen könnte – fortan wurde sie oben verköstigt.

Es ging immer schneller bergab. Das Erzählen fiel ihr zusehends schwerer, die Worte gerieten durcheinander, wir verstanden sie nicht mehr. Das quälte sie schrecklich, und oft weinte sie, wenn es ihr nicht gelang, zu sagen, was sie sagen wollte. Sie verstummte, sprach kaum noch, wenn man bei ihr saß. Nachts begann sie zu randalieren, aus dem Bett zu klettern, mit dem Rollwagen durch das Zimmer zu schieben. Die Nachbarin konnte die Ruhestörung bald nicht mehr ertragen, und meine Omi wurde verlegt, in ein anderes Zimmer, deren Bewohnerin sehr schlecht hörte und kaum noch sah. Doch sie war trotz ihrer 94 Jahre noch gut bei Verstand und bedauerte, dass sie sich mit meiner Omi kaum unterhalten konnte: „Wir sprechen einfach nicht eine Sprache", erklärte sie mir feinsinnig.

Ich wollte wissen, was mit ihr los war, wie man ihr helfen könnte. Das Pflegepersonal war von den Fragen sichtlich überfordert. Das sei eben so, meinten sie, deshalb sei sie ja schließlich hier. Der Arzt, der regelmäßig nach allen Patienten im Hause schaute, reagierte auf Fragen nach den Gründen für die Inkontinenz, für die Sprachverwirrung, für die zunehmende Orientierungslosigkeit und die vielen Tränen mit Unverständnis. Ist es Alzheimer?, fragte die Familie. „Nein, ist es nicht", lautete die für uns nicht nachvollziehbare Diagnose des Arztes, „sie ist einfach alt und dement. Für solche Patienten ist ihr Verhalten völlig normal. Mehr geht eben nicht mehr."

Ich wußte, dass das nicht stimmte. Bei meinen Besuchen schien sie zwar anfangs immer völlig verwirrt und abwesend, und es war schwierig, auch nur eines der wenigen Worte, die sie murmelte, zu verstehen. Doch nach ein, zwei Stunden wurde es besser – ihre Augen fanden zurück zu mir, der ganze Körper wurde ruhiger, ich verstand immer mehr von dem, was sie sagte. Es war, als würde sie in den Phasen des Alleinseins unendlich tief in ihr Innerstes abtauchen, ihre kleine Seele irgendwo an einem dunklen Plätzchen verstecken, damit sie nicht wahrnehmen mußte, wie elend ihre Situation war. Kam jemand, hielt ihre Hand und gab sich Mühe, über Stunden einen Kontakt aufzubauen, dann tauchte sie auf, aus der Tiefe, bis ihre Augen wieder wahrnahmen, und der Verstand, der ihr geblieben war, die Umwelt wieder erfaßte.

Weil sie nach etwa einem Jahr plötzlich im Rollstuhl saß, – niemand verstand warum, auch der Arzt nannte keinen medizinischen Grund – konnte sie nicht mehr selbständig zu den Unterhaltungsnachmittagen unten im Speisesaal gehen. Anfangs wurde sie von dem Altenpfleger, der das Programm veranstaltete, noch gelegentlich geholt. Doch ihre Konzentration reichte nicht mehr aus, um die Lieder und die Vorlese-Geschichtchen ruhig durchzuhalten. Sie fuhr mit ihrem Rollstuhl hin und her, sie störte – und es war kein Personal da, um sie wieder auf ihren Platz zu rollen oder mit ein paar Worten zur Ruhe zu bringen. Also ließ man sie oben auf ihrem Zimmer. Mit dem Essen ging es ähnlich. Ihre motorischen Fähigkeiten ließen in einem erschreckendem Maße nach, sie aß langsam, wenn überhaupt. Sie setzte auch ihre Zähne nicht mehr ein, und immer mehr ging daneben. Ihre Mahlzeiten wurden gequirlt, zu einem dunklen, undefinierbaren Brei, denn Löffeln ging schneller als Zerschneiden und Kauen. Hatte sie anfangs noch in kleiner Runde im Flur essen dürfen, blieb sie nun auch zum Essen auf ihrem Zimmer. Ging es ihr schlecht, wurde sie gefüttert. Konnte sie allein essen, saß sie endlos lange vor dem Plastikteller mit Brei und schaufelte verloren ein paar Löffel in sich hinein.

Bei schönem Wetter begaben sich viele Heimbewohnerinnen, die noch einigermaßen gut beieinander waren, in den Park, setzten sich auf eine Bank, unterhielten sich miteinander. Meine Omi fand in ihrem Rollstuhl nicht einmal mehr zum Fahrstuhl, und fuhr man sie in den Garten oder auf der Terrasse, war sie dort sehr unruhig. Es gab keine Pflegekraft, die sich zu den Alten nach draußen setzte und die eine oder andere auf ihren Platz zurück bringen konnte – dafür war nicht genügend Personal da, erklärte man uns. So blieb meine Omi den ganzen Vormittag und den ganzen Nachmittag allein auf ihrem Zimmer.

Sie war nun unendlich einsam. Zwar kam die Familie häufig, vor allem meine Mutter, die am Ort wohnt. Doch was sind ein paar Stunden in der Woche für jemanden, der 24 Stunden am Tag zum Nichtstun verdammt ist, dessen einzige Beschäftigung die Mahlzeiten sind? Wenn wir am frühen Nachmittag kamen, hatte man sie häufig schon ins Bett gesteckt. Es ginge ihr nicht so gut, hieß es dann auf Nachfragen, da habe man sie lieber hingelegt. Wir protestierten, denn es ging ihr nicht schlechter als sonst; und das regungslose Liegen im Bett quälte sie zusätzlich, man sah es. An Sonntagen kam sie regelmäßig früh ins Bett, und irgendwann nannte eine Pflegerin den wahren Grund: „Wir sind nur zu zweit hier, deshalb fangen wir schon sehr zeitig an mit den Vorbereitungen zur Nacht. Sonst schaffen wir es nicht."

Das Personal versorgte sie medizinisch gut, das war ersichtlich. Doch für ein kleines Gespräch, für ein paar Minuten Händchen halten, wenn wieder einmal die Tränen kullerten, blieb kaum Zeit; das erkannten auch wir. Die Schwestern huschten ins Zimmer, richteten das Bett. Im Handumdrehen wurde sie angezogen, oft nicht nur unpassend, sondern manchmal auch unvollständig oder gar verkehrt; kein Wunder bei dem Rekordtempo. Einmal kam ich, da hatte sie die Strumpfhosen in den Kniekehlen, das Windelpaket hing lose zwischen den Beinen – die Schwester war beim Ankleiden in ein Nachbarzimmer gerufen worden und hatte sie anschließend einfach vergessen. Ein anderes Mal hatte man ihr einfach das Kleid über das Nachthemd gezogen. Ich verstand es, konnte den riesigen Arbeitsaufwand des wenigen Personals nachvollziehen – für meine Omi war es eine Katastrophe.

Eines Tages wurden wir eilig zu ihr gerufen, weil es schien, als würde sie sterben. Eine knappe Woche schon war es ihr schlecht gegangen, man hatte sie im Bett gelassen. Nun war sie scheinbar gar nicht mehr bei Bewußtsein, sie aß nicht, lag verkrümmt im Bett. Der Arzt kam, konnte aber nicht wirklich etwas feststellen. Man wartete ab, und oh Wunder – sie erholte sich wieder. Zumindest so weit, dass sie sich wieder füttern ließ, die Augen ein wenig öffnete und einen Händedruck sanft erwidern konnte. Auf diesem Niveau pendelte sie sich ein und lebt nun schon seit Monaten so, auf Sparflamme. Niemand weiß genau, was eigentlich passiert ist; warum ihr Körper sie nicht einmal mehr aufrecht im Rollstuhl hält, so dass sie nach zwei Jahren im Pflegeheim „einfach so" bettlägerig geworden ist.

Wenn ich komme, liegt sie klein und verkrampft in den Kissen. Manchmal hat sie die Augen geöffnet, manchmal braucht es eine halbe Stunde gutes Zureden, bis sie mich anblinzelt. Ich fasse sie an, streichele sie, creme ihre pergamenttrockene Haut ein; Berührungen sind wichtig, sage ich mir. Ich drücke ihr den Teddybären in die Arme und den kleinen stacheligen Gymnastikball in die Hände, rolle ihn hin und her, versuche, ihre Finger darum zu schließen. Ich erzähle ihr aus meinem Leben, aus ihrem, ich zeige und erläutere ihr die Fotos von der Familie, die über ihrem Bett hängen.

Ich habe mir Bücher besorgt über Demenz, um herauszufinden, was ich ihr noch zumuten kann, wie sie Angst äußert, was ihr weh tun könnte, was gut für sie ist. Aber es gibt für Laien kaum Fachliteratur, die konkrete Anweisungen und Erklärungen gibt. Was empfindet sie noch, wenn ich ihr Familienfotos zeige? Was, wenn ich ihr die Namen ihrer Kinder vorsage, von ihrem verstorbenen Mann erzähle, sie an ihre Urenkelin erinnere? Es gibt keine Fachkraft dort im Heim, die ich alle diese Dinge fragen könnte. Ich würde so gern mit jemandem besprechen, was ich in der Zeit an ihrem Bett sinnvoll mit ihr anfangen kann. So schauen wir uns oftmals einfach nur stumm und traurig an. Sie ratlos, ich ratlos. Nicht nur meine Omi braucht dringend Hilfe, auch wir, ihre Familie. Und wir alle bekommen sie nicht.

Medizinische Grundlagen der Demenz

Stefan G. Schröder

Hintergrund

Demenz ist nach dem Diagnoseglossar der amerikanischen Psychiatervereinigung DSM-IV (vgl. Abb. 1) als komplexe neuropsychologische Störung definiert, die auf jeden Fall eine Gedächtnisstörung einschließt, zusätzlich jedoch mindestens eine weitere Beeinträchtigung im Bereich der sogenannten höheren kortikalen Funktionen aufweist, also z.B. eine Aphasie, Apraxie, Agnosie oder eine Störung im Bereich der Exekutivfunktionen (Handlungs- und Planungskompetenz). Die kognitive Beeinträchtigung muss in ihrer Summe zu einer Abnahme der Kompetenz im Bereich der Aktivitäten des täglichen Lebens geführt haben, um so die diagnostischen Voraussetzungen für eine Demenz zu erfüllen. Diese amerikanische Demenz-Definition enthält kein Zeitkriterium, wohingegen die ansonsten sehr ähnliche WHO-Definition gemäß ICD-10 ein Vorhandensein der Störung über einen Zeitraum von mindestens 6 Monaten fordert. Bemerkenswert ist, dass nicht-kognitive Symptome demenz-definitorisch bislang nicht angemessen gewürdigt werden (Berrios 1994), obwohl diese in der Praxis eine große Rolle spielen (vgl. meinen anderen Beitrag in diesem Band). Es ist zu hoffen, dass in den zukünftigen Auflagen der genannten Glossare (ICD-11 und DSM-V) dieses Manko ausgeglichen wird und nicht-kognitive Demenz-Symptome diagnostischen Rang erhalten (vgl. Haupt et al. 1998), z. B. das sogenannte „Sundowning" und bestimmte Formen psychotischer Erlebnisweisen, wie a. a. O. näher ausgeführt.

Der EURODEM-Studie der Rotterdamer Erasmus-Universität zufolge (Ott et al. 1995) sind in unseren Breitengraden annähernd drei Viertel der Altersdemenzen vom Alzheimer-Typ (vgl. Jorm 1990). In Japan dagegen scheint der vaskuläre Typ die häufigste Form der Altersdemenz zu sein (bei uns lediglich 16 %, vgl. Abb. 2). Für den Rest von 12 % existieren zahlreiche mögliche Ursachen (s. u.), von denen die Parkinson-Krankheit wohl am häufigsten vorkommt, also insgesamt Platz 3 der Demenz-Ätiologien einnimmt.

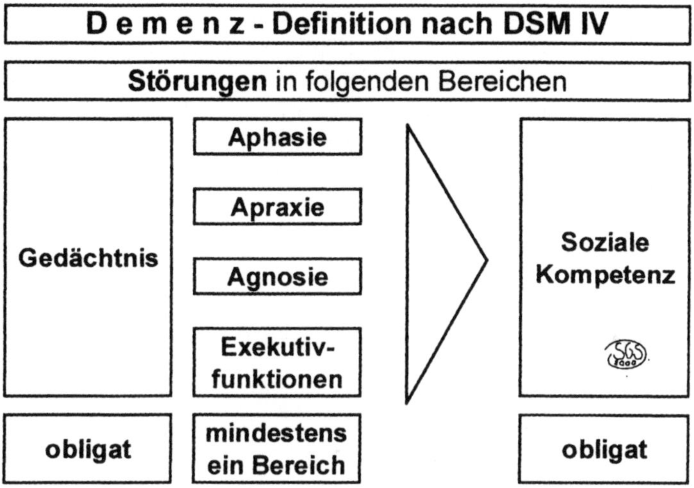

Abbildung 1: Demenz-Definition nach dem Diagnoseglossar DSM-IV der amerikanischen Psychiatervereinigung APA

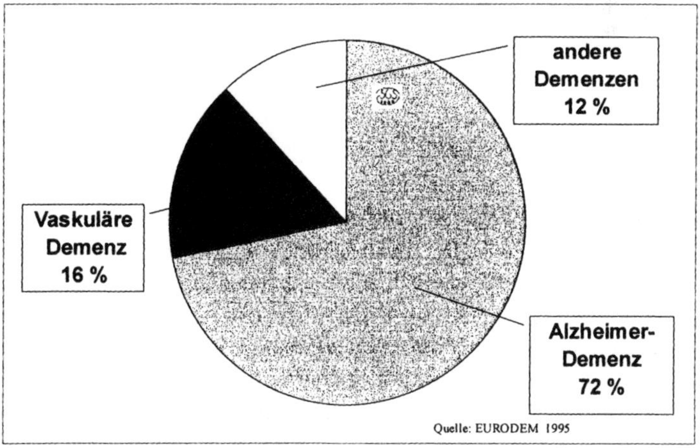

Abbildung 2: Alzheimer-Demenz als häufigste Altersdemenz

Zumindest bis zur Mitte der 10. Lebensdekade besteht ein exponentielles Verhältnis zwischen dem Alter und der Häufigkeit der Alzheimer-Demenz: In 5-Jahres-Schritten verdoppeln sich jeweils die Prävalenzziffern (s. Abb. 3). Nach den bislang vorliegenden epidemiologischen Daten sieht also alles danach aus, dass es sich bei der Alzheimer-Krankheit nicht nur um eine altersassoziierte, sondern sogar um eine altersabhängige Erkrankung handelt (Brody und Schneider 1986).

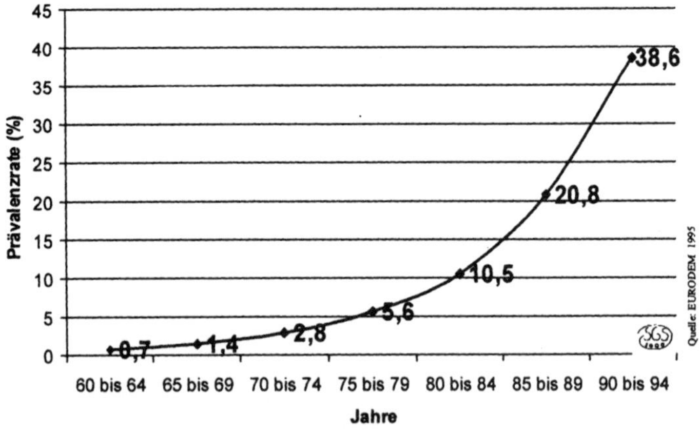

Abbildung 3: Exponentieller Anstieg der Prävalenz der Alzheimer-Demenz im Alter

Durch den bereits eingetretenen Wandel der Alterszusammensetzung der Bevölkerung – mehr alte Menschen durch höhere Lebenserwartung, weniger junge durch niedrige Geburtenrate – ist damit zu rechnen, dass die Zahl von derzeit etwa 1,4 Millionen Demenz-Kranker in Deutschland in den nächsten 30 Jahren um 50 % ansteigen wird (vgl. Abb. 4). Die gesundheitspolitische und volkswirtschaftliche Tragweite des Demenz-Problems wird an diesen Zahlen deutlich. Nachdem in nächster Zukunft keine Aussicht darauf besteht, eine Prophylaxe oder sogar Heilung der Alzheimer-Demenz erzielen zu können, stehen palliative (lindernde) und pflegerische Maßnahmen im Zentrum der aktuellen Medizin.

Jahr	Bevölkerung Deutschland	>65 J.	Zahl an Demenz-patientInnen
2000	82,2 Mio	15,8 %	ca. 1,4 Mio
2030	74,3 Mio	26,7 %	ca. 2,1 Mio

Quelle: IGSF - Institut für Gesundheits- und Systemforschung Kiel (nach: Bayerisches Ärzteblatt 1/2000)

Abbildung 4: Die Zahl der DemenzpatientInnen wächst

Diagnose und Differentialdiagnose

Leider wird die Diagnose einer Demenz und speziell der Alzheimer-Demenz zumeist gar nicht oder zu spät gestellt (Burns, Förstl & Sattel 1997). Die Aufklärung von Fachleuten und Laien über die Alzheimer-Demenz, insbesondere ihre relativ leichte Diagnostizierbarkeit und bewiesene Behandelbarkeit liegt daher allen, die sich auf diesem Feld engagieren, besonders am Herzen. Je früher die Diagnose einer Demenz gestellt und mit einer entsprechenden Behandlung begonnen wird, desto effektiver lässt sich die Krankheit behandeln und verlangsamen (vgl. Abb. 5).

In der ersten, leichten Phase der Alzheimer-Demenz, die im Mittel drei Jahre dauert, werden die besorgten Angehörigen vom Hausarzt oft vage vertröstet. Die Betroffenen selbst haben zumeist keine Krankheitseinsicht, also eine sogenannte Anosognosie (Kotler-Cope & Camp 1995). In dieser Phase geraten die Angehörigen häufig in tiefe Konflikte (Wijeratne 1997; Zarit, Orr & Zarit 1985), weil der Hausarzt die geschilderten Probleme nicht selten als Generationenkonflikt oder anderweitige Belastungen der Töchter und Schwiegertöchter (sog. „Sandwich-Generation") fehleinschätzt. Natürlich hoffen die Angehörigen zu diesem Zeitpunkt auch noch, dass ihre dumpfe Vorahnung trügt und das Alzheimer-Gespenst wieder verschwinden möge, so dass sie sich auf die Beschwichtigungen des Hausarztes zunächst einlassen. Falls depressive Symptome im frühen Krankheitsstadium auftreten (vgl. meinen anderen Beitrag in diesem Band), entstehen unter Umständen differentialdiagnostische Probleme (Rovner et al. 1989), die auch mittels psychometrischer Zusatzdiagnostik unseres Erachtens nicht befriedigend zu lösen sind, sondern nur durch eine differentialdiagnostisch offene, längerfristige (d.h. mindestens mehrmonatige) ambulante Begleitung der Betroffenen und ihrer Familienangehörigen.

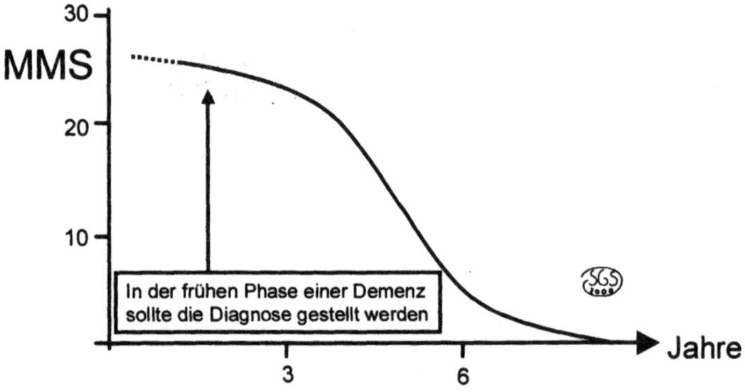

Abbildung 5: Langsame Progression im frühen Stadium der Alzheimer-Demenz

Überhaupt ist eine gute Demenz-Diagnostik (vgl. Kurz 1997) nicht „aus der Hüfte" zu bewerkstelligen, sondern nur durch akribisches Zusammentragen eigenanamnestischer und insbesondere auch fremdanamnestischer Details, penible allgemein-körperliche, neurologische und psychopathologische Untersuchungen, Computertomographie (oder Kernspintomographie, ggf. auch funktionelle Bildgebung), EEG, EKG und Laboruntersuchungen (evtl. inklusive Liquorpunktion) sowie psychometrische Zusatzuntersuchungen, wobei sich in der klinischen Praxis als kurzes Screening-Verfahren der Mini-Mental-Status-Test (MMST) bewährt hat (Folstein, Folstein & McHugh 1975). Die Tatsache, dass die meisten Demenzformen bislang nicht heilbar sind, sollte nicht zu differentialdiagnostischem Müßiggang (Geldmacher & Whitehouse 1997) verleiten. Heilbare Demenzformen werden sonst nicht herausgefiltert, so dass schließlich auch bei ihnen keine restitutio ad integrum mehr möglich ist.

Abbildung 6 soll mit dem zentralen Demenz-Logo in Form eines STOP-Schildes entsprechend darauf hinweisen, dass „Demenz" keine Diagnose ist, nach der man dann zum nächsten Punkt übergehen sollte, sondern bei der man stoppen und sich fragen sollte: „Was ist die Ursache der Demenz? Handelt es sich möglicherweise um eine heilbare Demenzform? Welche Untersuchungen muss ich durchführen, bevor ich diagnostische Sicherheit habe?"

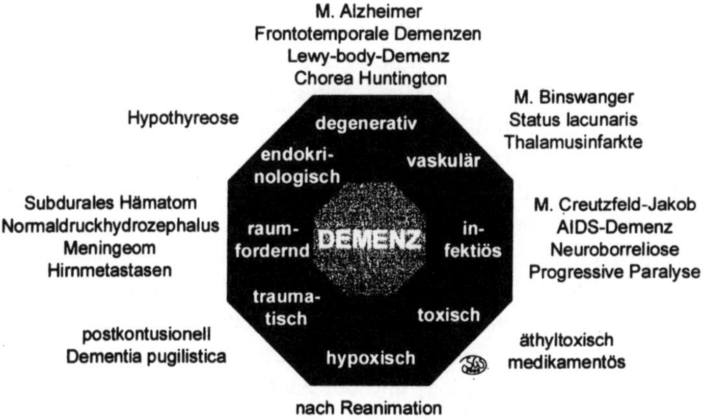

Abbildung 6: Differentialdiagnose der Demenz – Systematik und Beispiele

In systematischer Hinsicht lassen sich den 8 Seiten des „STOP-Schildes" 8 ätiologische Kategorien zuordnen: degenerativ, vaskulär, infektiös, toxisch, hypoxisch, traumatisch, raumfordernd und endokrinologisch. In Abbildung 6 sind für die einzelnen Kategorien exemplarisch einige zugehörige Demenzformen aufgelistet. Hierbei handelt es sich nicht um eine vollständige Liste, sondern um eine Auswahl klinisch relevanter Formen, auf die wir nachfolgend eingehen.

Die *Frontotemporalen Demenzen* werden vorwiegend neuroradiologisch diagnostiziert; zunehmend werden allerdings psychopathologische Besonderheiten herausgearbeitet (Gregory & Hodges 1996). Der *Morbus Pick* gehört auch in diese Gruppe. Die *Lewy-body-Demenz* soll bei Männern häufiger vorkommen, bereits früh mit halluzinatorischen Erlebnissen, später zunehmend mit parkinsonistischen Symptomen vergesellschaftet sein und eine erhöhte Vulnerabilität für neuroleptikainduzierte extrapyramidalmotorische Störungen aufweisen. Die *Chorea Huntington* ist eine autosomal dominante Erbkrankheit, deren Genort aufgeklärt ist, wodurch seit einigen Jahren eine definitive Diagnostik für die Betroffenen intramorbide und für die Nachkommen bereits prämorbide möglich ist.

Eine wichtige Unterform der vaskulären Demenzen stellt der *Morbus Binswanger* dar, neurologischerseits auch als *Subkortikale Arteriosklerotische Enzephalopatie* (SAE) bezeichnet. Es handelt sich hier in aller Regel um Patienten mit einer schwergradigen, zumeist essentiellen, nicht selten langjährig schlecht eingestellten arteriellen Hypertonie, die dann in eine zerebrale Mikroangiopathie mündet. Wenn mehrere Schlaganfälle stattgefunden haben, bietet sich in der bildgebenden Hirndiagnostik das Bild zahlreicher Läsionen, der sogenannte *status lacunaris*, in veralterter Terminologie auch als Multi-Infarkt-Demenz bezeichnet (Anmerkung: Im Übrigen sind Begriffe wie senile Demenz, Zerebralsklerose, Altersblödsinn und hirnorganisches Psychosyndrom ebenfalls obsolet). Aufgrund der zentralen Bedeutung des *Thalamus* kann hier auch ein einzelner („strategischer") kleiner Schlaganfall das Gehirn so weitgehend lahmlegen, dass eine Demenz resultiert.

Die *Creutzfeld-Jakob-Krankheit* ist eine rasch zum Tode führende Demenzform, die mit heftigen Muskelzuckungen (Myoklonien) einhergeht. Sie wird als Prionenerkrankung angesehen, wobei die Krankheitsursache letztlich nicht ganz klar ist. Die mögliche Analogie zum sogenannten Rinder-Wahnsinn (BSE, Bovine Spongiöse Enzephalopathie) und die nach wie vor nicht ausgeschlossene entsprechende Übertragbarkeit hat dieser Demenzform in den letzten Jahren episodisch Popularität verschafft. Die Neurotropie des AIDS-Virus führt dazu, dass es leider oft bereits in frühen Stadien der Erkrankung zu einer *HIV-Enzephalopathie* kommt. Die von Zecken übertragenen *Borellien* besitzen ebenfalls unter anderem ZNS-Affinität, so dass in differentialdiagnostisch unklaren Fällen auf jeden Fall eine Lumbalpunktion mit entsprechender Liquor-Untersuchung indiziert ist. Früher spielte die *Progressive Paralyse*, die Spätform der Syphillis (Treponema-pallidum-Enzephalitis) eine große Rolle; vor der Entdeckung der Antibiotika litten zahlreiche Menschen an dieser fatalen Erkrankung, an der auch viele Berühmtheiten wie Friedrich Nietzsche und Robert Schumann verstarben.

Äthyltoxische Demenzen, die aufgrund der weiten Verbreitung der Alkoholkrankheit in unserem Kulturkreis häufig sind, werden im klinischen Alltag auch als Korsakow-Syndrom bezeichnet. Dementielle Syndrome können allerdings auch durch *Medikamente* induziert werden, insbesondere wenn diese anticholinerg wirken. Zuverlässige Prävalenzangaben liegen hierzu nicht vor, ebensowenig zu den meisten anderen hier aufgeführten Demenzformen (Kew & Leigh 1994).

Hypoxische Demenzen haben wir am häufigsten als Folge von Reanimationen nach Strangulationen in suizidaler Absicht oder nach Herzinfarkten gesehen. Frührehabilitation heißt hier die Devise (Calabrese & Markowitsch 1995).

Eine *postkontusionelle Demenz* kann als Folge eines schweren Schädel-Hirn-Traumas auftreten. Als Sonderform posttraumatischer Demenz ist die Boxer-Demenz (*dementia pugilistica*) zu nennen, wiederum mit prominenten Patienten.

Raumfordernde intrakranielle Prozesse können allesamt dementielle Syndrome hervorrufen: rechtzeitige neurochirurgische Interventionen zur Druckentlastung können hier kurativen Charakter haben.

Die häufigste Ursache endokrinologisch-metabolischer Demenzformen stellt die *Hypothyreose* (Schilddrüsenunterfunktion) dar, zumeist als Folge einer durchgemachten Hashimoto-Thyreoiditis oder nach Strumektomie. Bei rechtzeitiger Substitution von Schilddrüsenhormon ist diese Demenzform heilbar (Cordes, Cano & Haupt 2000).

Therapeutische Optionen und Standards

Alois Alzheimer war die mikroskopische Struktur des Hirngewebes bei der später nach ihm benannten Erkrankung bereits 1906 (publiziert 1907) geläufig: Neurofibrillenbündel innerhalb der Nervenzellen und Amyloid-Plaques zwischen den Zellen (vgl. Abb. 7). In den letzten 20 Jahren wurde die Zusammensetzung dieser beiden pathologischen Eiweißkörper aufgeklärt, so dass im Sinne von „Zukunftsmusik“, kurative Interventionsstrategien im Sinne einer Aggregationshemmung denkbar geworden sind. Diesbezügliche Sensationsmeldungen der letzten Monate sind allerdings skeptisch anzusehen und die Unabhängigkeit entsprechender Publikationen von der pharmazeutischen Industrie zu überprüfen. Nach unserer Einschätzung wird es noch mindestens 10 Jahre dauern, bis kausal orientierte Interventionsstrategien klinisch verfügbar sein werden, dann eher im Sinne einer Prophylaxe oder allenfalls Frühintervention.

Mit den Cholinesteraseinhibitoren (Cholinesterasehemmern, abgekürzt ChEI) stehen uns allerdings seit wenigen Jahren potente Alzheimer-Medikamente zur Verfügung, die in der Lage sind, das Fortschreiten der Alzheimer-Erkrankung erheblich zu verzögern, bisweilen die Symptomatik sogar für eine gewisse Zeit spürbar zu mildern (Arzneimittelkommission der Deutschen Ärzteschaft 1997). Cholinesterasehemmer führen dazu, dass mehr Acetylcholin im Gehirn zur Verfügung steht, als wichtigster Nervenbotenstoff für Lernen und Gedächtnis (Becker & Giacobini 1988). Es handelt sich beim Verlauf unter ChEI um eine Parallelverschiebung des natürlichen Verlaufes (vgl. Abb. 8). Aktuell sind drei Medikamente dieser Art in Deutschland zugelassen

(Aricept®, Cognex® und Exelon®) wobei aufgrund schlechterer Verträglichkeit Neueinstellungen nicht mehr auf Cognex®, sondern auf eines der beiden anderen genannten Präparate vorgenommen werden sollten. Die Zulassung von Reminyl® steht bevor.

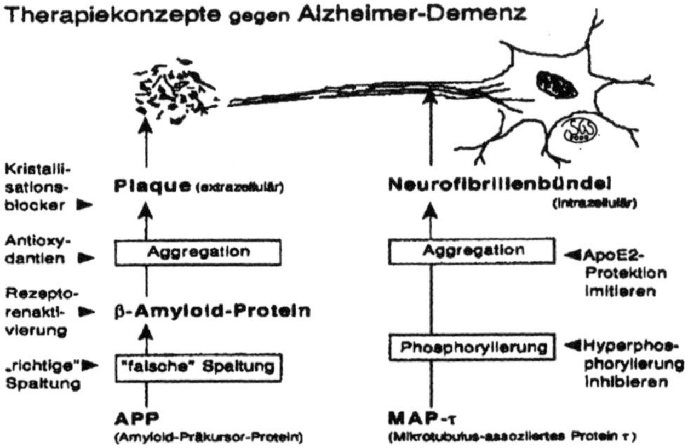

Abbildung 7: Molekularbiologische Entstehung der pathologischen Eiweißkörper bei Morbus Alzheimer und abgeleitete zukünftige Therapieprinzipien

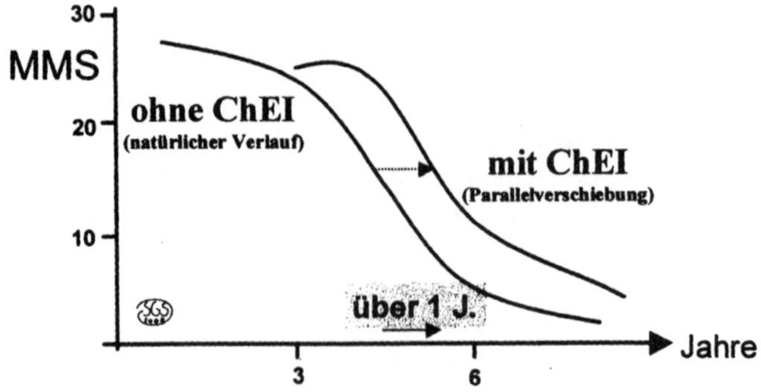

Abbildung 8: Langsamere Progression der Alzheimer-Demenz durch Cholinesterasehemmer

Im Sinne eines Stufenschemas der Alzheimer-Psychopharmakotherapie (vgl. Abb. 9) sollte jeder Patient mit einer leicht- oder mittelgradigen Alzheimer-Krankheit einen ChEI erhalten. Antioxidative Substanzen können zusätzliche neuroprotektive Wirkung entfalten und so die Apoptose (den Nervenzelltod) verhindern helfen. Bei schwerer Demenz ist die Wirksamkeit von Akatinol® erwiesen, einer glutamatergen Substanz. Die Gabe von Östrogenen (bei Frauen) ist nicht ausreichend wissenschaftlich abgesichert, wobei eine zusätzliche depressive Symptomatik als Argument für die Verschreibung weiblicher Hormone gelten könnte. Allerdings sollten depressive Syndrome (vgl. unseren anderen Beitrag in diesem Band) immer suffizient antidepressiv behandelt werden und zwar mit neueren, nicht-kardiotoxischen, nicht-anticholinergen, interaktionsarmen und antriebsneutralen Antidepressiva. Von den Phasenprophylaktika scheint uns zur affektiven Tonisierung die Valproinsäure (z. B. Orfiril® oder Ergenyl®) derzeit die interessanteste Substanz zu sein, zumal sie keine anticholinerge Wirkung hat (Mellow 1993). Voraussichtlich werden in den nächsten Jahren neue Antikonvulsiva (Epilepsiemedikamente) für Demenzkranke unter der Indikation „Affektive Instabilität/Impulsdurchbrüche" zugelassen. Solche Weiterentwicklungen werden eine sinnvolle Erweiterung unseres medikamentösen Therapieangebotes bedeuten und sollten daher Unterstützung finden.

Stufe 1:	ChEI (Aricept® oder Exelon®) (ggf. auch Vit. E/C/A, Östrogen u. a.)
Stufe 2:	+ neueres Antidepressivum (oder Valproinsäure)
Stufe 3:	+ Neuroleptikum (Risperdal®)

Abbildung 9: Stufenschema zur Psychopharmakotherapie der Alzheimer-Demenz

Neuroleptika (vgl. Abb. 9) sollten immer nachrangig verordnet werden. Zuvor sollten psychotherapeutische (insbesondere verhaltensmodifizierende) und milieutherapeutische Interventionen ausreichend lange angewandt worden sein. Neuroleptika werden derzeit zu rasch, zu häufig und in zu hoher Dosis verschrieben (Wilhelm-Gößling 1998), in erster Linie von den Hausärzten, aber auch von den Nervenfachärzten. Benzodiazepine können in Akutsituationen hilfreich sein (z.B. Tavor expidet®), zur Dauermedikation sind sie jedoch ungeeignet, weil sie – wie auch die Neuroleptika – zu einer kognitiven Verschlechterung führen (McShane et al. 1997).

Medikamentöse und nicht-medikamentöse Therapieverfahren sollten in einem Kontext von Geborgenheit stattfinden (vgl. entsprechenden Beitrag in diesem Band). Gedächtnistrainings und andere ergotherapeutische Übungsverfahren (Schröder 1993) sind bei der Alzheimer-Demenz allenfalls im frühen Stadium sinnvoll (APA 1997). Die Einbeziehung der Angehörigen, die in Deutschland ca. 80 % der Erkrankten in aufopferungsvoller Weise zu Hause pflegen, sollte zum therapeutischen Standard werden (vgl. Abb. 10). Die Unterstützung der Angehörigen kommt im Sinne eines „collateral sourcing“ den Patienten zugute (Wykle 1996). Die „Pflege-Dyade“, bestehend aus der/dem Betroffenen und der/dem pflegenden Angehörigen sollte in dieser systemischen Sichtweise im Sinne einer „Triangulierung“ verstärkte medizinische Beachtung finden.

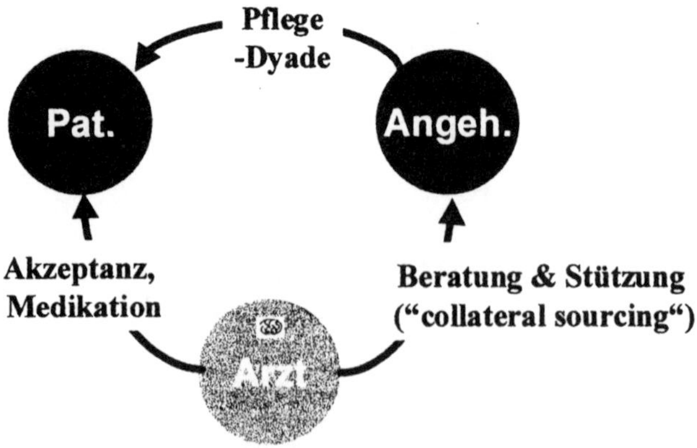

Abbildung 10: Triangulierung des therapeutischen Demenz-Settings

Aus diesem Grunde haben wir in Bochum vor 5 Jahren eine Alzheimer-Ambulanz mit integrierter Angehörigen-Sprechstunde ins Leben gerufen, die seitdem kontinuierlich in enger Zusammenarbeit mit der Bochumer Alzheimer-Gesellschaft durchgeführt wird (vgl. Abb. 11). In diesem Modellprojekt, das aus Fördermitteln des Landes Nordrhein-Westfalen unterstützt wurde, ist eine enge

Kooperation zwischen der Selbsthilfebewegung und unserer universitären Versorgungseinrichtung geschaffen, von der Idee über die Konzeption bis hin zur inhaltlichen und personellen Ausgestaltung.

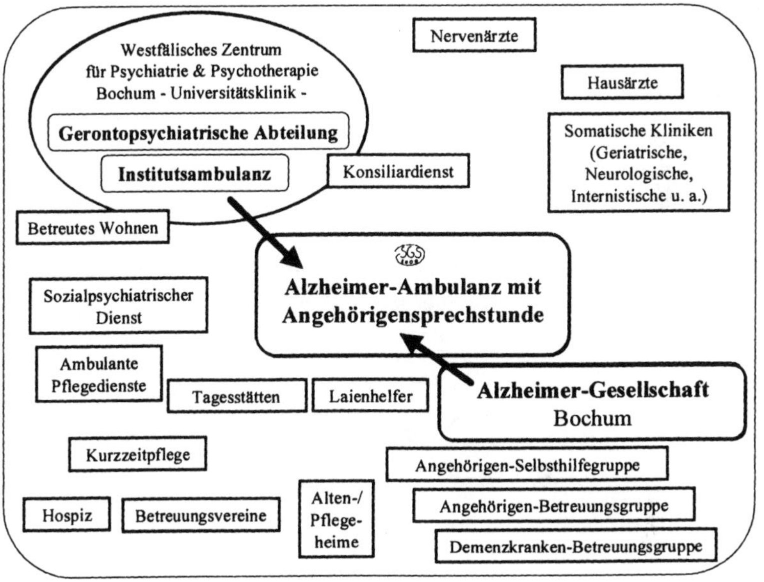

Abbildung 11: Alzheimer-Ambulanz mit Angehörigensprechstunde als Modell der Vernetzung gerontopsychiatrischer Versorgungsstrukturen

Zusammenfassung

Der zunehmend höhere Anteil älterer Menschen an der Gesamtbevölkerung lässt das Demenz-Problem an Bedeutung gewinnen. So wird die Zahl von derzeit 1,4 Millionen Demenzkranker in Deutschland voraussichtlich auf 2,1 Millionen im Jahr 2030 steigen. Die molekularbiologischen Zusammenhänge der Krankheitsentstehung sind gut geklärt, so dass kausale Behandlungsstrategien denkbar sind; bis zur klinischen Anwendung wird aber sicher noch einige Zeit vergehen. Allerdings ist bereits jetzt bei der Alzheimer-Demenz eine effektive Verlangsamung des Krankheitsprozesses möglich, nämlich durch Cholinesteraseinhibitoren und andere Antidementiva. Depressive Syndrome im Rahmen dementieller

Erkrankungen sind mit neueren Antidepressiva gut zu behandeln; Neuroleptika dagegen sollten bei Demenz restriktiv indiziert werden. Die Unterstützung der Pflegenden (Cohen-Mansfield 1996; Eisdorfer 1996) muss Standard medizinischer Interventionen werden, im Sinne einer Triangulierung der Arzt-Patient-Beziehung innerhalb der Demenz-Medizin.

Schlußbemerkung

Die Integration von Demenzkranken in unsere Gesellschaft als soziale Aufgabe ersten Ranges wird im Beitrag von Klie in diesem Band herausgearbeitet. Ohne diesen ethischen Hintergrund ist eine Verbesserung der Lebensqualität der Betroffenen (Hoff 1995) und ihrer Angehörigen nicht möglich. Nach unserer Schätzung erhält in Deutschland derzeit allenfalls jeder 10. Alzheimerkranke eine adäquate medikamentöse und pflegesupportive Behandlung.

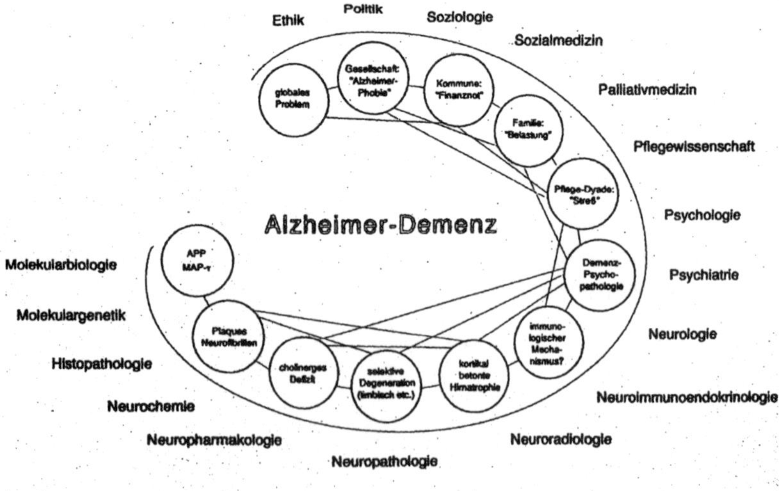

Abbildung 12: Alzheimer-Forschung als interdisziplinäre Aufgabe

Das Demenz-Problem ist nur interdisziplinär zu lösen (vgl. Abb. 12). Neben der Vernetzung mit den medizinischen Grundlagenwissenschaften und den soziologisch-juristisch geprägten Disziplinen, sollte insbesondere auch die Kooperation mit den Pflegewissenschaften mehr gepflegt werden.

Literatur

Alzheimer, A. (1907). Ueber eine eigenartige Erkrankung der Hirnrinde. *Centralblatt für Nervenheilkunde und Psychiatrie*, 30 (neue Folge 8), 177-179.

American Psychiatric Association (APA) (1995). Diagnostic and Statistical Manual of Mental Disorders. 4th ed. (DSM IV). Washington D. C.: American Psychiatric Press.

American Psychiatric Association (APA) (1997). Practice guideline for the treatment of patients with Alzheimer's disease and other dementias of late life. *American Journal of Psychiatry,* 154/May Suppl., 1-93.

Arzneimittelkommission der Deutschen Ärzteschaft (1997). Handlungsleitlinie Demenz (aus: Empfehlungen zur Therapie der Demenz). *Arzneiverordnung in der Praxis*, Sonderheft 4.

Becker, R. E. & Giacobini, E. (1988). Mechanisms of cholinesterase inhibition in senile dementia of the Alzheimer type: Clinical, pharmacological and therapeutic aspects. *Drug Development and Research*, 12, 3-4.

Berrios, G. E. (1994). Dementia: historical overview. In: Burns, A., Levy, R. (Hg.), Dementia. London, Glasgow, New York, Tokyo, Melbourne, Madras: Chapman & Hall Medical, 5-19.

Brody, J. A. & Schneider, E. L. (1986). Diseases and disorders of aging: An hypothesis. *Journal of Chronic Disease,* 39, 871-876.

Burns, A., Förstl, H. & Sattel, H. (1997). Alzheimer-Demenz – Diagnose, Symptome und Verlauf. In: Förstl, H. (Hg.), Lehrbuch der Gerontopsychiatrie, Stuttgart: Enke, 263-277.

Calabrese, P. & Markowitsch, H. J. (1995). Recovery of mnestic functions after hypoxic brain damage. *International Journal of Rehabilitation and Health*, 1, 247-260.

Cohen-Mansfield, J. (1996). New ways to approach manifestations of Alzheimer's disease and to reduce caregiver burden. *International Psychogeriatrics*, 8, 91-94.

Cordes, J., Cano, J. & Haupt, M. (2000). Reversible Demenz bei Hypothyreose. *Nervenarzt*, 71, 588-590.

Eisdorfer, C. (1996). Families in distress: Caring is more than loving. *Psychiatric Annals*, 26, 285-288.

Erkinjuntti, T. (1997). Vascular dementia: Challenge of clinical diagnosis. *International Psychogeriatrics*, 9 (Suppl. 1), 51-58.

Folstein, M. F., Folstein, S. E. & McHugh, P. R. (1975). Mini-Mental-State: A practical method for grading the cognitive state of patients for the clinician. *Journal of Psychiatric Research*, 12, 189-198.

Geldmacher, D. S. & Whitehouse Jr, P. J. (1997). Differential diagnosis of Alzheimer's disease. *Neurology,* 48, 2-9.

Gregory, C. A. & Hodges, J. R. (1996). Frontotemporal dementia: Use of consensus criteria and prevalence of psychiatric features. *Neuropsychiatry, Neuropsychology and Behavioral*

Neurology, 9, 145-153.

Haupt, M., Jänner, M., Stierstorfer, A. & Kretschmar, S. (1998). Das Erscheinungsbild und die Verlaufsstabilität von nicht-kognitiven Symptommustern bei Patienten mit Alzheimerscher Krankheit. *Fortschritte der Neurologie. Psychiatrie*, 66, 233-240.

Hoff, P. (1995). Subjekt und Objekt der psychiatrischen Forschung. *Nervenarzt*, 66, 494-504.

Jorm, A. F. (1990). The epidemiology of Alzheimer's disease and related disorders. London, Glasgow, New York, Tokyo, Melbourne, Madras: Chapman & Hall Medical.

Kew, J. J. M. & Leigh, P. N. (1994). Unusual forms of dementia. In: Burns, A., Levy, R. (Hg.), Dementia. London, Glasgow, New York, Tokyo, Melbourne, Madras: Chapman & Hall Medical, 789-811.

Kotler-Cope, S. & Camp, C. J. (1995). Anosognosia in Alzheimer disease. *Alzheimer Disease and Associated Disorders*, 9, 52-56.

Kurz, A. (1997). Klinische Diagnose der Alzheimer-Krankheit. In: Weis, G., Weber, G. (Hg.), Handbuch Morbus Alzheimer. Weinheim: Beltz 617-643.

McShane, R., Keene, J., Gedling, K., Fairburn, C., Jacoby, R. & Hope, T. (1997). Do neuroleptic drugs hasten cognitive decline in dementia? Prospective study with necropsy follow up. *British Medical Society*, 314, 266-270.

Mellow, A. M. (1993). Sodium Valproat in the treatment of behavioral disturbances in dementia. *Journal of Geriatric Psychiatry and Neurology*, 6, 205-209.

Ott, A., Breteler, M. M. B., Van Harskamp, F., Claus, J. J., van der Cammen, T. J. M., Grobbee, D. E. & Hofman, A. (1995). Prevalence of Alzheimer's disease and vascular dementia: Association with education. The Rotterdam study. *British Medical Journal*, 310, 970-973.

Rovner, B. W., Broadhead, J., Spencer, M., Carson, K. & Folstein, M. F. (1989). Depression and Alzheimer's disease. *American Journal of Psychiatry*, 146, 350-353.

Schröder, S. G. (1993). Differenziertes ergotherapeutisches Angebot auf einer gerontopsychiatrischen Station. *Nervenheilkunde*, 12 (Suppl.), 18-21.

Schröder, S. G. (1999). Psychopathologie der Demenz. Symptomatologie und Verlauf dementieller Erkrankungen. Habilitationsschrift, Medizinische Fakultät der Ruhr-Universität Bochum (Publikation im Schattauer-Verlag Stuttgart 2001).

Weltgesundheitsorganisation (WHO) (1993). Internationale Klassifikation psychischer Störungen. 10. Aufl., ICD-10, Kapitel V (F). Hg. d. 2. dtsch. Aufl.: Dilling, H., Mombour, W. & Schmidt, M. H.. Bern, Göttingen, Toronto, Seattle: Huber.

Wijeratne, C. (1997). Pathways to morbidity in carers of dementia sufferers. *International Psychogeriatrics*, 9, 69-79.

Wilhelm-Gößling, C. (1998). Neuroleptikaverordnungen bei dementen Alterspatienten. Zum Verlauf in Altenheimen nach stationär psychiatrischer Behandlung. *Nervenarzt*, 69, 999-1006.

Wykle, M. L. (1996). Interventions for family managements of patients with Alzheimer's disease. *International Psychogeriatrics* , 8, 109-110.

Zarit, S. H., Orr, N. K. & Zarit, J. M. (1985). The hidden victims of Alzheimer's disease: Families under stress. New York: New York University Press.

Wenn Eltern wieder zu Kindern werden

Prof. Dr. Erich Grond

Der folgende Beitrag geht zurück auf einen Vortrag zur „Woche der Demenz" im Januar 2000 an der Universität Witten/Herdecke. Er zeigt eindrucksvoll Zahlenmaterial zum Ausmaß der Probleme in der familiären Dementenpflege auf. Grond faßt stichwortartig Forschungsergebnisse zum Thema zusammen und kommentiert aus seinen Erfahrungen.

1. Pflege in der Familie

Die Pflege hilfebedürftiger Eltern in der Familie ist ein verdrängtes Thema. Pflege in der Familie ist weiblich. 83 % der Pflegenden sind Frauen und hierbei vor allem ältere Frauen, denn 75 % von ihnen sind über 50 und 31 % über 65 Jahre alt. Sie pflegen nicht nur für kurze Zeit wie zu Beginn des vorigen Jahrhunderts, sondern mehr als Zweidrittel über mehr als 3 Jahre. Als Full- time- Job ist die Pflege eine Dauerbelastung.

Zum Kinde werden

Wenn demente Eltern wieder zu „Kindern" werden, bedeutet dies nicht, daß sie wie Kinder behandelt, infantilisiert werden dürfen. In der Körperhaltung liegen Schwer- und Demenzkranke wie Embryos im Bett. Während ein Kind noch, nicht wissend, nach Bedürfnissen und Gefühlen und total abhängig von der Mutter lebt, handeln die pflegenden Angehörigen als Erwachsene rational wissend, selbständig und unabhängig. Mit fortschreitender Demenz regredieren die Demenzkranken in ihre Kindheit, fühlen sich in alten Ritualen daheim und abhängig von den Pflegenden. Wie Säuglinge und Kleinkinder können sie mit Kot schmieren und schließlich jeden Gegenstand in den Mund stecken. Reisberg (1986) vergleicht die Rückentwicklung Demenzkranker mit kindlichen Altersstufen.

Familie trägt die Hauptlast der Pflege:

„Leicht“ Demente werden zu 81 %, mittelschwer Demente zu 61 % und schwer Demenzkranke noch zu 29 % in der Familie gepflegt. Fast Zweidrittel aller Demenzkranken werden ausschließlich von den Angehörigen gepflegt, nur 5,8 % der Angehörigen nehmen zusätzlich die Hilfe von ambulanten Pflegediensten in Anspruch und nur 21,8 % der Demenzkranken werden in den Heimen gepflegt (Kern & Beske 1996).

Pflegebedürftige alleinlebende Demenzkranke brauchen nicht zuerst Körperpflege, sondern Hilfe bei der Reinigung ihrer Wohnung, bei der Wäscheversorgung, beim Einkauf von Lebensmitteln und der Zubereitung von Mahlzeiten, beim Heizen, beim Baden oder Duschen oder beim Verlassen der Wohnung.

Wer pflegt in der Familie wen?

Am häufigsten pflegen Frauen ihre Mutter (20,5 %), dann den Ehemann (14,2 %), die Schwiegermutter (12,3 %), Tante oder Schwester (8,0 %), den Vater (4,1%) oder den Schwiegervater (4,0%). Männer pflegen am häufigsten die Ehefrau (8,0 %), die Mutter (7,5 %) und selten mit nur 2,7 % den Vater (Forschungsprojekt des Berliner Zentrums Public Health 1999). Wer die Pflege übernimmt, entscheidet:

- die Familie je nach Macht, Beziehung und Abgrenzung,
- die Elterndelegation mit der Erziehung zum care-giver,
- die Rolle der Frau und häufig die Erwartungen der Nachbarn.

Etwa die Hälfte der Angehörigen übernimmt die Pflege selbstverständlich, etwa 1/3 gern und 1/10 nur unter dem Druck der anderen Familienmitglieder.

Motive, die Pflege zu übernehmen, sind:

- in der Familientradition verankert: die Pflegende gewinnt durch die Übernahme der Pflege einen Machtzuwachs. Sie erhält damit das familiäre Gleichgewicht, mischt sich in die Angelegenheiten des Kranken ein, lenkt ihn und leitet familiäre Konflikte auf den Kranken um.
- in der Pflegenden selbst begründet: Pflege aus Dankbarkeit, aus Pflicht-, Schuldgefühlen oder aus Mitleid, aus Sehnsucht nach elterlicher Liebe oder Selbstbestätigung in einer sinnvollen Aufgabe.

Soziologisch wird durch Übernahme der Pflege das Familiensystem in seinen Subsystemen und Rollen verändert, es gibt verschiedene Konstellationen (siehe Abb. 1).

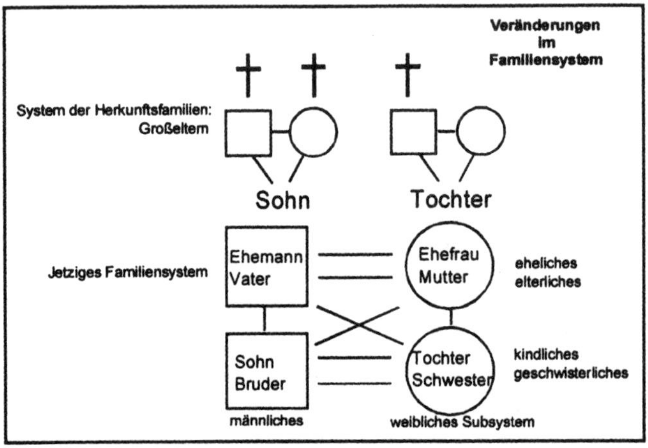

Abbildung 1: Veränderungen im Familiensystem

Partnerpflege (die Ehefrau pflegt meist den älteren Ehemann):

Die Partnerpflege ist liebevoll bei zufriedener Partnerschaft. Die pflegende Partnerin klagt häufiger über Rückenschmerzen und Depression als eine pflegende Tochter. Für die Partnerpflege wird professionelle Hilfe erforderlich, wenn die Partner symbiotisch voneinander abhängig oder entfremdet sind, so daß die Intimpflege bei Inkontinenz Ekel erzeugt oder Eifersucht, Loyalitätskonflikte oder idealistische Erwartungen die Pflegende überfordern. Hilfe durch ambulante Pflege wird auch nötig, wenn der bisher nachgiebige Partner dominant wird, weil der Kranke an Demenz oder Depression leidet. Professionelle Hilfe sollte in Anspruch genommen werden, wenn die Partner nur noch in formaler Ehe zusammenbleiben wegen der Kinder, wegen eines gemeinsamen Hauses, wegen des Geredes der Nachbarn oder aus Angst vor Einsamkeit, vor Erpressung oder Rache. Nach der Transaktionsanalyse wird bei Demenz die bisherige partnerschaftliche Beziehung zu einer Eltern-Kind-ähnlichen Beziehung, in der die Pflegende mit einem fürsorglichen Eltern-Ich und einem rationalen Erwachsenen-Ich den Demenzkranken zum hilflosen Kind macht (siehe Abb. 2).

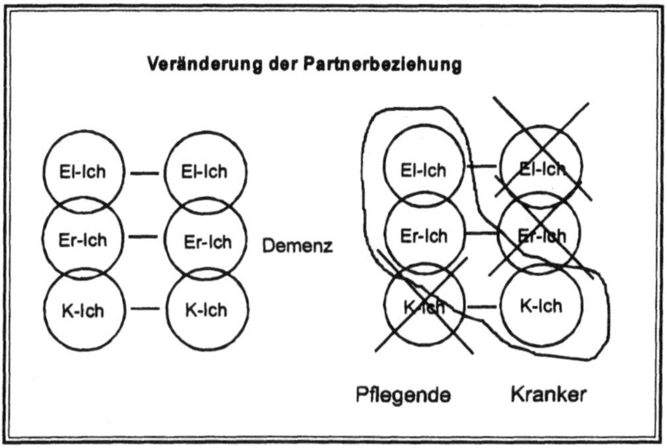

Abbildung 2: Veränderungen der Partnerbeziehung

Elternpflege

Auf die Partnerpflege in der Herkunftsfamilie folgt die Elternpflege meist durch die Tochter oder Schwiegertochter. Die Tochter übernimmt die Pflege eines demenzkranken Elternteils, wenn die Beziehung gut war, die Eltern die Tochter förderten und nicht zu streng erzogen oder wenn nach der Familientradition Eltern Ansprüche an die Kinder rückfordern. Jetzt pflegende Töchter wollen später nicht von der eigenen Tochter gepflegt werden. Die Schwiegertochter pflegt bei guter Beziehung ihre Schwiegereltern sogar noch nach einer Scheidung, sie sorgt eher als die Tochter für professionelle Hilfe oder für Heimeinweisung, wenn sie unter der Pflege zusammenzubrechen droht.

Im folgenden werden Befunde über Erwartungen, Ängste, über Pflegestress, Bewältigung und Entlastung vorgestellt.

Welche Erwartungen prägen die familiäre Pflege?

- Der Demenzkranke erwartet von der pflegenden Tochter, daß sie gehorcht und sich aufopfert oder vom Testament erpressen läßt.
- Die Familienmitglieder erwarten von der Pflegenden, daß sie eigene Bedürfnisse und Beruf aufgibt, allein pflegt, ohne die anderen um Hilfe zu bitten

und daß sie ihre bisherigen Partner- und Mutterpflichten weiter erfüllt.
- Ambulante Pflegedienste erwarten, daß die Pflegende richtig pflegt und ihren Anweisungen folgt.

Was fürchten pflegende Angehörige bei der Übernahme der Pflege?

- daß sie sich fügen müssen und ihre Selbständigkeit verlieren,
- daß sie krank werden und ihr Versprechen nicht halten können und
- daß die Beziehung zu Partner und Kindern belastet wird.

Die pflegende Tochter fühlt sich mächtig, um z.B. den hilfebedürftigen Vater (siehe Abb. 3) im Doppelsinn des Wortes auf den Arm nehmen zu können. Je überfürsorglicher sie pflegt, um so hilfloser wird der Demenzkranke. Je überlasteter die Tochter ist, umso aggressiver wird sie reagieren. Die infolge der Aggression entstehenden Schuldgefühle will sie durch überfürsorgliche Pflege wiedergutmachen, auch nach der Heimeinweisung, so daß sie an den Mitarbeitern im Heim nörgelt.

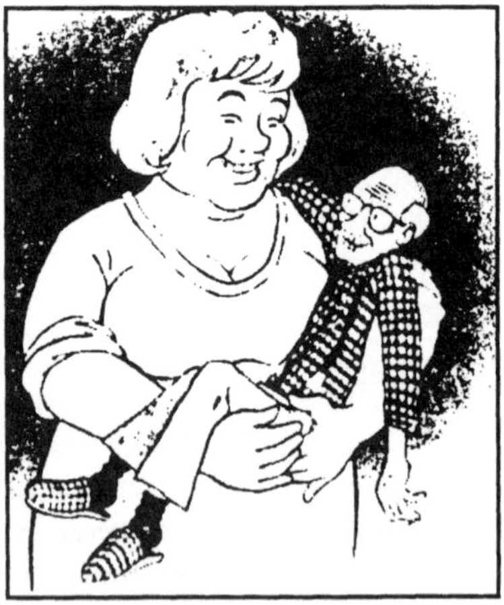

Abbildung 3: nach Frieling-Sonnenberg, S. 25

Demenz ist eine soziale Schwellenkrankheit, weil:

- die Heimeinweisung des Demenzkranken nicht durch die Schwere der Demenz, sondern durch das unzureichende soziale Netz bedingt ist
- die Schwelle der Verhaltensstörungen des Demenzkranken von der Reaktion der Angehörigen mehr abhängt als von der Krankheit.

Die Tabellen 1-3 zeigen, daß die Belastung mehr von der Beziehung als von der Schwere der Demenz abhängig ist.

Demente	in **Interaktion** mit	**Angehörigen** und **Pflegenden**
Denkleistungen nehmen ab kleine Fehlleistungen in ATL	➔	betonen das Versagen reagieren unduldsam, streng
Unsicher, ängstlich	➔	kritisieren, werten ab
fühlen sich geprüft, demotiviert	➔	bevormunden fürsorglich, kontrollieren, engen ein
Defizite nehmen zu, werden inaktiv durch fürsorgliche Betreuung	➔	mißdeuten die Einbußen als Nichtwollen
Isolieren sich aus Angst vor Beschämungen	➔	werden ängstlich, demoralisieren

Tabelle 1: Interaktionen zwischen Dementen und Angehörigen

Verhalten der Dementen im	**Reaktionen der Angehörigen**
Vergessensstadium	
• wird depressiv, passiv • beschuldigt andere	• werden aktiv, überfürsorglich • sind frustriert
Verwirrtheitsstadium	
• wird aggressiv, schreit • unruhig, läuft weg • leugnet Inkontinenz	• ärgerlich, hilflos wütend • besorgt, fixieren chemisch, mechanisch • Ekel, Wäscheberg, Kosten
Hilflosigkeitsstadium	
• hinfällig, unbeweglich • total abhängig • stirbt ständig	• müssen heben, Rückenschmerzen • überfordert • Wunsch nach Erlösung, Schuldgefühle

Tabelle 2: Verhaltensweisen Demenzkranker und Reaktionsmuster Angehöriger

Angehörige/später Pflegende	Abhängiger Kranker reagiert
• sind überfordert, gestresst	
	➔ *wird unruhig, läuft weg*
• sedieren, sperren ihn ein	
	➔ *wird ängstlich, aggressiv, schreit*
• reagieren frustriert, hilflos wütend	
	➔ *wird depressiv*
• helfen überfürsorglich aus Schuld	
	➔ *wird apathisch*
• infantilisieren ihn zum Pflegeobjekt	
	➔ *kann sich verfolgt fühlen*
• erklären ihn ärgerlich für böse oder verrückt	

Tabelle 3: Verhaltensweisen Angehöriger und Reaktionsmuster Demenzkranker

Die **Pflegebelastung** wird eingeschätzt

- von 1/3 als stark belastend: gesundheitlich, in der Freizeit, in Kontakten, finanziell
- von 1/3 als wenig belastend bei Pflegekompetenz und sozialer Unterstützung
- von 1/3 als persönlicher Gewinn, wenn die Pflegende eine gute Beziehung zum Kranken hat, die Pflege gern übernommen hat, selbstbewußt und rational Probleme klärt und löst und sich selbst Freude gönnt.

Positive Auswirkungen der Krankheit Demenz auf die Angehörigen:

Demenzkranke werden emotionaler, fröhlicher, weil sie die Kritikfähigkeit gegenüber eigenem Versagen verlieren und Negatives leicht vergessen, sie zeigen mehr Zuneigung, vergeben Fehler schneller und akzeptieren eher, wie sich Pflegende gerade fühlen.

Jeder pflegende Angehörige ist anders belastet:

- emotional am stärksten: wenn der Kranke die Situation verkennt, er vergißt alles, lebt in der Kindheit, dankt nicht, ist aggressiv und inkontinent oder läuft weg: *„Wie lange noch? Was kommt noch auf mich zu? Ich verliere Zuneigung, Gesprächspartner, Verständnis, Unterstützung, Mobilität und Selbstverwirklichung. Ich bin eingeengt in meinen Bedürfnissen, Gefühlen, im Denken, in Freiheit, Freizeit, Beruf, Hobby, Zukunftsplänen und Perspektiven. Ich erlebe familiäre Spannungen, sein andauerndes Sterben und Trauer"*

- zeitlich: *„Ich muß stets da sein, auch nachts"*
- körperlich: *„Ich bin angestrengt, erschöpft und habe Angst vor der Zukunft"*.

Zusammenfassend läßt sich die Überlastung der pflegenden Angehörigen als „überforderte Liebe" charakterisieren. Angehörige sind:

- objektiv überlastet durch fehlende Informationen und durch das auffällige Verhalten,
- subjektiv überfordert durch ständige Aufsichtspflicht, fast jede Nacht gestört, durch Gefühle von Aggression, Schuld und Scham, durch eigene Hilflosigkeit, ständiges Abschiednehmen bei ungewisser Zukunft, durch Mangel an Privatsphäre, und durch soziale Isolation, da sich die Pflegende unentbehrlich angebunden fühlt,
- in Beziehungskrisen gestreßt. Alte familiäre Krisen werden aktualisiert, Rollenwechsel mit Machtumkehr ist zu verarbeiten, Konflikte mit Partner und Kindern sind vorprogrammiert,
- durch Mangel an Hilfen, besonders an Tages-, Nacht-, Wochenend- und Kurzzeitpflege alleingelassen.

Folgen des Pflegestresses sind

- Familienkrisen bis zur Scheidung
- Burnout der Pflegenden bis zur Depression oder auch Flucht in Alkohol oder Beruhigungsmittel
- Kontaktverluste bis zur Isolation
- Kränkungen bis zur Altenmißhandlung:
- 3/4 der Mißhandler in der Familie sind Partner, 1/4 pflegende Kinder (Wettstein 1997).

Von 6000 befragten über 60-Jährigen wurden 45 % vernachlässigt und 10 % körperlich mißhandelt. Jeder 9. von 7000 befragten Bonner Bürgern über 60 wurde in der Familie misshandelt – 69 % psychisch, 30 % finanziell und 10 % körperlich (Hirsch 1997).

Die Gründe für die Mißhandlung sind in jeder Familie verschieden: Die pflegenden Angehörigen sind gewöhnlich überfordert und erschöpft. Wer nur aus Pflicht pflegt, gängelt leicht. Oft war die Beziehung eine lebenslange gegenseitige Kränkung oder Bevormundung. Der Rollenwechsel führt zu Macht- und Abhängigkeitsumkehr, so daß aggressive Gefühle eskalieren können und Täter und Opfer nicht mehr zu unterscheiden sind. Wie in der Kindesmißhandlung spielt in der Altenmißhandlung die Inkontinenz als Aggressionsanlaß eine Rolle, besonders wenn die Sauberkeitserziehung der jetzt pflegenden Tochter sehr streng war. In mißhandelnden Familien wird wenig gesprochen, fehlen soziale Ressourcen und Kontakte als Außenkontrolle. Im familiären Pflegeteam konzentriert sich die Pflege auf eine Person, während vor 50 Jahren noch Seitenverwandte (Tanten) mithelfen konnten. Bei Gewalt in der Familie kann HSM (Handeln statt Mißhandeln) in Bonn angerufen werden *(Bonner Initiative gegen Gewalt im Alter, Breite Str. 107a, D-53111 Bonn, Tel: 0228 / 69 68 68).*

Wie bewältigen Angehörige den Pflegestreß?

34 % opfern sich in Rollenaufblähung auf, 25 % finden eine Balance zwischen Erwartungen und eigenen Bedürfnissen und 22 % grenzen sich in einer symbiotischen Beziehung nicht genügend ab (Urlaub 1988).

Warum lehnen pflegende Angehörige Fremdhilfe so häufig ab?

- weil sie die Pflege zur Selbstbestätigung brauchen,
- weil sie sich schämen, um Hilfe bitten zu müssen und Fremde in die Intimräume zu lassen,
- weil sie fürchten, versagt zu haben, von professionell Pflegenden getadelt zu werden oder daß Gewalt bekannt werden könnte oder weil sie Kosten der Pflege oder die Rivalität der Schwestern fürchten.

Buijssen (1997) gab eine paradoxe Anleitung zu unbefriedigender Angehörigenpflege:

- Machen Sie alles allein!
- Sie müssen immer, auch nachts bereit sein! Verwöhnen Sie den Kranken!
- Weisen Sie alle Informationen zurück!
- Verzichten Sie auf Kontakte und eigene Hobbies!
- Sagen Sie nie, was Sie selbst möchten!

Wie sind pflegende Angehörige zu entlasten?

Die emotionale Entlastung ist am bedeutsamsten. Wertschätzung (Validation) brauchen nicht nur Demenzkranke, sondern auch die pflegenden Angehörigen. Sie benötigen Beratung und Informationen, z.B. durch Hausarzt, ambulante Pflegedienste und in Beratungsbüros und vor allem Selbsthilfegruppen: diese Gesprächsgruppen können:

- beraten und zu realisierbaren Pflegezielen motivieren
- helfen, sich auszusprechen, daß sie sich unersetzlich fühlen, selbst Lob brauchen und daß sie Angst und Kränkungen mit Aggressionen abwehren,
- ermutigen zu empathischer, gelassener Rollendistanz, zu filialer Reife (daß die pflegende Tochter der verwirrten Mutter ohne Schuldgefühle Grenzen setzen muß),
- ermutigen, dem Demenzkranken als Co-Therapeut Zeit, Zuwendung und Zärtlichkeit zu gewähren und ermutigen, für eigenes Wohlbefinden zu sorgen.
- Kraftquellen werden, sich von Schuldgefühlen frei zu sprechen, Clinch-Beziehungen zu entflechten und sich in der Pflege zu solidarisieren.

Wohnortnahe, niederschwellige Entlastung ist in folgenden Formen bewährt:

- Zeitliche Entlastung im familiären Pflegeteam, durch Stundenbetreuung mit Nachbarn oder Ehrenamtlichen, durch Tages-, Nacht-, Wochenend- und Kurzzeitpflege.
- Fachliche Entlastung durch Pflegekurse, Krankengymnastik und Logopädie zu Hause und durch kommunale Kriseninterventionszentren.
- Körperliche Entlastung durch Haushaltshilfen, Mahlzeiten- und Fahrtendienste.
- Soziale Entlastung durch Telefonketten, Besuchsdienste und Gruppenarbeit.
- Technische Hilfen mit Hausnotruf, Hilfsmitteln und Wohnungsanpassung.
- Rechtliche Klärung einer Betreuung, von Testier-, Geschäfts- und Schuldfähigkeit und der finanziellen Ansprüche an Pflegekasse und Sozialamt.
- Öffentliche Hilfen durch Zusammenarbeit mit Haus- und Fachärzten, mit ASD und Krankenhaussozialdienst, mit einer Memory Clinik, einer Hospizeinrichtung und mit vernetzten ambulanten und stationären Altenhilfeeinrichtungen.

2. Angehörige von Heimbewohnern

Angehörige bleiben für den Heimbewohner die wichtigste emotionale Stütze. 1/3 der Angehörigen distanzieren sich, 1/3 helfen mit in der Grundpflege, 1/3 delegieren alle Aufgaben ans Heim als Hotel mit hohen Ansprüchen („*wir zahlen doch genug*") und mit Kritik an den Mitarbeitern und 1/8 gestalten die Betreuung im Heim mit:

- sie erhalten die Beziehung durch regelmäßige Besuche (40 % einmal pro Woche),
- sie helfen in Krisen, d.h. beim Einzug, bei Konflikten, bei Krankheit, beim Essen, Waschen, Einreiben oder Spazierengehen,
- sie entscheiden mit, wann und in welches Heim der Demenzkranke kommt,
- sie richten das Zimmer mit ein und geben Orientierungshilfen,
- sie regeln die Finanzen und erledigen Besorgungen, sie informieren über die Biographie, über Rituale, Gewohnheiten und Bedürfnisse,
- sie geben Zeit, Zuwendung und Zärtlichkeit und begleiten im Sterben.
- Bewohner, Angehörige und Pflegende stehen im Heim in ständiger Wechselwirkung (siehe Abb. 4).

Angehörigen-Arbeit empfinden noch 10 % der Heime als zusätzliche Belastung, weil Angehörige

- in der Beziehung zu den Pflegenden gespannt sind und diese Arbeit ablehnen,
- alles besser wissen und hohe Ansprüche im Sinne bemutternder Pflege stellen, weil sie wie die Pflegeversicherung körperliche Versorgung für wichtiger halten als emotionale Betreuung,
- sich einmischen, Vorwürfe machen und sich beim Heimleiter beschweren,
- den eigenen Angehörigen zum wichtigsten Bewohner erklären,
- sich aus der emotionalen Betreuung zurückziehen, immer seltener besuchen,
- sich unverstanden fühlen, weil sie sich wegen der Auffälligkeit und Inkontinenz schämen und weil sie Kritik fürchten, etwas falsch gemacht zu haben oder daß Beziehungsprobleme und Gewalt bekannt werden könnten,
- wenig kooperieren bei Eifersucht gegenüber den Pflegenden,
- Mängel, z. B. mangelhafte Strukturqualität, anprangern.

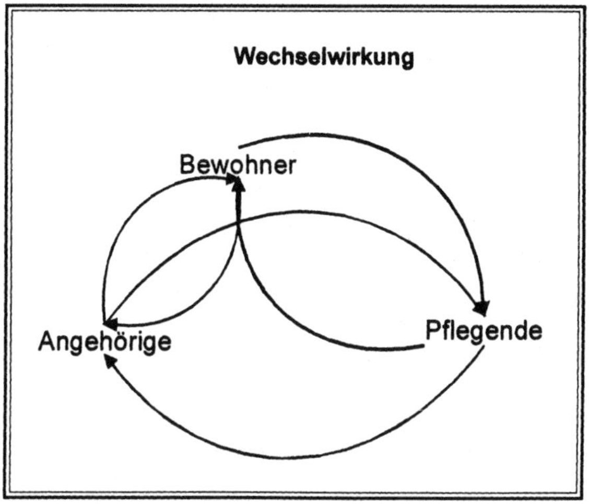

Abbildung 4: Wechselwirkung zwischen den beteiligten Personen

Demenzkranke werden in Pflegeheime immer häufiger erst aufgenommen, wenn sie schwer dement sind. Die Heimaufnahme ist im jahrelangen Sterbeprozeß ein markantes Abschiedsereignis, so daß sich die Ehefrau, die ihren demenzkranken Partner ins Heim bringt, wie eine Quasi-Witwe fühlt. Je seltener der Kranke besucht wird, um so eher stirbt er den sozialen Tod. Wenn weder Angehörige noch Pflegende mit dem Demenzkranken sprechen, weil – *„er sowieso nichts mehr mitbekommt"* – stirbt er in langem Siechtum (Inkontinenz, Dekubitus und Schluckstörung) den kommunikativen Tod vor dem klinischen. Die Angehörigen können die Rolle der emotionalen Begleiter im Abschieds- und Trauerprozeß nicht an die Mitarbeiter im Heim delegieren, sie bleiben die wichtigste Bezugsperson, auch wenn Pflegende im Heim Beziehungspflege verwirklichen.

Angehörigenarbeit im Heim sollte prozeßorientiert sein, d.h. sie berücksichtigt den ängstigenden Abschieds- und Trauerprozeß:

- Die Heimaufnahme sollte mit Haus- oder Klinikbesuchen vorbereitet sein.
- Einzelgespräche mit den Angehörigen sind bei der Aufnahme dringend, um die Biographie des Demenzkranken besser zu verstehen. Die Einzelgesprä-

che sollten regelmäßig alle 2-3 Wochen unter vier Augen und nicht zwischen Tür und Angel wiederholt werden, um Ärger und Ängste vor dem Sterben offen anzusprechen und eine Abschiedskultur aufzubauen.
- Angehörige brauchen ein rooming-in, um in Krisen wie Verschlechterung des Gesundheitszustandes und im Sterben schnell verfügbar zu sein.
- Gesprächsgruppen für Angehörige sind immer wieder anzubieten, auch wenn nur 1/3 der Angehörigen kommt, um sich von Schuldgefühlen frei zu sprechen und zur Mitarbeit zu ermutigen.
- In regelmäßiger Öffentlichkeitsarbeit kann das Heimkonzept, aktivierende Pflege und Mangel an qualifiziertem Personal seit Einführung der Pflegeversicherung aus Kostengründen dargestellt werden.
- Ein Angehörigenbeirat hat bei wichtigen Entscheidungen ein Mitspracherecht.
- Eine Cafeteria für alle Besucher verhindert die Isolation.
- Bei freien Besuchszeiten können Angehörige abends atemstimulierend einreiben.
- Beratungssprechstunden werden auch von noch pflegenden Angehörigen genutzt.
- Regelmäßig verteilte Zufriedenheitsfragebögen an die Angehörigen gehören zur Qualitätssicherung im Heim.
- Angehörigen-Mitarbeit in Hauswirtschafts-Wohngruppe (Cantou)
- Für trauernde Hinterbliebene sollten Trauergruppen angeboten werden.

Angehörigenarbeit leisten 1/4 der Heime mit überwiegend positiven Erfolgen (Kremer-Preiss 1996):
- Die Bewohner integrieren sich leichter, werden ausgeglichener und aktiver und das Beziehungsklima zu den Mitarbeitern wird besser.
- Die Angehörigen engagieren sich mehr, zeigen mehr Verständnis, werden hilfsbereiter und kooperativer und kritisieren seltener und konstruktiver.
- Die Mitarbeiter fühlen sich in der Sorgerolle entlastet und werden arbeitszufriedener. Unabhängig von der Qualifikation der Mitarbeiter wird das Beziehungsklima besser.

Positive Personenarbeit mit oder erlebnisorientierte Pflege von Demenzkranken sollten in der ambulanten und stationären Pflege emotional belastete Angehörige miteinbeziehen.

Literatur

Berliner Zentrum Public Health (1999). Forschungsprojekt C 11. Schriftenreihe des Instituts im Druck, Tel.: 030 / 31 42 19 70.

Buijssen, H. (1997). Die Beratung von pflegenden Angehörigen. Weinheim.

Frieling-Sonnenberg, W. (1992). Altenheime in der Krise. Hannover.

Hirsch, R. D., Vollhardt, B. R., Erkens, F. (1997). Gewalt gegen alte Menschen. Bonn.

Kern, A. O., Beske, F. (1996). Volkswirtschaftliche Kosten der Pflegeversorgung von Patienten mit Hirnleistungsstörungen im Alter. Broschüre. Kiel: Institut für Gesundheits-Systemforschung.

Kremer-Preiss, U. (1996). Angehörigenarbeit. Altenpflegeforum

Reisberg, B. (1986). Hirnleistungsstörungen. Weinheim.

Urlaub, K. H. (1988). Krisen, Konflikte und Überforderungsstrukturen in familiären Pflegebeziehungen. Wuppertal: DPWV.

weitere Literatur

Alzheimer Europe (1999). Handbuch der Betreuung und Pflege von Alzheimer-Patienten. Stuttgart.

Christen, C. (1989). Wenn alte Eltern pflegebedürftig werden. Bern.

Feldmann, L. (1989). Leben mit der Alzheimer-Krankheit. München.

Fuchs, J. (1999). Entlastung pflegender Personen. *Häusliche Pflege* 11, 40-45.

Grond, E. (1998). Pflege Demenzkranker. Hagen.

Hedtke-Becker, A. (1990). Die Pflegenden pflegen. Freiburg.

Holuscha, A. (1992). Altenpflege in der Familie. Konstanz.

Klessmann, E. (1990). Wenn Eltern Kinder werden und doch Eltern bleiben. Bern: Huber.

Kronsbein-Haase, A. (1994). Wenn Angehörige pflegen. Heidelberg.

Netz, P. (1996). Psychisch kranke alte Menschen und soziale Unterstützung. Frankfurt.

Wettstein, A. (1997). Checkliste Geriatrie. Stuttgart.

Zsolnay-Wildgruber, H. (1997). Alzheimer-Kranke und ihr primäres Bezugssystem. Freiburg.

Demenz - Ethische Aspekte

Prof. Dr. Thomas Klie

I. Vorbemerkung

Das Thema „Demenz“ rückt immer mehr in der Agenda sozial- und gesellschaftspolitischer Themen an die Spitze. Die Zahl der Menschen mit Demenz und ihre prognostizierte Zunahme auf mehrere Millionen in den nächsten Jahrzehnten bewirken dies ebenso wie die immer mehr öffentlich wahrgenommene unbefriedigende Versorgungs- und Lebenssituation von Menschen mit Demenz: Die vielfach als unzureichend empfundene Versorgungssituation in Heimen betrifft zuvörderst Menschen mit Demenz, und in der häuslichen Versorgung markieren demenzielle Veränderungen in einem erhöhten Schweregrad die Grenzen der Belastbarkeit von Familien und ambulanten Versorgungskonzepten.

Ein eigenes „Gewicht“ bekommt das Thema möglicherweise auch dadurch, dass das Phänomen „Demenz“ und die damit verbundenen Kränkungen gerade in einer Zeit als Massenphänomen auftritt, in der „alle Welt“ sich einem neuen enormen Rationalisierungs- und Leistungsdruck ausgesetzt sieht. Hier bedroht Demenz nicht nur den Einzelnen als Zerstörung oder Veränderung seines bisherigen Lebensentwurfs und -gefühls, auch das gesellschaftliche Rationalitätskonzept wird irritiert. Vor diesem Hintergrund lohnt es sich, das Thema „Demenz“ auch unter ethischem Blickwinkel zu betrachten.

II. Ethik und Demenz

1. Leben mit Demenz ist Leben.

„So möchte ich nicht leben“. Bruno Bettelheim nahm sich im Altenheim das Leben, als ihn die Diagnose „Alzheimer“ ereilte. Diskret und sicher mit Plastiktüte über dem Kopf. Manche Unterschrift unter Patientenverfügungen ist motiviert von der Angst vor unwürdigen und Leidenszuständen in Folge und im Zusammenhang mit einer befürchteten Demenzerkrankung.

Der australische Philosoph Singer[1] stellt in Abrede, dass das Leben eines Menschen, der „von Sinnen" ist, der möglicherweise kein Bewusstsein mehr von seiner Personalität hat, dass dieses Leben noch lebens- und schützenswert ist, schützenswerter als das Leben von ggf. mit Intelligenz und Gefühlen ausgestatteten Tieren. Keine Überbewertung der menschlichen Existenz unter allen Bedingungen. Das klingt dann sehr ähnlich wie Aussagen nationalsozialistischer „Sozialmediziner", die von „unwürdigen Menschenhülsen" sprachen, die lediglich dahinvegetieren und für die junge Menschen ihre berufliche Existenz aufopfern[2]. Unsere anthrozentrierte Weltsicht mit ihrer abendländischen Anthropologie kann und mag einer solchen Infragestellung menschlicher Existenzberechtigung nicht folgen. Normativ hält unsere Kultur gegen Singers Perspektive: Jeder Mensch, sei er auch noch so schwer behindert, hat eine Existenzberechtigung; sein Leben steht unter dem Schutz der Gemeinschaft. Er hat teil an der Ebenbildlichkeit Gottes, würde man theologisch formulieren. Dem Staat ist die Verfügungsmacht über das Leben des Menschen entzogen, so liest sich der Grundsatz der Staatslehre in der Aufklärung. Die Existenz und Würde des einzelnen Menschen „lebt" von der gesellschaftlichen Konstruktion. Die Würde eines jeden Menschen „herzustellen", ist eine interaktive Leistung zwischen Individuum und Gesellschaft mit impliziertem Handlungsauftrag für letztere bei Menschen, denen der Achtungsanspruch nicht selbstverständlich zuwächst[3].

Normativ sind die Grundlagen für ein Lebensrecht für Menschen mit Demenz selbstverständlich gegeben. Wird aus ihnen eine Pflicht zum Leben mit Demenz? Die Konjunktur, die Patientenverfügungen durchmachen, lassen sich auch als Versuch, eine solche Pflicht zu einem als nicht lebenswert empfundenen Leben interpretieren, wenn sie sich auch als „Alzheimer-Vorsorge" verstehen. Das „Ja zum Leben mit Demenz" ist aber nicht nur ein normatives, sondern auch ein empirisches „Ja": Über 1 Mio. Menschen in Deutschland leben mit Demenz und wir lernen, dass dieses Leben nicht (nur) Leiden heißt. Wir wissen vom Rückgang der Schmerzempfindlichkeit, von dem Rückzug in innere Welten vor den bedrohlichen äußeren. Wir wissen davon, dass möglicherweise verschüttete kommunikative Ebenen zu neuer Bedeutung und Lebendigkeit gelangen können. Es wäre sicherlich unangemessen romantisierend, wenn man dem Leben mit Demenz eine besondere Qualität zuordnen würde, zu sehr hängt das Leben des einzelnen Menschen von seinem bisherigen Leben und seinen Prägungen ab und vor allem von den ihn umgebenden äußeren Welten, die mit mehr oder weniger Verständnis und angemessenen Rahmenbedingungen und Begegnungen auf ihn reagieren. Es spricht aber viel dafür, dass Menschen mit Demenz nicht in vergleichbarer Weise leiden wie Menschen, die mit anderen Krankheiten konfrontiert sind. Ein gesellschaftliches Ja zum Leben mit Demenz verlangt nach einer Umwelt, die lebensermöglichend oder -sichernd und Würde herstellend ist. Dazu gehören Haltungen und Verstehensweisen, die sich kulturell etablieren. Sloterdijk[4] spricht den Hochbetagten ein Recht auf Weltferne zu, den Rückzug aus der Gegenwart, ein Bild, das sich gut auf Menschen mit Demenz und ihre Lebensweisen beziehen lässt. Koch-Straube[5] deutet das Verhalten vieler Demenzkranker und den Rückzug in ihre inneren Welten als Selbstheilungsversuch, als Versuch, den Kränkungen der Gegenwart zu entgehen, der Allgegenwart des Körpers und der empfundenen Dissonanzen zwischen Selbstbild und -konzept und Gegenwart. Solche Haltungen sind verstehensfördernd und eröffnen neue Begegnungsoptionen gegenüber Menschen mit Demenz.

Ein Leben mit Demenz verlangt nach einer spezifischen Umwelt, nach Rahmenbedingungen, baulich, sozial und kulturell, die ihrer Lebenssituation gerecht werden. Architekten beschäftigen sich mit architektonischen Konzepten für Wohnformen für Menschen mit Demenz. Nicht umsonst genießt der Ansatz der Hausgemeinschaft in Deutschland derzeit eine große Resonanz und erscheinen die Bilder von französichen „Cantous" als Leitbild prägend. Dabei handelt es sich nicht um große Architektur. Es ist die Größe der Wohneinheiten, die Gestaltung des Raumes für Gemeinschaftlichkeit und Verschiedenheit, auf die es ankommt.

Auch die Motorik hochbetagter Menschen bedarf ihres Raumes. Die Ansätze von Schützendorf[6] weisen auf kreative Lösungen, die auch und gerade die Situation der Pflegenden und ihre Belastungen in den Blick nehmen. Gefragt sind Methoden, ggf. auch Techniken, die allen Beteiligten helfen, mit den Symptomen der Demenz lebensfreundlich umgehen zu lernen. Seit Jahren hat die fast charismatische Bewegung um Naomi Feil auch in Deutschland Einzug gehalten und vielen Pflegenden neue Verhaltensoptionen im Umgang mit „Dementierenden" eröffnet[7]. Andere Methoden und Techniken sind eher im Rückzug begriffen, so ein an „unserer Normalität" orientiertes Realitätsorientierungstraining, das sich immer noch als Erziehungsprogramm interpretieren lässt, das mit allen Mitteln den Demenzkranken in unsere Gegenwart zurückholen möchte.

Schließlich gehört ein Paradigmenwechsel zu den Voraussetzungen, dass Leben mit Demenz „gelingen" kann. Das medizinische Paradigma hilft nicht weiter, wir müssen uns arrangieren mit dieser Krankheit und ihren Symptomen.

Nicht von ungefähr kommt es, dass die Perspektive Hauswirtschaft in den neueren Versorgungskonzepten prägend wird: Es geht um gelingenden Alltag, nicht um die Heilung und Bewältigung einer Krankheit. Ärzte und Pflegende dienen diesem gelingenden Alltag, der hauswirtschaftlich gestaltet wird, im Miteinander von hauswirtschaftlichen Fachkräften und Angehörigen oder sonst Engagierten – ein folgenreicher Paradigmenwechsel. Es geht nicht nur um den Demenzkranken und sein Leben, wenn das normative Ja zum Leben mit Demenz auch zu einem empirisch gelebten werden oder bleiben soll. Es sind die pflegenden Angehörigen, die ihren Lebensmut verlieren, die in der Überforderung und im „ver-rückten" Alltag untergehen. Auch die professionell Pflegenden schützen sich davor, „im Meer der Ver-rücktheit" unterzugehen, wie es Schützendorf formuliert[8]. Zum Beispiel durch Snoezelen-Räume; sie dienen auch und gerade den Pflegenden, damit sie sich selbst erholen oder die begrenzt zulassbare Nähe zu Menschen mit Demenz in einen besonders inszenierten Rahmen geben können.

2. Geteilte Verantwortung

Das Thema „Demenz" geht uns (potentiell) alle an. Als Angehörige, Freunde, sehen wir uns konfrontiert mit einem demenzerkrankten Menschen in unserer Nähe. Wir wissen von Freunden, die in ihrem Verwandtenkreis mit der Begleitung Demenzkranker beschäftig sind. Demenz kann aber auch unsere eigene Perspektive sein. Die derzeit gängigen Alzheimer-Witze greifen dies auf und wehren gleichzeitig ab. Die Befürchtungen oder Ängste, die an Demenzerkrankungen geknüpft werden, wir teilen sie oder es können geteilte sein.

Eine solche Perspektive kann auch leitend wirken für Begleitungs- und Bewältigungsformen, die wir mit dem Leitbild der geteilten Verantwortung belegen können. Für unsere Gesellschaft, für die Produktionsbedingungen von Solidarität, scheint das Bild der „geteilten Verantwortung" das angemessenste. Jede und jeder würde sich in der alleinigen Verantwortung überfordern. Wir kennen dies aus dem familiären Bereich, wenn ein Partner, eine Tochter, allein die Verantwortung für die Begleitung eines Demenzkranken tragen muss oder dieselbe verteidigt. Hier entstehen Überforderungsspiralen, verbunden mit Anomieerscheinungen, die nicht selten in Gewalt oder Erschöpfung enden. Auch das Bild der alleinigen Verantwortung von Professionellen führt diese an ihre Grenzen: Professionelle Hilfesysteme können nicht alleine „gelingenden Alltag" allerorts garantieren.

Mit dem Begriff der „geteilten Verantwortung" lässt sich noch mehr transportieren: Im Umgang mit „Dementierenden" darf es keine disziplinäre Dominanz geben; sie wäre der angemessenen ganzheitlichen Perspektive in der Begleitung Demenzkranker unangemessen. Es geht nicht um Behandlung allein, es geht nicht um Pflege allein; die verschiedenen disziplinären Perspektiven fügen sich zusammen in einer multiperspektivischen Sicht- und Verstehensweise, die angemessene Formen der Begleitung am ehesten schaffen kann. Um symmetrische Kooperation und Verantwortungsteilung geht es. Das Bild der geteilten Verantwortung ist auch offen für den politikwissenschaftlichen Ansatz des „welfare mix", den Mixturen von Hilfen, die notwendig sind, um soziale Aufgaben bewältigen zu können[9]. Da sind die Angehörigen und anderen Personen aus dem informellen Netzwerk, da sind die beruflich Tätigen aus Medizin, Hauswirtschaft, Pflege und Sozialer Arbeit, da sind die Freiwilligen, aber da sind auch die alltäglichen Helfer oder als solche gefragte, die Polizei, Gewerbetreibende und andere[10]. Sie alle leisten ihren Beitrag zur Begleitung von Menschen mit Demenz und in der Mixtur ihrer Anteile liegt die Bewältigungschance für die Aufgabe der Begleitung von Menschen mit Demenz.

Dies hat insofern auch eine ethische Dimension, als, mit Elias[11] gesprochen, die Menschen verbindende Solidarität als Sterbende sich auch als Solidarität der von Demenz Berührten formulieren lässt. Wichtiger noch der im Alten Testament aufgehobene Zedaka-Begriff[12], der in einem umfassenden Sinne nach Gerechtigkeit fragt – nicht nach Nächstenliebe – und um die Frage der gerechten Verteilung von Verantwortung, von Fairness im Verhältnis der Geschlechter untereinander, der Professionellen zu den Laien, der Berufsgruppen untereinander, geht es auch bei Fragen der Begleitung von Menschen mit Demenz. Es ist ein ethisches Problem, wenn innerhalb von Familien, innerhalb der Gesellschaft, insbesondere Frauen mit der Verantwortung für Menschen mit Demenz überfordert und ggf. zerstört werden.

Die geteilte Verantwortung ist schließlich ein Bild, das auch für die Qualitätssicherungsdiskussion angemessen ist. Eine Qualitätssicherungsdiskussion, die sich jeder Wertediskussion entzieht, ist nutzlos und möglicherweise gefährlich[13]. In den Qualitätssicherungsansätzen, -methoden und -maßnahmen werden Maßstäbe und Werte auf ihre Realisierung hin überprüft, und auch in diesem strategisch nicht unbedeutsamen Geschäft der Qualitätssicherung hat sich die geteilte Verantwortung widerzuspiegeln: Die einen, die auf die Einhaltung ihrer fachlichen Standards achten, die anderen, die aus zivilgesellschaftlicher Perspektive die Bürgerrechte thematisieren, die es bei Menschen mit Demenz zu spektive die Bürgerrechte thematisieren, die es bei Menschen mit Demenz zu schützen gilt, die anderen, die auf den wirtschaftlichen Mitteleinsatz und das gute Management achten. Mixturen in der Qualitätsverantwortung garantieren am ehesten eine auch ethisch reflektierte Qualitätsentwicklung.

3. Zivilisation zweiter Ordnung

Es war mühsam genug für uns alle, uns in unsere abendländische bürgerliche Zivilisation einzuüben: anständig essen zu lernen, die Benimmregeln zu adaptieren, bei sozialem Aufstieg oder sozialer Mobilität ein Dauerprogramm, gegenwärtig und wach sein, ruhig sitzen, auch wenn es in einem tobt. Wir nennen die kulturspezifische Beherrschung unserer Gefühle und Impulse „Zivilisation" und Elias[14] beschreibt den Weg der Zivilisation aus soziologischer Perspektive. Im Prozess der Zivilisation differenziert sich Gesellschaft; die Teilhabe an zivilisatorischen Regeln eröffnet Zugang zum gesellschaftlichen und bürgerlichen Leben. Knigge[15] war ein Aufklärer und wirkte emanzipatorisch, indem er den Zivilisationscode, bisher Geheimwissen, veröffentlichte und so weiteren Teilen der Gesellschaft Teilhabechancen am öffentlichen gesellschaftlichen Leben und damit Einfluss eröffnete.

Zivilisation und Zivilisiertheit sind immer kulturabhängig, wirken von außen betrachtet mitunter merkwürdig und eigen, und in jeder Zivilisation muss man sich bescheiden darüber bewusst sein, dass es auch ganz andere Zivilisationsoptionen gibt. Mit zivilisatorischen Regeln werden bestimmte Werte und anthropologische Bilder transportiert, die in unserer Kultur viel mit gelingender Selbstdarstellung, mit Körperbeherrschung, Leistungsfähigkeit und Kreativität zu tun haben. Nun gibt es und gab es immer diejenigen, die die zivilisatorischen Regeln nicht, noch nicht oder nicht mehr beherrschen. Die Zivilisation, die eine Gesellschaft sich gibt, ist letztlich ein Dauererziehungsprogramm für sich und gegenüber anderen. Unser Alltag ist voll von semantischen Zeichen, die an die Einhaltung zivilisatorischer Regeln erinnern bzw. Gelegenheit dazu bieten.

Dies gilt auch und gerade gegenüber Menschen mit Demenz. Da steht im Pflegeheim ein ordentlich gedeckter Tisch vor dem „Dementierenden" und dieser ist nicht in der Lage, die damit verbundenen Regeln zu befolgen: Er isst mit den Händen, er kennt nicht die Gabel als Gabel, isst in einer atemberaubenden Langsamkeit oder rülpst wie Luther es noch im Rahmen seiner Kultur gelebt und verteidigt hat. Auch in den Familien fallen Menschen mit Demenz aus der

Rolle, warten mit dem Beginn des Essens nicht bis alle da sind, sitzen auf der Toilette bei offener Tür und fallen „aus der Rolle". Pflegende sind in vielfältiger Weise damit beschäftigt, die Einhaltung der zivilisatorischen Gepflogenheiten durch Demenzkranke zu sichern, sie an die Regeln zu erinnern und nach Möglichkeit auf deren Einhaltung zu achten und zu drängen. Ein Erziehungsprogramm, an dessen Ende nicht selten Gewalt steht. Die Einhaltung der zivilisatorischen Regeln wird gewissermaßen als Voraussetzung für eine würdevolle Situation verstanden: Menschen mit Demenz sollen würdig gepflegt werden, und dies bedeutet auch, es sollen die in unserer Gesellschaft geltenden zivilisatorischen Regeln nicht außer Kraft gesetzt werden. Angehörige fordern dies oft in Heimen. Teilhabe am Leben der Gesellschaft heißt auch Teilhabe an ihren Regeln und an ihrer Kultur.

Nun fordert aber ein ganzheitliches Verständnis von Demenz, das Demenz auch nicht als Defizit, sondern als Lebensform begreift, eine Toleranz und Akzeptanz von anders Sein und Loslassen, auch von Zivilisationsbestandteilen. Wir werden dem Menschen mit Demenz in seiner inneren Welt nicht begegnen können, wenn wir in der Semantik unserer Zivilisation gefangen bleiben. Wir werden ihm nicht gerecht. So wird sich eine im positiven Sinn verstandene Zivilisation, die in ihren zivilisatorischen Regeln in besonderer Weise ihre Werte lebt, darum bemühen, dem Subjekt, dem Menschen mit Demenz, gerecht zu werden und sich auf einer zweiten Ordnung eine Zivilisiertheit im Umgang mit Andersartigen angewöhnen bzw. Verhaltensrepertoires entwickeln, die nicht mit Ausgrenzung, sondern mit Akzeptanz zu tun haben.

Humor mag hier helfen, die Inszenierung öffentlicher Räume, der Marktplatz im Pflegeheim, indem eben manches nebeneinander möglich ist, auch das Leben begrenzten Exhibitionismus, das Vor-sich-hindämmern, das Agitiert-sein, die Selbstbefriedigung, um nur einige Beispiele zu nennen. Ich bezeichne es als „Zivilisation zweiter Ordnung", wenn es gelingt, neben unseren alltäglichen auch Akzeptanz fördernde Verhaltensweisen zu entwickeln, die Menschen mit Demenz, und auch anderen Menschen, die nicht in der Lage sind, unsere Regeln einzuhalten, einen zumindest erträglichen Kontext zu bieten. Wir müssen die Fähigkeit erlernen, Regelverletzungen Orte und Rahmen zu geben, in denen sie möglich und akzeptiert sind. Da kann ganz im Sinne der „französischen Psychiatrie"[16] von diesen Orten Zivilisation zweiter Ordnung manche Wirkung auf die Gesamtgesellschaft ausgehen.

4. Zusammenfassung

Ethik und Demenz – mit diesen drei Gedanken und Leitbildern, dem Ja zum Leben mit Demenz, der geteilten Verantwortung und dem Bild der Zivilisation zweiter Ordnung werden en passant ethische Dilemmata in der Begleitung von Menschen mit Demenz aufgegriffen. Die Bilder und die Betrachtungen haben eine Ausrichtung, die in Richtung auf Weiterentwicklung der Pflege- und Altenhilfelandschaft hindeuten.

Literatur

[1] Singer, P. (1998). Leben und Tod. Erlangen.

[2] vgl. Hoche, zit. nach Klee, E. (1983). Euthanasie im NS-Staat. Frankfurt a. M.

[3] Klie, Th. (1997). Menschenwürde als ethischer Begriff für die Altenhilfe. In: Blonski (Hg.), Ethik in Gerontologie und Altenpflege. Hagen.

[4] Sloterdijk, P. (1996). Alte Leute und letzte Menschen. In: Tews/ Klie/ Schütz (Hg.), Altern und Politik. Melsungen.

[5] Koch-Straube, U. (1996). Fremde Welt Pflegeheim. Bern.

[6] Schützendorf, E. (1997). Das Recht der Alten auf Eigensinn. München.

[7] Feil, N. (1999). Validation. Wien.

[8] Schützendorf, E., a.a.O.

[9] Evers, A., Olk, T. (1996). Wohlfahrtspluralismus. Opladen.

[10] Frenz, U. u. a. (2000). Wege zur Bürgergesellschaft. Freiburg.

[11] Elias, N. (1997). Über den Prozeß der Zivilisation. Frankfurt a. M.

[12] Mack, R. (1999). Der Begriff der Zedaka als Leitbegriff der Diakonie. Unveröffentlichtes Manuskript. Freiburg.

[13] vgl. beispielsweise die Integration von Wertorientierung in der Qualitätssicherungsdiskussion in Harris/Klie/Ramin (1995). Heime zum Leben. Hannover.

[14] Elias, N., a.a.O.

[15] Knigge, A. (1987). Über den Umgang mit Menschen. Essen.

[16] Guattari, F. (1976). Psychotherapie, Politik und die Aufgaben der institutionellen Analyse. Frankfurt a. M.

Demenzpflege: Herausforderung an Pflegewissen und Pflegewissenschaft

Cora van der Kooij

Einleitung

Wer von Demenz betroffen wird, verliert seine Menschlichkeit nicht, er verliert seine kognitiven Kapazitäten. Er ist damit psychisch beeinträchtigt, aber nicht als Mensch erloschen. Er behält sein Vermögen, Kontakt zu erfahren; manchmal sogar stärker als vor der Demenz. Hiermit ist nicht gesagt, Demenz sei keine Tragödie, aber innerhalb der Tragödie gibt es Kontakt, Kommunikation, Begegnung und Beziehung.

Es sind die Pflegekräfte, die – Tag aus, Tag ein – mit Demenzbetroffenen rund um die Uhr verkehren, die immer wieder die Weisheit, den Humor und das Einfühlungsvermögen brauchen, durch das sich der Demenzbetroffene verstanden und verstärkt fühlt. Damit ist Demenzpflege ein hervorragendes Thema für die Pflegewissenschaft.

Dieser Beitrag basiert auf einem Vortrag über die Aufgabe für die Pflegewissenschaft in bezug auf Demenzpflege (Van der Kooij, 2000a) und auf einer Auseinandersetzung über die Konzepte „Mäeutik" und „Erlebnisorientierte Pflege" (Van der Kooij, 2000b). Der Beitrag gliedert sich in drei Themenbereiche: erstens die Entwicklungen in der Sichtweise auf Demenz während des zwanzigsten Jahrhunderts, zweitens die Pflegepraxis und das „Pflege*wissen*" und drittens Demenzpflege als Thema der Pflege*wissenschaft*.

I. Von Isolation zur Beziehung

Die Geschichte der Demenzpflege während des zwanzigsten Jahrhunderts läßt sich in drei Stichworten erzählen: Nihilismus, Optimismus, Realismus.

Nihilismus: Demenz meint: Entwürdigung, allmähliches Verschwinden in ein „Nicht-Dasein", „lebendig tot sein". Demenz ist ein irreversibler (unumkehrbarer) Abbau von kognitiven Kapazitäten mit allen Behinderungen, Verhaltensproblemen und Kommunikationsstörungen, die sich daraus ergeben. Nicht reversibel meint nicht heilbar und damit ist der Demenzbetroffene rettungslos verloren. Sein Menschsein erlöscht ins Nichts hinein. Er wird in ein Heim oder eine Anstalt weggeschlossen und ist einsam und isoliert. Wer denkt, das sei heute alles Vergangenheit, hat sich leider nicht richtig informiert. Es gibt nicht nur immer noch große Anstalten, in denen Demenzbetroffene lediglich verwahrt werden – Demenz ist auch immer noch eine Krankheit, die allgemein in der Gesellschaft Bilder von Abgeschoben werden, Isolierung, Entwürdigung, sogar Demütigung hervorruft. Kinder von Demenzbetroffenen erzählten mir von ihrer Angst, aufgrund der Isoliertheit ihrer Eltern und deren lieblosen Lebensumständen selbst dement zu werden.

In den Niederlanden hat es in den letzten Jahren eine politische Diskussion über die Frage gegeben, ob jemand, der von Demenz getroffen wird, ein Recht auf Sterbehilfe hat. Die Ministerin des Gesundheitswesens, Els Borst, hat öffentlich gesagt, falls sie dement werde, habe das Leben für sie keinen Wert mehr. Das Zeitalter des Nihilismus ist also noch nicht vorbei.

Optimismus: In den sechziger Jahren brach mit den Psychopharmaka therapeutischer Optimismus hervor. Plötzlich gab es Möglichkeiten, auch chronisch psychiatrische Patienten sozialtherapeutisch zu behandeln, zu erziehen und zu entlassen. Eine der wichtigen Personen dieser Zeit ist Folsom, der die Methode der Realitäts-Orientierung entwickelte und einführte. Realitäts-Orientierung war eine Kombination von *cognitivism*, das heißt, der Stimulation von Denken und Gedächtnis als Weg zur Veränderung und *behaviourism*, basierend auf der Idee, Verbesserungen durch die Belohnung von positivem Verhalten hervorzurufen (Folsom, 1967, 1968).

Das Programm beinhaltete für die Patienten hauswirtschaftliche Tätigkeiten und (finanzielle) Verantwortlichkeit, Tagesstruktur, Gedächtnistraining und kognitive Unterstützung. Die Therapie wurde Patienten nicht nur individuell rund um die Uhr, sondern auch in Gruppen oder „Klassen“ vermittelt. Realitäts-Orientierung wie sie Folsom entwickelt hat, war vor allem ein Programm für die Pflegekräfte. Sie wurden in kommunikativen und verhaltenstherapeutischen Fertigkeiten trainiert. Sie lernten kurze Sätze zu nutzen, um eindeutig und wiederholend Informationen über Tag, Stunde, Namen und Aufgaben zu geben. Gute Leistungen wurden gelobt. Das Programm wurde bei allen chronischen Patienten angewendet, also auch bei Menschen mit Demenz. Die Ergebnisse waren vielversprechend, auch bei Demenzbetroffenen (Folsom, 1968).

Wir wissen heute, daß die Diagnostik damals noch nicht weit fortgeschritten war. Nach dem Stand des heutigen Wissens ist es sehr unwahrscheinlich, daß es wirklich Demenzbetroffene waren, die wieder in die Gesellschaft zurückgingen. Jedoch hat der Erfolg dazu geführt, daß in den siebziger Jahren Psychologen die Realitäts-Orientierung bei Demenzbetroffenen weiter entwickelt haben (Van der Kooij, 1993).

In den achtziger Jahren haben Holden und Woods Realitäts-Orientierung methodisch vervollständigt (Holden & Woods, 1982, 1989). Holden und Woods haben damals aufgrund ihrer Fallbeschreibungen Realitäts-Orientierung als Gegengewicht zur Hospitalisation angewendet; nicht nur bei Demenzerkrankten, sondern auch bei Betroffenen mit anderen Krankheitsbildern wie Schlaganfall und Parkinson. Ihr Basisgedanke war, mit einer Stimulation auf die nichtbetroffenen Teile des Gehirns das Gesunde im (Demenz-) Erkrankten zu betonen und zu verstärken (Holden & Woods, 1982, 1989; Van der Kooij, 1986). Sie nutzten dazu Techniken wie Gedächtnistraining, Denkübungen und Sozialtherapie. Sie unterschieden drei Schwierigkeitsstufen der Kommunikation und teilten die Betroffenen nach diesen Stufen in Therapiegruppen ein. Ihr Programm war innerhalb einer hospitalisierten Umgebung teilweise erfolgreich.

Für die Pflegewissenschaft ist interessant, daß Realitäts-Orientierung – von einem Psychiater ausdrücklich für die Pflegekräfte entwickelt, – in den siebziger und achtziger Jahren von Pflegenden zwar praktisch weiter entwickelt worden ist, sich aber theoretisch und wissenschaftlich zur Psychologiearbeit entwickelte. Psychologen haben Beobachtungsbögen entwickelt und Effekte gemessen. Sie haben dann zur kontinuierlichen Verbesserung ihrer Programme Pflegekräfte wieder miteinbezogen. Sie berichteten über die große Kompetenz von Pflegekräften und empfahlen Realitäts-Orientierung als Stimulans für die Pflege und als Gegengewicht zur Hospitalisation (Van der Kooij, 1986, 1993).

In der Demenzpflege führte die systematische Einführung von Realitäts-Orientierung leider zur Enttäuschung (Van der Kooij, 1986). Die Pflegepraxis zeigte andere Tatsachen als die in den begeisterten Berichten und Artikeln beschriebenen. Realitäts-Orientierung war damals sehr kognitiv angelegt und rief deshalb Versagensangst bei den Demenzbetroffenen (Van der Kooij, 1986, 1996) hervor. In umgekehrter Weise resultierten missglückte Pflegeinterventionen bei den in Realitäts-Orientierungs-Programmen einbezogenen Pflegekräften in Gefühle von Machtlosigkeit und Inkompetenz. Es zeigte sich, daß den Demenzbetroffenen mit Informationen über Tatsachen wie ihr Alter und Fakten, z. B. daß ihre Kinder erwachsen seien, nicht geholfen war.

Trotzdem hat die Einführung von Realitäts-Orientierung als pflegewissenschaftliche Entwicklungsarbeit inspirierende Entdeckungen gebracht (Van der Kooij, 1986). Erstens erwies sich die *Wirklichkeit*, auf die die Demenzbetroffenen orientiert wurden, als sehr beschränkt: Namen, Datum, Jahreszeit und Wetter, Geburts- und Feiertage – und das war es. Die Demenzbetroffenen zeigten alle eine eigene innere Wirklichkeit, eine Wirklichkeit, die reich und unbeschränkt war: ihre Vergangenheit, Persönlichkeit, Normen und Werte, Humor, usw. Für die Pflegekräfte wurde deutlich, daß es sehr wohl möglich war, in diese Wirklichkeit hineinzugehen und mit der Persönlichkeit der Demenzbetroffenen Kontakt aufzubauen; die Betroffenen so anzunehmen wie sie situativ präsent waren, wenn die normierten Auffassungen von *Normalität* und *Wirklichkeit* ersetzt wurden durch *Phantasie* und *Kreativität* (Van der Kooij, 1996). Zweitens waren die Pflegekräfte zufrieden über die Möglichkeiten, ihre Arbeit zu reflektieren und über alternative Reaktionsmöglichkeiten zu kommunizieren – trotz der betont kognitiven und verhaltenstherapeutischen Ausrichtung von Realitäts-Orientierung. Drittens wurde deutlich, daß Kontakt und Begegnung mit den Betroffenen möglich war, aber nicht auf der Ebene von Denken und Handeln, sondern auf der Gefühlsebene. So führte Realitäts-Orientierung durch „Kontaktgezieltes Anwenden" (obwohl das damals nicht so bewußt ausgesprochen wurde) zu der realistischen Einsicht, daß die Gefühlsebene die „Wellenlänge" für Kommunikation und Beziehung war. Es war Zeit für Validation (Feil, 1990, 1997), für Facilitation (Kitwood & Bredin, 1992) und für alle Herangehensweisen, die Kontakt, Kommunikation und Beziehung ermöglichten. Letztendlich führten diese Einsichten zur Integration aller solcher Herangehensweisen: zur „erlebnisorientierten Pflege" (Finema, 2000; Van der Kooij, 1997b, 2000c). Optimismus verwandelte sich in einen noch immer positiv gefärbten Realismus.

Heute, im Zeitalter des *Realismus*, wissen wir, daß es möglich ist, mit einer auf der Gefühlsebene ausgerichteten Kommunikation mit Demenzbetroffenen zu erreichen, daß Demenzbetroffene sogar neue Menschen und Dinge behalten, die sie gefühlsmäßig beeindrucken. Das allein ist schon eine Herausforderung an Betreuer und Pflegekräfte. Wir verstehen jetzt auch, daß die Betroffenen im Prozess einer zunehmenden Beeinträchtigung ständig mit Selbsthandhabung und „Neu-orientierung" beschäftigt sind (Dröes, 1991; Verwoerdt 1976, 1981). Demenz charakterisiert sich durch einen ständigen Zustand von Krankheit und Krisis, von Versuchen, die Auswirkungen zu verbergen, Herr seiner Selbst zu bleiben oder der Krankheit zu entfliehen. Demenz bedeutet Angst, Verunsicherung, Scham. Viele Verhaltensweisen von Demenzbetroffenen sind nicht als Symptom der Krankheit zu verstehen, sondern als der Versuch, mit dieser Krankheit durchzuhalten und weiterzuleben (Dröes, 1991; Cohen et al, 1984; Cohen, 1991; Dröes & Van der Mei, 1994). Das Verständnis für die innere Realität von Menschen mit Demenz kommt durch „Abstimmung“ auf der Ebene ihrer Erlebniswelt zustande, einer Erlebniswelt, die stark von Gefühlen dominiert wird. Auch die American Psychiatric Association plädiert für mehr gefühlsorientierte Herangehensweisen, eben weil die kognitivistischen und verhaltenstherapeutischen Herangehensweisen bei Demenzbetroffenen nicht die gewünschten Erfolge gezeigt haben (APA, 1997).

Noch stärker als im Zeitalter des Optimismus hat der Realismus die Bedeutung der Pflege aufgeklärt. In den siebziger Jahren hat ein holländischer Psychiater, Leo Cahn, betont, daß Demenzbetroffene sehr offen sind für ihre Umgebung, daß sie sehr kommunikationsfähig sind und daß das Pflegepersonal sich damit 24 Stunden pro Tag beschäftigt. Er hat angesichts des Mangels an psychiatrischen Lösungen für die Demenzbehandlung für die Ausbildung von Pflegekräften und für die Aufwertung der Pflege plädiert. Auch in Deutschland gibt es viele Psychiater, die diese Einsichten in Worte fassen und vertreten. Ich begegne Ihnen während Kongressen, wo sie mich schätzen und aussprechen, wie wichtig sie es finden, daß Pflegende jetzt endlich selber diese Einsichten entfalten und Aufmerksamkeit für Pflegewissen fordern.

II. Pflegewissen

Praktische Erfahrungen mit der Einführung von Herangehensweisen wie Validation, Sinnenaktivierung, Haptonomie, Erinnerungsarbeit und Basaler Stimulation haben gezeigt, daß Pflegekräfte diese Herangehensweisen nicht isoliert sondern integriert anwenden. Sie machen das „nach ihrem Gefühl”; sie sagen, sie wüßten intuitiv, „ob sie es geschafft haben“ (Van der Kooij, 1995).

Diese Integration von positiven und emotionsorientierten Herangehensweisen wird als erlebensorientierte Pflege bezeichnet (Van der Kooij, 1997b, 2000c). Bleibt die Frage, was Pflegekräfte meinen mit „nach ihrem Gefühl“ und mit „es“. Die Entdeckung der Existenz dieses „Es“ hat zur Mäeutik geführt (Van der Kooij, 1986, 1995, 1996, 1997b, 2000c): einer fachdidaktischen Methode zur Bewußtmachung des intuitiven Pflegewissens.[1] Mit dem intuitiven Pflegewissen ist die integrierte, verinnerlichte Erfahrung gemeint, die nicht bewußt vorhanden ist (Benner, 1984). Mit Mäeutik ist gemeint, das gefühlsmäßige Pflegewissen aus seiner Unaussprechlichkeit zu erlösen, zu befreien und nach der Erlösung wachsen zu lassen. Mäeutik, die „Geburtshilfe" im sokratischen Sinne, hört nach der Geburt nicht auf. Das Pflegewissen muß wie ein Kind Selbstvertrauen bilden, eine Sprache lernen, Initiative entfalten und Autonomie und Identität entwickeln.

Das mäeutische Konzept kann weitergehende Bedeutungen und Auswirkungen haben als nur für die Demenzpflege. Es ist aber in der Demenzpflege entstanden. Die nun folgende Auseinandersetzung ist das Ergebnis des mäeutischen Austauschs mit Pflegekräften über ihre Erfahrungen in der Pflege von demenzerkrankten Menschen.

Wechselwirkungen

Während der alltäglichen Pflege sind Betreuer und Pflegekräfte, die erlebnisorientiert pflegen, damit beschäftigt, sich abzustimmen auf die Erlebniswelt der Demenzbetroffenen, damit diese sich geborgen und wertgeschätzt fühlen. Im Vorgang dieses „Abstimmens" nutzen die Pflegenden und Betreuer alle Herangehensweisen, kommunikativen Fertigkeiten und Einsichten, die ihnen zur Verfügung stehen. Sie suchen die richtige, gefühlsmäßige „Wellenlänge" mit Herz und Bauch und die richtigen Kenntnisse, Einsichten und Fertigkeiten in ihrem Haupt. So erwirken sie, auf der Basis einer Wechselwirkung innerhalb ihrer selbst zwischen Herz/Bauch und Haupt, eine positive gefühlsmäßige Wechselwirkung zwischen sich selbst und dem Demenzbetroffenen. Ihre Hände und Körpersprache werden von dieser Wechselwirkung geleitet.

Sie brauchen zum Beispiel Kenntnisse über den vielfältigen Krankheitsprozess von Demenz, über die Phasen der Demenz (Van der Kooij, 2000c), der Verarbeitung von Demenz, Copingstrategien und Bedürfnissen von Demenzbetroffenen usw. Sie brauchen auch Kenntnisse über Herangehenswei-

[1] Dieser Name geht auf Sokrates zurück und soll begrifflich die Geburtshilfe, die weibliche Intuition, die Fachdidaktik und die Organisation der Pflege miteinander verbinden. Sokrates benutzte den Begriff „Mäeutik", um im Dialog durch geschickte Fragen aus dem Gesprächspartner authentische Antworten und Einsichten herauszuholen. Es handelte sich bei ihm um Begriffe wie Wahrheit, Rechtmäßigkeit, Nutzen. Heute verwenden wir die Mäeutik, um Begriffe wie Nähe, Intimität, Sicherheit und Geborgenheit zu erklären.

sen und kommunikative Fertigkeiten. Spezifisches Pflegewissen entsteht während der Betreuung, der Körperpflege und der Begleitung, also dort, wo die Pflegekräfte mit Demenzbetroffenen Umgang haben. Pflegewissen heißt, daß Betreuer und Pflegekräfte erzählen und begründen können, wie sie Kontakt zustande gebracht haben und im Demenzbetroffenen Gefühle von Geborgenheit und Selbstwert hervorgerufen haben. Der Kontakt ist intuitiv, aber das Wissen entsteht nur, wenn der Kontakt bewußt registriert, in Worte gefaßt und mit Fachkenntnissen in Verbindung gebracht worden ist.

Spannungsfelder

Wer während seiner Pflegearbeit nicht nur tätigkeitsorientiert und sich nach Pause sehnend herumläuft, sondern wirklichen Kontakten nachstrebt, wird früher oder später erfahren, daß sich seine Beziehungen mit den Bewohnern vertiefen, wärmer und persönlicher werden. Demjenigen nahe zu sein, der einsam ist; den trösten, der traurig ist; streiten mit dem, der böse ist – solche Momente führen zum Kontakt, zur Wechselwirkung von Gefühlen. Wer erlebensorientiert pflegt, kann sich selbst nicht zu Hause lassen, muß nachdenken über den Unterschied zwischen Beziehung im Privatleben und Pflegebeziehung.

Pflegearbeit ist Gefühlsarbeit. In der Demenzpflege ist diese Gefühlsarbeit schwer beladen. Demenzbetroffene benehmen sich und kommunizieren auf der Basis ihrer Emotionen (Verwoerdt, 1976, 1981; Feil, 1990, 1997). Die Menschen in ihrem Umfeld sollen also fähig sein, einfühlend und feinsinnig abzustimmen. Sie suchen immer wieder die richtige gefühlsmäßige Wellenlänge. Eine wichtige Voraussetzung dabei ist, daß diese Menschen – Angehörige, Betreuer, Therapeuten, Ärzte – sich ihrer eigenen Gefühlswelt bewußt und imstande sind, diese zum Verständnis und zur Bewertung zu nutzen. Hinzu kommt dann noch der Anspruch, daß sie ihre eigene Gefühlswelt zum Verständnis und zur Validierung gebrauchen ohne in den Fallgruben übermäßiger Verbundenheit zu landen. Das heißt, daß sie sich über unterschwellige Gefühle in ihrer eigenen inneren Welt bewußt sind, die die richtige Balance zwischen Nähe und Distanz zerstören. Für Pflegekräfte bedeutet das, daß sie sich ihrer eigenen Gefühlswelt bewußt sind – einer Gefühlswelt, die wegen der basalen, intensiven und intimen Art ihrer Betreuung spezifisch ist. Einmal pro Woche nach Termin eine Stunde Sesseltherapie zwischen Psychiater und Klienten hat eine ganz andere psychische Auswirkung als die alltägliche, sich immer wiederholende Körperpflege. Für empfindsame Pflegekräfte ist der Appell zur Hilfe und Nähe beinahe unendlich, Leidensdruck und Versagensangst fast unausweichlich. Ein wichtiges Thema der Mäeutik ist deshalb, wie Pflegekräfte mit ihren gefühlsmäßigen Spannungsfeldern zurechtkommen. Diese Spannungsfelder sind von Sowinski (1994) beschrieben worden als Distanz und Nähe, Routine/Regeln und Kreativität, Allmacht/Ohnmacht und Kompetenz, Scheitern und Wachsen. In Holland sind auf der Basis von partizipierender Beobachtung in Pflegeheimen die gleichen Spannungsfelder gefunden und als instrumentelle Pflege versus Beziehungspflege beschrieben worden (Boeije, 1994).

Neben diesen Spannungsfeldern erhält in der Mäeutik die Wechselwirkung zwischen Privatleben und Pflegearbeit große Aufmerksamkeit. Es handelt sich dabei um die Wechselwirkung zwischen Lebenserfahrung und Erfahrung in der Pflege, und in einer Linie damit um den Unterschied zwischen einer privaten Beziehung und einer Pflegebeziehung. Die Pflegende ist zu Hause nicht ein ganz anderer Mensch als während der Arbeit. Was sie in ihrem Privatleben erfährt, nutzt sie in ihrer Arbeit; was ihre Arbeit sie lehrt, nutzt sie in ihrem eigenen Leben. Ihre eigenen Erfahrungen mit Krisen und Verlusten, Rollenerfüllungen wie Tochter, Partner, Mutter sein oder die Erfahrung des eigenen Älterwerdens schaffen für sie Eingänge, um Türen in die Erlebniswelt der Demenzbetroffenen zu öffnen. Vieles, was in einem Menschenleben passiert, ist universell. Alle Menschen erleben früher oder später Freude und Traurigkeit, Verzweiflung, Bedrohung, den Schmerz des Abschieds, die Wut über Unrecht. Die Frage nach dem Sinn des Leidens, sogar dem Sinn des Lebens ist für jeden gleich. Und die Pflegekraft weiß: was diesem Bewohner jetzt widerfährt, kann auch mir passieren oder passiert gerade meinen Eltern oder Großeltern.

Pflegebeziehung

Die Wechselwirkung zwischen privat und professionell und deren Konsequenzen für die Pflegebeziehung ist ein Thema, das bisher ziemlich vernachläßigt ist. Gerade in der langfristigen Betreuung ist sie von wesentlicher Bedeutung (Napiwotzky, 1998; Van der Kooij, 2000b). Eine professionelle Beziehung ist einzigartig und doch ersetzbar. Damit ist gemeint, daß die Pflegekraft für die BewohnerIn nicht die gleiche Bedeutung haben kann wie eine Kusine oder eine Nachbarin. Die Pflegekraft soll immer reflektieren über die Frage, ob sie das, was zwischen ihr und der BewohnerIn passiert, während der Übergabe, im Tagesbericht oder im Pflegeplan erwähnen muß. Pflegekräfte haben mir erzählt, sie hätten das Gefühl, wenn sie sehr schöne Momente erleben, daß es ihr feinsinniger und einzigartiger Umgang ist, der diese Momente hervorruft, ein Umgang, der mit der „Chemie“ zwischen ihnen und dem/der BewohnerIn zu tun habe. Und doch hat die Pflegekraft dem/der BewohnerIn gegenüber die professionelle Pflicht zur Rechenschaft und Verantwortung. Sie arbeitet nicht alleine, sondern ist Teil eines Teams. Und auch die Mitglieder ihres Teams können vielleicht, zwar auf ihre eigene Weise, positive Momente mit dem/der BewohnerIn erleben oder negatives Verhalten durch Momente von Bewertung, Gegengewicht, Humor usw. regulieren.

Eine Pflegebeziehung ist befristet, die Pflegende kann krank werden, eine andere Stellung bekommen; sie kann also aus dem Leben der BewohnerIn verschwinden. Es ist ihre Professionalität, daß sie den/die BewohnerIn dann mit einem ruhigen Gewissen zurücklassen kann. Und wenn der/die BewohnerIn durch Entlassung oder Sterben aus ihrem Leben verschwindet, soll sie diesen Verlust ziemlich schnell, innerhalb einiger Wochen, verarbeitet haben. Natürlich ist es gestattet, schöne Erinnerungen an Bewohner oder Patienten zu hegen. Die Momente von tiefem Kontakt und die schönen Erinnerungen daran sind doch ein wichtiger Grund, warum die Pflegekraft ihren Beruf gewählt hat. Aber wenn sie in der Pflegebeziehung die gleichen Schmerzgefühle hat wie bei Verlusten in ihrem Privatleben, läuft sie in die Gefahr, auf Dauer zu erschöpfen. Pflegekräfte sollen also reflektieren und miteinander reden über den Unterschied zwischen Beziehungen in ihrem Privatleben und Beziehungen innerhalb ihres beruflichen Umfelds. Früher oder später lernt die Pflegende unpersönlich-persönlich zu betreuen. Sie ist imstande, völlig als Mensch anwesend zu sein und doch ihre eigene Persönlichkeit, ihr Ich- Bewußtsein auszuschalten. Sie ist wie ein Medium für Mitmenschlichkeit und Liebe. Wir stoßen hier auf ein komplexes Thema des Pflegewissens. Es ist zwar intuitiv fühlbar und erkennbar, aber nicht beschrieben. In der Demenzpflege ist es ein wichtiges Thema, eben weil Betreuer und Pflegekräfte so viel für Demenzbetroffene bedeuten können und doch nicht als Mensch mit einer eigenen Geschichte und Persönlichkeit von den Demenzbetroffenen erkannt werden.

Diese Auseinandersetzung über Pflegebeziehung hat ihren Grund in der Ansicht, daß Beziehungspflege und erlebensorientierte Pflege stark miteinander verknüpft sind. Erlebensorientiert pflegen und begleiten gelingt nicht ohne ein Pflegesystem, das die Beziehungspflege fördert. Beziehungspflege ist nicht realisierbar ohne eine Methodik, durch die sich Beziehungspflegende mit ihren Kollegen austauschen können. Die Methodik ist von einer Sprache abhängig, die den Pflegekräften behilflich ist, ihre Erfahrungen in bis ins Detail gehende Herangehensweisen und Umgangsempfehlungen umsetzen zu können. Die Beziehungspflegende ist abhängig vom Rahmen, den sie bekommt, ihre Kollegen zu informieren und zu beraten, also von der Stations- und Heimleitung, die den Rahmen ermöglichen. Pflegewissen entsteht nicht ohne förderndes Pflegemanagement. Damit sind Inhalt, Methodik, Pflegesystem, Stations- und Heimleitung in ihrer wechselseitigen Abhängigkeit Nährboden für Pflegewissen und für Pflegewissenschaft.

III. Demenz und Pflegewissenschaft

Betreuer und Pflegende brauchen Wörter und Begriffe, mit denen sie über auffällige positive oder negative Momente reflektieren und kommunizieren können. Die didaktische Methode in der Mäeutik wurde mit dem Ziel entwickelt, solche Wörter und Begriffe, die zusammen eine Sprache für das Pflegewissen bilden, aus ihrer Unaussprechlichkeit zu erlösen (Van der Kooij, 1997b, 2000c). Eine solche Sprache ist Voraussetzung für Pflegewissenschaft. Pflegewissenschaft soll wurzeln in der Erfahrungsdomäne der Pflegenden selbst. Die pflegerische Erfahrungsdomäne hat ihre eigenen Beobachtungen, Erfahrungen, Fragen und Herausforderungen. In der Demenzpflege gibt es eine Reihe von Themen, die ich hier im folgenden nur kurz streife. Sie sind alle geeignet für Forschung und Theorie-Entwicklung.

Beobachtung und Diagnostik

Pflegekräfte brauchen Verhaltensmuster, die ihnen helfen die Erlebniswelt von Demenzbetroffenen zu verstehen und einschätzen zu können, welche Hilfe die Demenzbetroffenen brauchen, was sie noch können, was verloren ist, welche Bedürfnisse sie haben und wie sich diese im Laufe des Krankheitsprozesses entwickeln. Sie brauchen also Muster oder Einreihungen, die ihre eigene Arbeit erleichtern und erleuchten, statt als Datensammlung für medizinische und psychologische Diagnostik und Forschung zu dienen. Die in den Niederlanden üblichen Beobachtungsbögen sind von Ärzten und Psychologen entwickelt. Ihre Eingliederungen basieren auf dem, was Dementierende nicht mehr können, auf Behinderungen, Störungen und Verhaltensproblemen. Alle Beobachtungsskalen, die es gibt und die wir in Holland nutzen, zum Beispiel zur Messung von Effekten erlebensorientierter Pflege, basieren auf defizitären Modellen statt auf Verarbeitung, Erlebniswelt und Kontaktmöglichkeiten.

Auf der Basis von diesen Ansprüchen ist im Rahmen einer Entwicklungs- und Forschungsarbeit bereits eine pflegekundige Einteilung entstanden: das Bedrohte, das Ver(w)irrte, das Verborgene und das Versunkene Ich (Van der Kooij, 1996, 2000). Diese Einteilung baut auf der Eingliederung von Feil weiter auf, die bei der Einführung der Validation in den Niederlanden von Pflegekräften wegen der für die Pflege praktischen Hinweisen hoch geschätzt wurde. Die vier Verhaltensmuster, so wie wir sie heute in der Erlebensorientierten Pflege nutzen, sind ein Anfang, sollen aber weiter entwickelt werden. Vor allem braucht die Pflege positive und feinmaschige Beobachtungsbögen, die angemessen sind, gefühlsmäßige Ergebnisse in der Demenzpflege zu belegen. Die Entwicklung solcher Beobachtungsbögen ist sehr arbeitsintensiv, basiert auf Pflegewissen und wäre angemessen in der Fakultät der Pflegewissenschaft verortet.

Die Erlebniswelt von Demenzbetroffenen

Über die Erlebniswelt von Demenzbetroffenen ist vor allem im letzten Jahrzehnt mehr Einsicht erworben worden. Hier kann die Pflegewissenschaft vieles aus der Psychologie entlehnen. Wichtig sind vor allem die Forschungsarbeiten, die auf Interviews mit Demenzbetroffenen selbst basieren. Eine Literaturforschung hat uns gelehrt, daß auch die Wissenschaft der Psychologie hier nur am Anfang steht. Die Erlebniswelt von Demenzbetroffenen ist ein neues Thema: der Gedanke, daß Demenzbetroffene bewußt ihre Krankheit erleben und darüber erzählen können, ist offenbar neu. Wichtig in dieser Hinsicht sind Cohen, die über die Verarbeitung von Demenz geschrieben hat, und Cotrell, die betont, daß Demenz in der Anfangsphase oft kombiniert mit Depression einhergeht (Cotrell & Lein, 1993; Cotrell & Schulz, 1993). Cotrell hebt nachdrücklich hervor, wie wichtig es ist, in der Diagnostik Depression und Demenz zu unterscheiden, weil die Depression behandelt werden kann. Das ist auch für die Pflege eine wichtige Feststellung, weil die Pflege erstens feinsinniger als der Arzt beobachten kann und so einen grundlegenden Beitrag in der Diagnostik liefert und zweitens eine wichtige Rolle spielt in der Behandlung. Die Pflegewissenschaft kann also die Einsichten in die Erlebniswelt der Demenzbetroffenen nicht nur nutzen, sondern auch bereichern. Pflegewissenschaft und Psychologie können hier gleichwertig zusammenarbeiten.

Die Diskussion über integrative oder segregative Pflege.

Dieses heikle Thema bringe ich hier nur vor, weil nach meiner Meinung in

Deutschland wie in den Niederlanden eine ehrliche und von allen Seiten beleuchtende Diskussion notwendig ist. Wo in den Niederlanden Differenzierung zu weit durchgeführt worden ist, ist in Deutschland die integrative Pflege zu sehr idealisiert (siehe die Caritas-Fachtagung in Erfurt 2000). Es ist ein Thema für pflegewissenschaftliche Forschung. Zum Beispiel können die Beobachtungen von Pflegekräften zu einer unterstützenden Kriterienliste führen, durch die Betreuer einerseits die schwierige, bisweilen unangenehme Entscheidung zur Verlegung von Bewohnern zu einer Demenz-Station untermauern und andererseits unnötige Verlegungen vermeiden können. Es geht darum, daß nicht Ideen und Dogmen entscheidend sind, sondern die Bedürfnisse der Bewohner. Es gibt zum Beispiel die Idee der Wohngemeinschaft, in der geistig gesunde alte Menschen es schön finden, ihren geistig behinderten Altersgenossen zu helfen und sie zu betreuen. Es gibt auch die Idee, daß alte Menschen, wenn sie kognitiv behindert sind, ihre geistig gesunden Mitbewohner belästigen und beängstigen und deshalb separat gepflegt werden müssen. Beide Ideen basieren auf vereinzelten Beobachtungen und Moralvorstellungen und nicht auf Forschungsergebnissen.

Sowohl in Deutschland wie in den Niederlanden verändern sich die Ideen heute unter dem Druck der sich verändernden Realität. In Deutschland wächst die Anzahl von Demenzerkrankten in den Altersheimen. Völlig integrierte Pflege führt zu Beschwerden der geistig gesunden Bewohner, eben weil es so viele Demenzerkrankte gibt, sodaß die geistig gesunden Alten in die Minderheit geraten. Obwohl es in Deutschland ein Tabu ist, gibt es doch Heimleiter, die für Demenzbetroffene Wohnbereiche einrichten (Schindler, 2000). Diese Entwicklungen sind für pflegewissenschaftliche Forschung sehr geeignet, weil es die Pflegekräfte sind, die die Bedürfnisse der Bewohner beobachten und wahrnehmen, daß die integrative Betreuung nicht immer oder nicht nur positiv wirkt.

Weitere Themen

Es gibt mehrere Themen, die zur Demenzpflegewissenschaft gehören, aber die ich hier nicht alle ausarbeiten kann. Zum Beispiel die Erlebniswelt der Angehörigen und die Art und Weise, diese zu begleiten. Es geht darum den Angehörigen zu helfen, kontaktfähig zu bleiben; offene Strategien zu nutzen, die gefühlsmäßige Wechselwirkungen ermöglichen, um den/die Demenzerkrankte/n zu validieren und selber gesund zu bleiben. Es gibt hier Möglichkeiten zur Zusammenarbeit mit Psychologen und Sozialarbeitern. Die Begleitung ist nicht der Pflege vorbehalten, aber die Situation ist spezifisch: Körperpflege und Hauswirtschaft.

Ein weiteres Thema, das Forschung und fundierte Erkenntnisse erfordert, ist die Erlebniswelt von Pflegekräften; die Wechselwirkung zwischen Privatleben und beruflicher Pflegearbeit und die Auswirkungen der Beziehungspflege, so wie in diesem Beitrag beschrieben. Damit ist zugleich gesagt, daß Methodik, Pflegesystem, Pflegemanagement und Pflegekosten weiter durchdacht und untersucht werden können.

Pionierarbeit

Zum Schluß einige Bemerkungen, die relativierend und richtungsweisend gemeint sind. Viele Themen, die ich hier erwähnt habe, sind eher geeignet für qualitative Entdeckungsarbeit als für quantitative Forschung. Ergebnisse messen geht nicht ohne gründliche Vorbereitung, systematische Theorieentwicklung, Ausprobieren in der Pflegepraxis usw. Die Zukunft winkt mit „evidence-based-practice", aber es gibt keine Beweisführung ohne vorhergehende Entwicklungsarbeit und Erfahrung mit der Implementierung von systematisierten Wissensbeständen der Pflege. Eine Pflegewissenschaft, die vor allem positivistischer Begründung nachstrebt und mit weit fortgeschrittenen Wissenschaften wie Medizin und Psychologie wetteifern will, verliert ihre Kraft und Inspiration, wird in die Verteidigung gedrängt und in Muster gezwungen, die sich nicht aus dem Pflegewissen ergeben haben.

Es ist die Aufgabe der Pflegewissenschaft, das Pflegewissen auch in der Betreuung von Demenzbetroffenen Ernst zu nehmen und dafür Raum zu schaffen. Die Gleichwertigkeit mit anderen Wissenschaften kann nur langsam zustande gebracht werden. Pflegeforscher bitten die anderen Wissenschaftler um Geduld, Verständnis und Toleranz. Und sie werden gerne Hilfe leisten, eben wegen der gemeinsamen Aufgabe, die alle miteinander verbindet: den Demenzbetroffenen ihre Menschenwürde zurück zu geben und zu bewirken, daß sie ihre geschlossenen Strategien in offene Strategien verwandeln. Das gemeinschaftliche Streben zielt darauf ab, daß der von Demenz Getroffene den Mut hat zu sagen: *„Ich glaube ich werde dement, bitte hilf mir."* Das geht nur, wenn er weiß, daß das Leben weitergeht, sein Menschsein ihm nicht verweigert wird und das die Gesellschaft auch Demenzerkrankten Geborgenheit und Selbstwert bietet.

Literatur:

American Psychiatric Association (APA) (1997). Practice guidelines for the treatment of patients with Alzheimer's disease and other dementias of late life. *American Journal of Psychiatry,* 154, suppl. 5, 1-39.

Benner, P. (1984). From Novice to Expert: Excellence and Power in Clinical Nursing Practice. Menlo Park California: Addison Wesley.

Boeije, H. (1994). Kwaliteit van Zorg in Verpleeghuizen. Een onderzoek naar problemen en strategien van verzorgenden. Utrecht: De Tijdstroom.

Cohen D.; Kennedy K.; Eisdorfer C. (1984). Phases of Change in the Patient with Alzheimer's Disease. A conceptual dimension for defining Health Care Management. *Journal of the American Geriatrics Society,* (32), 11-15.

Cohen, D. (1991): The subjective experience of Alzheimer's Disease: the anatomy of an illness as percieved by patients and families. *The American Journal of Alzheimer's care and Related Disorders & Research*, May/June, 6-11.

Cotrell V.; Lein L. (1993). Awareness and Denial in the Alzheimer's Disease Victim. *Journal of Gerontological Social Work,* 3/4, 115-133.

Cotrell V.; Schulz R. (1993). The perspective of the patient with Alzheimer's Disease: A Neglected Dimension of Dementia Research. *The Gerontologist* (33), 2, 205-211.

Dröes, R. M.; Mei, S. van der (1994). Psychomotorische Therapie im Heim. *Altenpflege*, 2, 102-110.

Dröes, R. M. (1991). In Beweging; over psychosociale hulpverlening aan demente ouderen.

Feil, N. (1990). Validation. Ein neuer Weg zum Verständnis alter Menschen. Wien: Delle Karth Verlag.

Feil, N. (1997). Ausbruch in die Menschenwürde. Validation: einfache Techniken um Menschen mit Altersverwirrtheit/Demenz vom Typ Alzheimer zu helfen. Stuttgart: Kohlhammer.

Finema, E. (2000). Emotion-oriented Care in dementia. A psychosocial approach. Thesis. Groningen: Drukkerij Regenboog.

Folsom, J. F. (1967). Intensive Hospital Therapy of Geriatric Patients. *Current Psychiatric Therapies,* 7, 209-215.

Folsom, J. F. (1968). Reality Orientation for the Elderly mental patient. *Journal of Psychiatric Society* ,1, 291-307.

Holden U.; Woods R. (1982/1989). Reality orientation: Psychological Approaches to the 'Confused Elderly'.

Kitwood, T.; Bredin. K. (1992). Towards a theory of Dementia Care: Person-hood and Well-being. *Aging and Society,*12, 296-287.

Kooij, C. H. van der (1986). Ziekenverzorgenden en demente bejaarden. Verslag van een onderzoek naar de effectn van een sociotherapeutische toepassing van Reality Orientation op de begeleidingsbeheovende afdeling van een psychogeriatrisch verpleeghuis. Rapport. Utrecht: Instituut voor Verplegingswetenschap.

Kooij, C. H. van der (1993). Reality Orientation, Validation and the reality of the disoriented old. *Vard i Norden* (13), 4, 4-8.

Kooij, C. H. van der (1995). Het toepassen van psychogeriatrische bena-de-rings-wijzen. Stand van Zaken op vier psychogeriatrische verpleeghuisafde-lingen. (niet gepubliceerd). Apeldoorn: Rapport voor het bestuur van de Stichting Validation.

Kooij, C. H. van der (1996). Gefühle und Intuition als Weg zur Kontaktaufnahme. Gerocare. Köln: Kuratorium Deutsche Altershilfe.

Kooij, C. H. van der (1997). Kommunikations- und Interaktionsmöglichkeiten mit dementiell erkrankten Menschen. In: Kompetent für Verwirrte. Eine Herausforderung zukünftiger Altenhilfe. Dokumentation 12. Bundestagung 1997 Verband katholischer Heime und Einrichtungen der Altenhilfe in Deutschland e.V. Freiburg, August 1997.

Kooij, C. H. van der (1997b). Erlebnisorientierte Pflege von Altersverwirrten, Holländisches Institut entwickelt neues „mäeutisches" Pflegekonzept. *Pro Alter* (30), 3, 29-32.

Kooij, C. H. van der (2000a). Demenzpflege. Herausforderung an Herz, Haupt und Hände. Witten, 10. Januar 2000. Präsentation „Woche der Demenz" 10.-14. Januar 2000.

Kooij, C. H. van der (2000b). Mäeutik: erlebensorientiert pflegen, lehren und managen. Bonn Bad Godesberg, 24. Mai 2000. Präsentation KDA-Tagung „Umgang mit dementiell erkrankten Menschen", 24.-25. Mai 2000.

Kooij, C. H. van der (2000c). Der Lohn ist ein Lächeln. Mäeutik: die Methodik des gefühlsmäßigen Wissens. *Heim & Pflege,* 7, 278-284.

Napiwotzky, A. D. (1998). Selbstbewußt verantwortlich pflegen. Ein Weg zur Professionalisierung der Pflegebeziehung. Doktorarbeit. Bern: Verlag Hans Huber.

Sowinski, C. (1994). Lust und Frust in der Altenpflege. Bewältigungsstrategien für den Alltag. *Altenpflegeforum,* 2, 98-109.

Schindler, U. (2000). Pflege nach Intuition und Sachverstand. Das Altenzentrum St. Josef arbeitet mit dem mäeutischen Pflegekonzept. *Heim und Pflege*, 7, 313-315.

Verwoerdt, A. (1976). Clinical Geropsychiatry. Kapitel 3. Baltimore: Waverly Press, inc.

Verwoerdt, A. (1981). Individual Psychotherapy in Senile Dementia. *Clinical Aspects of Alzheimer's Disease and Senile Dementia Aging*, Vol. 15. New York: Raven Press.

Fremdheit der Demenz - Grenze der Geisteswissenschaften

Martin W. Schnell

Nirgendwo ist der Begriff des Geistes zu größerer Blüte gelangt als in Hegels Phänomenologie des Geistes aus dem Jahre 1807[1]. Die bis dahin bekannten Theorien des Geistes übertrumpft Hegel in zweifacher Hinsicht. Einmal temporalisiert er den Geist derart, daß Bildungsstufen des Individuums, der Gattung und der Wirklichkeit beschrieben werden können. Weiterhin entreißt er den Geist der Beschränkung auf mentale Zustände und innere Vermögen, indem er ihn im Sinne einer geistigen Welt interpretiert. Eine geistige Welt ist ein gemeinsames Bedeutungsuniversum, das Menschen untereinander teilen, um miteinander leben zu können. Ein Nachfolgebegriff für den Begriff der geistigen Welt ist das Wort Kultur. Während die Natur das Objekt der Naturwissenschaften ausmacht, bildet der Geist das Zentrum der Geisteswissenschaften, wie Wilhelm Dilthey, ein Schüler Hegels zu Beginn des 20. Jahrhunderts, darlegt. Geisteswissenschaftler ist, wer sich mit Phänomenen befaßt, die im Zusammenhang von Leben, Ausdruck und Verstehen fundiert sind. Es gibt Gründe, auch Psychiater und Neurologen als Geisteswissenschaftler zu betrachten. Diltheys Verdienst besteht darin, daß er die geistige Welt und den Zusammenhang von Leben, Ausdruck und Verstehen herauspräpariert hat, also den Gegenstand der Geisteswissenschaften. Wir begnügen uns an dieser Stelle mit einer sehr kurzen Skizze.

Das Miteinanderleben beinhaltet die Aufgabe, Lebensäußerungen anderer Menschen als Ausdruck eines Geistigen verstehen zu müssen. Denn: einer muß wissen, was der andere will – so Diltheys Begründung für die Zumutung, daß man sein Leben im Modus des Verstehens zu verbringen hat. Aufgegeben ist uns das Verstehen dreier Arten von Lebensäußerungen: Begriffe, Handlungen und Erlebnisausdrücke. Lebensäußerungen kann man nur verstehen, wenn sie verständlich in ihrer Äußerungsform sind und sie sind es, wenn und weil sie einem

[1] Für ihre Unterstützung danke ich Sabine Bosch

gemeinsamen Bereich der Kultur (objektivierter Geist) entstammen. „Alles, worin sich der Geist objektiviert hat, enthält ein dem Ich und dem Du Gemeinsames in sich.“ (Dilthey 1981, 256) Wenn mir jemand auf der Straße begegnet und den Hut zieht, winkt oder meinen Namen ruft, verstehe ich ihn als einen mich Grüßenden und seine Gesten als Gruß. Er und ich teilen dieselben Kulturmuster und Rituale, welche ein wechselseitiges Verstehen und eine Verständigung über Sachverhalte ermöglichen. „Die in einem bestimmten Kulturkreis festgelegte Ordnung des Benehmens macht es möglich, daß Begrüßungsworte oder Verbeugungen in ihren Abstufungen eine bestimmte geistige Stellung zu andern Personen bezeichnen und als solche verstanden werden.“ (ebd., 258) Methodisch gilt auf dieser elementaren Ebene bereits, wie auch auf allen komplexeren, daß das Verstehen „unmöglich wäre, wenn die Lebensäußerungen gänzlich fremd wären“ (ebd., 278). In diesem Falle dürfte auch eine Grenze der Verständigungsmöglichkeiten erreicht sein. Darin ist sich die Hermeneutik von Schleiermacher über Dilthey und Gadamer bis zu Manfred Frank einig (vgl.: Frank 1988). Radikal fremd und unverständlich wie etwa seltsame Geräusche sind Lebensäußerungen, die man nicht verstehen kann, weil sie auf keine mir bekannte Kultur bezogen sind. Fremdheit, die gar nicht allein aus Entfremdung resultiert, markiert die Grenze des Geistes und damit ein Feld, wo die Geisteswissenschaften mit ihrem vornehmen Latein am Ende sind und deshalb abwehrend reagieren. Mit Fremden kann und will man nicht zusammenleben, mit geistlos Fremden schon gar nicht. Immerhin bleiben ihnen die Irrenanstalten, die die humanistischen Geisteswissenschaftler und Reformer einst gegründet haben.

Im Jahre 1907 publiziert Alois Alzheimer, Zeitgenosse Diltheys, einen Aufsatz *Über eine eigenartige Erkrankung der Hirnrinde*. Der mittlerweile berühmt gewordene Text beschreibt das fremdartige Verhalten einer 51-jährigen Frau. Angefangen habe alles mit einer widersinnigen Eifersucht gegen ihren Mann, es folgten Gedächtnisschwäche, Desorientierung, lautes Brabbeln, sinnlose Wortbetonungen (wenn es sich denn um Worte handelt), Halluzinationen, das Herumschleppen von Gegenständen, die man normalerweise nicht herumträgt. Diese und andere Symptome deuten auf eine *allgemeine Verblödung* hin, wie Alzheimer abschließend diagnostiziert. Für einen Geisteswissenschaftler gibt es hier eigentlich nichts zu verstehen, da bereits alles klar ist. Die Fremdheit hat in der Demenz eine eigene Gestalt gewonnen. Sie fordert heutzutage auch die Pflegewissenschaft heraus und diese sollte, so meine These, anders als geisteswissenschaftlich reagieren. Zunächst wäre zu bedenken, daß Krankheit und ihr begriffliches Umfeld nicht notwendig als bloße Abweichung vom Bekannten,

Vertrauten, Normalen und Üblichen aufgefaßt werden müssen. Bernhard Waldenfels bezeichnet einen Kranken, der den gemeinsamen Verständigungshorizont überschritten hat, als *Fremden* im Sinne einer positiven Unbestimmtheit (vgl.: *„Der Kranke als Fremder"*, in: Waldenfels 1998, 116ff, 135ff).

Der nach Dr. Alzheimer benannte Zustand ist nur eine Form der Demenz unter anderen. Von der alteuropäischen Antike her bedeutet das Wort Demenz ohne Geist und meint Prozesse des Abbaus (oder verminderten Aufbaus) geistiger Leistungsfähigkeit. Diese treten bekanntlich in ganz unterschiedlichen Phänomenen wie Gedächtnisstörungen, Anomie, Aphasie, Agnosie, Apraxie etc. auf. Unter den Demenzerkrankungen ist vor allem die Alzheimer-Krankheit eine des Alters, denn sie setzt meistens jenseits des 50. Lebensjahres ein. Besonders diese Form dementieller Prozesse macht einmal die Rückseite der Geistesbildung aus, die Hegel in seiner Phänomenologie beschrieb, sie ist andererseits ein eigenes Thema der (gerontopsychiatrischen) Altenpflege. Sofern die Altenpflege über die Lehre des Geistes hinausführen würde, wäre jener Teil der Wissenschaft von der Pflege eine Metageisteswissenschaft. Eine entsprechende Wissenschaftstheorie müßte mindestens folgende vier Gesichtspunkte berücksichtigen, die ich kurz skizzieren möchte.

Die Demenz kennzeichnet von vornherein eine Doppelsinnigkeit. Dementielle Prozesse können einerseits zum alternden Leben gehören, sie bedürfen deshalb keiner medizinischen Behandlung, sondern die betroffenen Menschen lediglich der Pflege. Traditionell hat die Pflege als Altenpflege gegenüber der Medizin die größte Autonomie, weil ältere pflegebedürftige Menschen in der Regel alt und pflegebedürftig sind und nicht etwa krank, jedenfalls nicht wie Patienten im Krankenhaus. Andererseits kann der alltägliche Lebensprozeß von einer Demenz so stark beeinträchtigt werden, daß die Rede von Demenzerkrankung angebracht ist. Die praktische Pflege fällt damit in den Bereich der gesetzlichen Pflegeversicherung. Der Pflegewissenschaft erwächst die Aufgabe, die möglicherweise einseitig somatisch ausgerichtete Anthropologie der Pflegeversicherung auf eventuelle Benachteiligungen Demenzerkrankter zu untersuchen.

Wenn man die Altenpflege vom Aufenthalt in einer Altenpflegeinstitution her denkt, dann liegt ihre Besonderheit zunächst darin, Teil einer Lebensform zu sein, die alle Aspekte der Existenz umfaßt. Altenpflege endet in der Regel mit dem Tod des pflegebedürftigen Menschen. Zwischen Altenpflege und Krankenhauspflege besteht ein deutlicher Unterschied, weil der Tod keine Krankheit ist und das Sterben nicht aus einer Krankheit resultieren muß. Weiterhin kann die „personale Dimension der Pflegebeziehung“ als das „Spezifikum der Altenpflege“ (Schwerdt 1998, 302) gelten. *Personal* bedeutet, daß die Begegnungen zwischen Pflegeperson, zu pflegender Person und Angehörigen im Mittelpunkt stehen. In dieser Hinsicht kommt es zu Überschneidungen von professioneller Altenpflege und alltäglicher Laienpflege. Experten sitzen auf beiden Seiten, weil in Fragen der personalen Begegnung jeder Mensch ein Sachverständiger ist. Allerdings erweisen sich die personalen Beziehungen als asymmetrisch, weil vor allem bei Menschen mit dementiellen Prozessen das Potential, reziproke Gegenleistungen erbringen zu können, geschwächt ist. Demenzerkrankte Menschen sind von sich aus dem fragwürdigen Idol des Patienten als einem Kunden am weitesten entfernt (vgl.: Schnell 1999a). Weil Menschen, die in asymmetrischen Beziehungen leben, für das Prinzip formaler Gleichbehandlung vermutlich ein Problem darstellen, ist die gerechte Behandlung Demenzerkrankter durch die gesetzliche Pflegeversicherung ins Hintertreffen geraten.

Es existiert eine Art „Wunschbild des Alternsprozesses eines Geisteswissenschaftlers“ (Schwerdt 1998, 377) – als ob alle alten Menschen wie Ilja Rogoff wären: körperlich versehrt, aber geistig auf der Höhe, wobei deren Leistungsfähigkeit von der Jugendzeit des jetzt alten Menschen zehrt. Hegels *Enzyklopädie* (§ 396) beschreibt das Bild des Alterns am Beispiel des Mannes, der durch Gewohnheit im geistigen Leben und Abstumpfung des Organismus zum Greis geworden ist. Der Greis glaubt, daß in der Welt nichts Bedeutendes mehr geschehen wird. Alles, was bedeutend sein kann, ist nämlich schon verwirklicht und zwar in der Vergangenheit. Deshalb lebt der Greis in der Erinnerung. Da seiner Meinung nach alles nur schlechter werden kann und die guten alten Zeiten keinesfalls wiederkehren werden, glaubt der Greis, daß mit seinem Tod auch der liebenswerte Teil der Welt untergehen wird, wenn nicht gar die ganze Welt. Hier zeigt sich Hegel zufolge die Wahrheit des Greises, dessen Existenz durch diese Haltung definiert ist. Zugleich irrt der Greis wesensmäßig, denn die Welt wird nicht untergehen, sie braucht neue Männer und sie erhält sie. All das kann der Greis natürlich nicht wissen. Der Greis ist damit lediglich die Vollendung des Verlaufs der Lebensalter und als solche die Negation der Jugend, welche für Aufbruch, bedeutende Innovationen und Erfolg steht. Dagegen ist zu erwidern, daß eine Demenz nicht nur Mangel, Abbau oder Verlust des Geistes bedeutet, sie kann sich auch in einem *Anderswerden* äußern, das bis zu einer *anderen Normalität* (Georges Cangilhem) reicht. Gerade der Fortfall kognitiv strukturierender Schemata gibt neuen Verhaltensweisen eine Chance zur Artikulation. Nicht selten werden alte Menschen gefühlsbetonter und sensibler. An einer solch anderen Normalität können Projekte zur Förderung und Betreuung von Menschen mit Demenz anknüpfen. Wie eine Umstrukturierung der Lebenswelt dementierender alter Menschen zu einer neuen *Vertrautheit* dieser Menschen mit der Welt führen kann, zeigt Corry Bosch in ihrer bekannten Studie (vgl.: Bosch 1998, 122ff). Zu beachten bleibt, daß im Feld der Demenz die *Normalität/Pathologie* nicht ausschließlich eine sichtbare Tatsache ist, weil sie auch von Prozessen der *Rahmung* abhängt, wie Ervin Goffman zeigte. Eine Äußerung macht Sinn durch Einordnung. Demenz ist Unsinn, weil man nicht genau weiß, wohin sie zu stecken ist. Ordnungskonflikte reichen bis zu Kriminalfällen, wie Martin Suter in seinem Alzheimer-Roman *Small World* schildert. Der Patient erzählt wirres Zeug, der Kommissar kann den Fall nicht lösen. Bis er auf die Idee kommt, als Bezugspunkt einen anderen Rahmen anzulegen. Und siehe da, so unsinnig sind die Reden des Patienten gar nicht, denn so krank ist er auch wieder nicht. Normalität von Erfahrung und Sinn resultiert aus Prozessen der Rahmung, bei denen ein Rahmen gegen Alternativen durchgesetzt oder durchgehalten wird. Das wichtige Problem einer Normalität, die nicht auf medizinische Diagnosen reduzierbar ist, wurde von der Pflegewissenschaft erstaunlicherweise bislang noch nicht ausreichend thematisiert. Neben einer statischen müßte eine genetische Betrachtungsweise unternommen werden, die, wie Michel Foucault zu Beginn seiner Studie *Psychologie und Geisteskrankheit* ausführt, die Intelligibilität jedes Verhaltens, auch des dementiellen, in Begriffen zu erfassen versuchen, die der Unterscheidung zwischen Normalem und Pathologischem vorausgehen (vgl.: Schnell 1999b).

Die *ethische* Komponente der gesamten Problematik liegt in der Betonung des Schutzes von und der Achtung vor asymmetrischen Normalitäten. Eine solche Sichtweise ist keineswegs selbstverständlich, da entsprechende Lebensformen heutzutage aufgrund der Vormacht der Bioethik schwer um ihre Anerkennung zu kämpfen haben (vgl.: Schnell 1999c). Im 18. Jahrhundert wurde jemand, der es nicht mit der Ethik hält, als böse bezeichnet. Heute benutzt das Böse die Ethik als Maske. Ein typisches Beispiel liefert die Verwendung des Begriffs der *Eigenverantwortung*. Nur Menschen, die diese üben, sollen akzeptiert werden. Dabei impliziert Eigenverantwortung eine Person, die ihr Leben in die Hand nimmt und von sich aus so führt, daß sie weder anderen zur Last fällt noch auf der Tasche liegt. Diese Eigenschaft erfüllen naturgemäß gesunde Menschen, die allenfalls gering pflegebedürftig sind, am besten. Deshalb muß eine genuine Ethik der Pflege einen anderen Ausgangspunkt wählen (vgl.: Schnell

1998).

Angesichts der Problematik der Demenz würde die Pflegewissenschaft ihr eigenes Profil stärken, wenn es ihr gelänge, das Verständnis von Altenpflege, Normalität/Pathologie und Ethik in die Richtung einer Entgeisteswissenschaftlichung des Geistes zu lenken.

Literatur

Alzheimer, A. (1907). Über eine eigenartige Erkrankung der Hirnrinde. *Allgemeine Zeitschrift für Psychiatrie* 64/1907.

Bosch, C. F. M. (1998). Vertrautheit. Studie zur Lebenswelt dementierender alter Menschen. Wiesbaden.

Dilthey, W. (1981). Der Aufbau der geschichtlichen Welt in den Geisteswissenschaften. Frankfurt a. M.

Frank, M. (1988). Die Grenzen der Verständigung. Frankfurt a. M.

Schnell, M.W. (1998). Pflegewissenschaft am Leitfaden des Ethischen. *Hochschulforum Pflege* 1/1998.

-:(1999a). Der Patient als Kunde? Genealogische Bemerkungen zu einem ethisch-ökonomischen Zwitter. *Pflege & Gesellschaft* 3/1999.

-:(1999b). Normalität und Pathologie. In: P. Bavastro (Hg.), Gesundheit und Krankheit. Stuttgart.

-:(1999c). Wie sollen wir leben? Peter Singers Ethik in einer egoistischen Zeit. *Journal Phänomenologie* 12/1999.

Schwerdt, R. (1998). Eine Ethik der Altenpflege. Bern.

Waldenfels, B. (1998). Grenzen der Normalisierung. Frankfurt a. M.

Institutionelle Mindestanforderungen bei der Pflege von Dementen

Prof. Dr. Katharina Gröning

Bei der Pflege von Dementen haben wir es gegenwärtig mit verschiedenen Widersprüchen zu tun, die sich wie folgt zuspitzen lassen: Während auf der einen Seite bedingt durch einen Zuwachs an wertvollem Wissen und Professionalität über Demenzen die Ansprüche der Pflegenden an ihre Arbeit wachsen und über komplexere Erwartungen die Ansprüche an die Pflege gewachsen sind, verengen sich auf der anderen Seite die Handlungsspielräume in der Pflege, bedingt durch Strukturen der Heime und bedingt durch einen Strukturwandel der Heimbewohner.

Noch 1994 habe ich in Fortbildungen Einstellungen bei Pflegenden erlebt, die voller Ressentiments gegenüber dementen Bewohnern und Patienten waren. Pflegende brachten in Fort- und Weiterbildungen ein Verständnis und einen Habitus mit, der im wesentlichen darin bestand, demente Bewohner in die Abläufe der Organisation einzupassen, notfalls auch mit Gewalt in Form von Fixierungen, Medikamenten etc. Diese Pflegenden, deren hohen Anteil an Hilfskräften und Migrantinnen ich nicht verschweigen möchte, fühlten sich durch die Andersartigkeit der Dementen in der Weise herausgefordert, als sie in ihnen einen Angriff, eine Bedrohung ihrer Ordnung sahen. Diese Pflegenden fühlten sich in erster Linie verantwortlich für die Ordnung im Heim. Ihr Ideal war tüchtig, sauber, die Übersicht behaltend. Ich habe diesen Habitus vor allem bei besonders arzt- und medizinorientierten Pflegenden wahrgenommen. Hier bereitet die Schwester ja in der Regel auch die Patienten vor, damit der Arzt an ihnen eine entsprechende diagnostische oder heilende Intervention vornehmen kann – im glücklichen Fall. Dieses Verständnis, welches durch berufliche Sozialisation und durch die Verhältnisse in der Institution geprägt ist, trifft nun auf den Umgang mit Dementen überhaupt nicht zu. Demente sind anders, sie sind different.

Nun sind die Bemächtigungen, die Pflegende gegenüber ihren dementen Bewohnern unternommen haben und unternehmen, gern den „Zugriffsweisen mütterlicher Macht"[1] zugeschrieben worden, und richtig ist, daß Pflegende teilweise durchaus mit mütterlicher Strenge auf die dementen Bewohner reagiert haben. Die Kritik[2] lautete entsprechend: Behandlung der Bewohner wie Kinder, Entmündigung, Unterwerfung unter eine mütterliche Macht, Familisierung der Heime. Die entsprechenden Antworten lauteten Entfamilisierung, Individualisierung, Autonomie und Emanzipation von „Müttern" und Experten. Sollen wir denn dann nicht mehr eingreifen, wenn demente Bewohner sich selbst gefährden, haben sich Pflegende verwundert und teilweise sehr trotzig gefragt. Sie fühlten sich in ihrer Fürsorge entwertet. Psychoanalytisch würde man sagen: ihre Brust wurde lächerlich gemacht. Das kränkt und isoliert, beschämt und macht wütend.

Ich möchte diese Hypothesen über die Zugriffsweisen mütterlicher Macht im Pflegeheim nicht ganz in Frage stellen, allerdings graut mir mehr vor einem Heim, das ohne die mütterliche Fürsorge auskommen will. Das gilt ganz besonders für den Umgang mit und die Pflege von Dementen. Es geht bei der Pflege von Dementen wohl eher um die Frage, wie denn eine fürsorgliche Haltung, wie denn Mütterlichkeit sich mit theoretischen, ethischen, methodischen und praktischen Kompetenzen verbinden kann. Last not least geht es hier auch um das Verhältnis von Geschlecht und Institution.

Pflege als lernende Profession

In der Pflege hat sich bedingt durch wissenschaftliche Einsichten ein höheres Maß an Empathie, an Neugierde, an die Bereitschaft, etwas auszuprobieren, an Kreativität und Kompetenz verbreitet. Nachdem die ersten Größenphantasien über die Heime der Zukunft als kundenorientierte Dienstleistungszentren verraucht sind, sind Pflegende wieder verstärkt zu solchen Ansätzen und Leitbildern übergegangen, die ihnen aufgrund ihres Kontextes und ihrer beruflichen Identität vertraut waren: Lebenswelt, Verknüpfung von Pflegewissenschaft mit Sozialpsychologie, Biografieorientierung und Fürsorge. Pflegende haben heute, so ist mein Eindruck, weniger Konflikte mit Dementen, die sie verzweifelt machen. Sie haben dafür mehr Konflikte mit ihren Arbeitsbedingungen, mit ihren Heimkonzepten, mit ihren Leitungen.

Die Mehrheit der professionell Pflegenden hat mit großem Interesse vor allem solche sozialpsychologischen, soziologischen und psychoanalytischen Arbeiten rezipiert, die Demenzen nicht einfach als endogene Erkrankungen ansehen, sondern exogene Faktoren wie Traumatisierungen und Angst mit berücksichtigt. In der Pflegewissenschaft entstehen neue Arbeiten am Wirklichkeitserleben Dementer, zur Lebenswelt und zur inneren Realität, die die Inhalte der Demenz aufnehmen und vor allem mittels biografischer Rekonstruktion den Versuch unternehmen, auch zu den imaginären Lebenswelten und Sonderwelten Dementer eine empathische und wertschätzende Haltung einzunehmen. Pflegende versuchen – jedenfalls konzeptionell – im Sinne eines ökologischen Ansatzes Umwelten dementenfreundlicher zu gestalten, sie versuchen Räume für das Ausleben von Demenz zu schaffen, sie akzeptieren Symptome als Selbstheilungsversuche, geben nach, anstatt gegen die Symptome zu kämpfen und registrieren zunehmend ihre eigenen Gefühle und ihre Verstrickungen. So sind Figurationen entstanden, die vom Pflegeverständnis ausgehen, welches im wesentlichen das Raum geben und Halt geben beinhaltet, was Bion[3] die Alpha-Funktion nennt. Gefördert wird dabei eine Entwicklung, die Feil[4] als Verarbeiten dem Vegetieren gegenüber gestellt hat. Gleichwohl ist dies alles erst in den Anfängen und droht von einer Entwicklung überlagert zu werden, die auf eine neue Konjunktur von Heimkrisen hinweist.

Heime stehen als Institutionen unter einem großen Druck, der durch den Bewohnerstrukturwandel einerseits, und die öffentlichen Auseinandersetzungen um das was die Pflege die Gesellschaft kosten darf, andererseits bedingt ist. Zum Bewohnerstrukturwandel ist bereits zu Beginn der 90er Jahre von anerkannten Gerontologen (vgl. Kühnert/Naegele 1993)[5] gesagt worden, dass Heime die Schattenseite der Entwicklung um die Pflegeversicherung tragen würden. Eine kleine Untersuchung, die ich derzeit mit einer Gruppe von Pflegedienstleitungen durchführe, zeigt ein dramatischeres Bild als noch vor 10 Jahren.[6] Der Anteil der Dementen, vor allem auch bei den Neuaufnahmen, steigt sprunghaft an und erreicht bei einigen Einrichtungen den Anteil von über 50 %. Das Heimeintrittsalter wird höher und liegt bei 84 Jahren im Schnitt. Die Verweildauer verkürzt sich. Durchschnittlich erneuert sich ein Heim alle zwei Jahre. Heime sind konzeptionell auf diese Veränderung ihrer Strukturen nicht ausreichend vorbereitet. Zugleich zeigt sich auch, daß sich die Funktion der Heime für die Gesellschaft verändert. Heime stehen am Ende einer Versorgungskette. Sie sind ein Container, der all jenes auffängt, was durch die Versorgungslücken fällt, sie sind ein Container, wenn die häusliche Versorgung zusammenbricht, sie sind ein Container für den Altersstrukturwandel insbesondere in bezug auf die Singularisierung alter Menschen.

Wollen Heime ihre Containerfunktion für die Gesellschaft ausfüllen, so benötigen sie dafür Anerkennung und Ressourcen. Sie sind insofern berührt von der Diskussion um den Umbau des Sozialstaates, sie sind betroffen vom Rückzug des Staates aus der Sozialpolitik. Und zwar sind sie betroffen in Form von tagtäglichen Nahkämpfen mit Kostenträgern, in der Regel um die Kostenübernahme für pflegerisch und medizinisch gebotene Maßnahmen. Über diese Nahkämpfe gab es in der Vergangenheit insofern einen gesellschaftlichen Konsens, als die Gesellschaft es für notwendig erachtete, die Leistungserbringung der Heime stärker öffentlich zu kontrollieren. Heime hatten sich, so auch die wissenschaftliche Einschätzung, zu Sozialkonzernen mit einer hohen Handlungsautonomie entwickelt. Die Heimkosten und die Qualität für die Heimbewohner wurden übereinstimmend als ein ungünstiges Verhältnis zum Nachteil der Heimbewohner eingeschätzt. Große Einsparpotentiale wurden für die Heime von betriebswirtschaftlicher Seite prognostiziert, wenn es gelänge, mehr Effizienz und Effektivität in die Abläufe zu bringen. Unter dem Stichwort der Qualitätssicherung ist es zu Standardisierungen gekommen, von denen nicht nur die nachgelagerten Dienste wie das Beschaffungswesen, die Küche, die Verwaltung betroffen waren, sondern vor allem auch die Pflege.

Organisationssoziologisch hat die Heimreform zu einer Stärkung des Managements und zu einer stärkeren Kontrolle vor allem solcher Berufsgruppen geführt, die besonders bewohnernah arbeiten. Ihre Arbeit muß sich den Kriterien betriebswirtschaftlicher Leistungserfassung stellen, so wie sie in den Modulen der Pflegeversicherung festgelegt ist. Das pflegerische Handeln wird auf diese Weise noch einmal zweckrationaler, es wird systemischer, es wird strukturell lebensweltfremd. Dies hat Auswirkungen vor allem auf den Umgang mit Dementen.

Das Heim als System und das Heim als Lebenswelt

Mit Thomas Klatetzki (1993)[7] möchte ich das Heim als Institution, als zwei soziale Welten begreifen, die in struktureller Spannung zueinander stehen. Heime sind formale Organisationen und Heime sind Lebenswelten. Klatetzki definiert diese beiden sozialen Welten als zentrale und dezentrale Orte im Sinne der Organisation. Mit beiden Orten sind jeweils unterschiedliche soziale Praxen verbunden: an den dezentralen Orten, also in den Wohnbereichen und Pflegegruppen erfolgt die Praxis und an den zentralen Orten sollen alle Ereignisse und Probleme bei der Gestaltung der Lebenswelten der Pflegebedürftigen besprochen, geplant, reflektiert und interpretiert werden. Dies geschieht allerdings auf einer spezifischen Folie von Effektivität, Effizienz, Professionalität und von Qualität, also unter zweckrationalen Kategorien – sprich in den zentralen Orten der Organisation wird die Arbeit der Pflegenden neu interpretiert. Hier kommt es entweder zu Verständigung oder zu dem, was die Psychoanalytiker Rudnitzki und Voll[8] als Aphasie, als Sprachverlust bezeichnet haben.

Organisationskulturell ist es nun interessant, wie beide Orte miteinander verbunden sind: soziologisch betrachtet haben wir es mit einer Grenze zwischen System und Lebenswelt zu tun. Das Denken der Organisation bezieht sich dabei auf festgelegte Begriffe und Muster, die hoch standardisiert und bürokratisiert sind und auch so kontrolliert werden. Der zentrale Ort befaßt sich dabei immer wieder mit der Entwicklung von Strategien. Was nehme ich von der Arbeit der Pflegenden wahr und wie paßt die Wahrnehmung in den Leistungskatalog. Aufgrund der Hierarchie und der Definitionsmacht an den zentralen Orten übertragen nun die Pflegenden diese Definition auf ihre Arbeit und begegnen den Bewohnern systemisch. Dabei wird die Wirklichkeit der Pflegebedürftigen als eine aus Interessen und Komponenten zusammengesetzte betrachtet, die in sich abgeschlossen und isolierbar ist und relativ beliebig miteinander verbunden werden kann. Gleichzeitig wird unterstellt, daß der Pflegebedürftige zu sich ein objektives Verhältnis hat, daß er Dienstleistungen und keine fürsorglichen, emotionalen, haltenden und zugewandten Beziehungen will – daß im Gegenteil diese ihm unangenehm sind, beinhalten sie doch das Moment potentieller Entmündigung. Insofern orientiert sich das Dienstleistungsmodell an einem ganz bestimmten Bild des älteren Menschen – dem des Seniors – und wenn man sich die Anzeigen ansieht, mit denen Heime für sich werben, so bestätigt sich dieses Bild.

In der Pflege von Dementen berichten Pflegende, wenn sie denn sprechen, von einer durchgängigen Andersartigkeit der Pflege. Die Situation ist offen, fremd, man überschreitet vielmehr beim Kontakt mit den Dementen eine Grenze, die Grenze zu einer imaginären Lebenswelt. Die in der Institution geleiteten Strukturen, der Qualitätsbegriff, das, was das Handeln der Leitung und des Managements prägt, fehlt. Klassische professionelle Maßstäbe wie Hygiene, Abläufe, Material, Verrichtungen sind nichtig, routinierte Verhaltensweisen werden voller Protest abgelehnt, Grenzen werden teilweise drastisch gezogen. Die Offenheit der Situation im lebensweltlichen Bereich und die Geschlossenheit der Situation im systemischen Bereich, sind nach meiner Erfahrung die strukturellen Spannungen in der Pflege von Dementen – übrigens auch in der ambulanten Pflege, weil sich hier die Lebenswelt anders durchsetzt. Diese Spannung fordert den Pflegenden etwas völlig Neues ab, welches ich unter ethischen, methodischen und inneren Gesichtspunkten jetzt diskutieren möchte.

Zur Pflegeethik im Umgang mit Dementen

Der Philosoph Axel Honneth[9] hat Anfang der 90er Jahre eine Theorie und Ethik interpersoneller Anerkennung entwickelt, die für die Pflege, speziell auch für die Dementenpflege, konzeptionell wie im einzelnen hoch bedeutend ist. In dieser Theorie spielen zunächst die Liebe, die soziale Wertschätzung und das Recht als Medien interpersoneller und öffentlicher Anerkennung eine herausragende Rolle. Sich als Träger von Rechten zu begreifen, die Gewißheit sozialer Wertschätzung und die gegenseitige Anerkennung als emotional bedürftiger Wesen durch die Liebe stellt Honneth als Garanten der sittlichen Idee dar. Umgekehrt geht er davon aus, daß Konflikte einen moralischen Kern haben. Sie stellen einen Kampf um Anerkennung dar und können soweit gelöst werden, wie der eine sich im anderen als anerkannt begreift.

In unseren sozialen Pflegeinstitutionen geschieht der Einschätzung verschiedener Soziologien nach eine Geringschätzung, eine Mißachtung, also eine Nicht-Anerkennung der dort lebenden Menschen, weil sie nicht einem Kalkül genügen, welches entweder als zweckrational oder als utilitaristisch beschrieben werden kann. Sie verfügen nicht oder nicht mehr über gelehrige Körper (Foucault),[10] sie haben kaum noch ein objektives Verhältnis zu sich selbst und werden deshalb verwahrt (Goffman),[11] sie sind im utilitaristischen Kalkül eine Last. Klaus Dörner[12] hat in diesem Zusammenhang davon gesprochen, daß dies – eine Last zu sein –, die wichtigste Aufgabe der Behinderten, der Alten, der Dementen ist. Ihr Sinn ist es, für die Gesunden, die Starken eine Last zu sein, damit die Gesellschaft sich ihrem großen Projekt der leidensfreien Moderne nicht berauscht hingeben kann, denn die Gefahr, die in diesem Projekt der leidensfreien Moderne angelegt ist, ist die Abstraktion vom konkreten empirischen Leben. Klaus Dörner[13] hat dies zuletzt an der ethischen Herausforderung durch die Sterbehilfe und die Transplantationsmedizin klar gemacht. Die Moderne habe, so ist seine Diagnose über das Andere, das Andersartige, Menschen, vermittelt über Institutionen, in Sachen verwandelt.

Dörners Kritik an den sozialen Institutionen entspringt der Vernunftskritik, so wie sie ursprünglich von Vertretern der kritischen Theorie und „postmodernen Philosophen" entwickelt worden ist. Auch Axel Honneth bezieht sich in seinen Überlegungen zunächst auf die philosophische Bewegung der Postmoderne und beschreibt deren ethische Wende, die Forderung nach einer Re-Ethisierung der Gesellschaft als Konsequenz einer radikalisierten Vernunftskritik. Vernunftskritik meint, daß Rationalität in der Moderne als Rationalisierung auftritt, im Sinn von Versachlichung, Verrechtlichung, Ökonomisierung und Monetarisierung sozialer Beziehungen und gesellschaftlicher Verhältnisse (vgl.: Habermas 1972).[14] Das Ausgeschlossene und Abgespaltene der modernen Gesellschaften sei nicht mehr das, was man nicht denken darf, das Ausgeschlossene und Abgespaltene sei vielmehr das menschliche Subjekt, die unverwechselbare Besonderheit der konkreten Person. Die Ethik der Postmoderne nähme ihren theoretischen Ausgang von einer tragenden Idee: der moralischen Berücksichtigung des Differenten, des Anderen, des Heteronomen. Erst im angemessenen Umgang mit dem Differenten, dem Anderen würde sich der Anspruch an menschliche Gerechtigkeit erfüllen.

Interessanterweise hebt Honneth die konstitutive Hilfsbedürftigkeit eines jeden Menschen als zentrales Moment des Besonderen hervor, welches den moralischen Schutz besonders verdient. Bei seinen Überlegungen, eine postmoderne Ethik zu umreißen, läßt er den Philosophen Stephen White[15] zu Wort kommen, der den bedeutendsten Fehler der Moderne in der Ignoranz gegenüber dem Andersartigen sieht und zum zweiten eine Aktivitätsorientierung als für die Moderne und ihre Moraltheorien typisches Kennzeichen ausmacht. Die Neuzeit und ihre Moraltheorien eingeschlossen seien handlungsfixiert. Die Fixierung auf das menschliche Handeln habe zu einer kategorialen Verengung des Wirklichkeitsfeldes geführt. Durch die Aktivitätsorientierung und den Handlungszwang kann das Besondere, das Andere nur wenig wahrgenommen werden.

In Anlehnung an Heidegger[16] wird Gelassenheit und in Anlehnung an Adorno[17] mimentische Reaktion (sich ähnlich machen K.G.) als Bestandteil einer postmodernen Ethik diskutiert. Die Drosselung der Aktivität und eine entsprechende Aufmerksamkeitssteigerung für die Eigenart des Gegenübers kennzeichnen diese Einstellungen. Im gelassenen Umgang oder in der mimetischen Einstellung nehmen wir den anderen nicht mehr bloß als Objekt moralischer Pflichterfüllung war, sondern erschließen ihn in der ganzen Differenziertheit seiner Person. Das neuzeitliche Denken, mit seinem Anspruch alles im Griff zu halten, zu erfassen, zu kategorisieren und damit zu beherrschen hat zu einer verengten schematisierten Sichtweise des sozialen Gegenübers geführt. Eine Ethik, die diesen Fehler zu korrigieren sucht, muß sich auf Tugenden beziehen, die zu einer Sensibilisierung unserer Wahrnehmung von individuellen Besonderheiten beitragen. Tugenden der Sensibilität, der Gelassenheit, der mimetischen Reaktion rezipiert Honneth: die Fähigkeit zuhören zu können, die Bereitschaft zu emotionaler Zuwendung, das Vermögen persönliche Eigenarten zuzulassen – er faßt diese Tugenden unter dem Begriff der Fürsorge zusammen und folgt damit vom Begriff der feministischen Diskussion um eine Ethik der Fürsorglichkeit.

Das ethische Prinzip der Moderne kann als Gerechtigkeit beschrieben werden, die unter den speziell modernen Bedingungen als Prinzip der Gleichbehandlung auftritt. Die Idee der Fürsorge modifiziert, erweitert und konfrontiert dieses Gleichheitsprinzip. Interessanterweise greift Honneth, um die Fürsorge zu begründen, auf die Philosophie Emmanuel Levinas[18] zurück. In der intersubjektiven Erfahrung, in der zwischenmenschlichen Begegnung, insbesondere aber im Anblick eines menschlichen Gesichts sei eine Dimension der Unendlichkeit enthalten. Interaktion ist insofern eine ethische Erfahrung, als mir der andere stets als eine Person gegenübertritt, die grundsätzlich des Schutzes und der Anteilnahme bedürftig ist. Besonders im Anblick des menschlichen Gesichtes entsteht die ethische Begegnung und die ethische Verpflichtung. Mit der intersubjektiven Begegnung, insbesondere mit dem Blickkontakt entsteht nun moralische Verantwortung, die eigene Handlungsautonomie wird eingeschränkt, wodurch der Egozentrismus des Interesse geleiteten Handelns aufgebrochen wird und der Mensch zur moralischen Person reift. Insofern liegt die Fürsorge als universelle Erfahrung vor der Gerechtigkeit. Ihre entwicklungspsychologische Unterfütterung erhält die Philosophie Levinas durch psychoanalytische Arbeiten, die der Bedeutung des Blicks für die menschliche Entwicklung eine hohe Bedeutung zumessen. Indem sich Gerechtigkeit auf die Besonderheit jedes einzelnen Subjektes beziehen, mitbeziehen muß, ist sie immer wieder asymmetrisch.

In der moraltheoretischen Diskussion spielt vor allem, betont durch die Arbeiten von Jürgen Habermas,[19] das Leitbild der Rollenübernahme von G.H. Mead eine herausragende Rolle. Die auf Mead zurückreichende Vorstellung besagt, daß kommunikative Verständigung dann möglich ist, wenn es gelingt, sich wechselseitig in die Rolle des anderen zu versetzen. Welchen Wert ein bestimmtes Interesse für eine Person besitzt, kann ich nur in dem Maße nachvollziehen, indem ich mir die individuellen Lebensideale und Orientierungen der Person verständlich zu machen versuche. Genauso sind die Ansprüche einer Person nur in dem Maße zu bewerten, in dem mit dem entsprechenden Einfühlungsvermögen herausgehört werden kann, welche Rolle sie in der unverwechselbaren und besonderen Lebensgeschichte spielen. Fürsorge erweist sich in dieser Perspektive sowohl als kognitiver wie auch als affektiver Prozeß bzw. als Kompetenz. Kognitiv, weil die Verallgemeinerbarkeit und Umkehrbarkeit von Normen berührt ist, affektiv weil Rollenübernahme nicht ohne wechselseitige Einfühlungsbereitschaft vonstatten gehen kann.

Fürsorge ist zugleich eine asymmetrische Verantwortung wie Honneth betont. Habermas nennt Fürsorge ein benachbartes Prinzip der Gerechtigkeit. Er diskutiert dieses Prinzip in der Erscheinungsform der Solidarität (hier bemühen sich alle Subjekte wechselseitig um das Wohl des Anderen) die er das Andere der Gerechtigkeit nennt. Der Fürsorge zugrunde liegen Motive und Erfahrungen der Zugehörigkeit, das heißt um Gemeinschaftsgefühle. Fürsorgende Gerechtigkeit, so nennt Derrida[20] die nicht-reziproke Zuwendung. Hiermit ist eine einseitige nichtreziproke Zuwendung angesprochen. Besonderes Kennzeichen dieser Beziehung ist, daß die eigene Handlungsautonomie in hohem Maße eingeschränkt ist. Anders als die Erwartung der Achtung vor der Würde jedes anderen ist in diesem Fall nicht von allen Menschen fürsorgende Gerechtigkeit zu erwarten. Fürsorgende Gerechtigkeit ist genetisch an eine Erfahrung gebunden, die unter glücklichen Umständen zu Beginn des Lebens gegeben ist und die der Moral voraus geht: die Erfahrung einer Ungerechtigkeit – nämlich der unbegrenzten Fürsorge durch liebende Elterninstanzen.

Die Anerkennung des Heteronomen, des Anderen, die Gelassenheit, die mimetische Reaktion, die Fürsorge oder die fürsorgende Gerechtigkeit als besonderer Ausdruck der Gewissheit asymmetrischer Zuwendung sind aus meiner Sicht wesentliche Stichworte für einen ethischen Umgang mit Dementen. Gleichwohl kommt es in der Begegnung mit Dementen zwangsläufig zu einer Begegnung mit imaginären Lebenswelten – mit dem Fremden. Der Umgang mit Dementen hat insofern eine methodische Seite, die dem ethischen Aspekt gegenübergestellt ist. Ich möchte diese methodische Seite als Kompetenz, mit dem Fremden umzugehen bezeichnen.

Verstrickung und Verstehen

In den folgenden Überlegungen beziehe ich mich zunächst auf Einsichten aus der Ethnologie. Die Pflege Dementer läßt sich als ganz besonderer Umgang mit dem Fremden beschreiben. Dabei gehe ich davon aus, daß dieses Fremde, vor allem die Inhalte der Demenz, Angst bei den Professionellen, bei den Angehörigen, bei den Wissenschaftlern erregen. Professionalität ist nun, sich von dieser Angst nicht überwältigen zu lassen, oder wie Pflegende es häufig ausdrücken, sich nicht auffressen zu lassen, sondern die Angst, die in der Begegnung mit dem Fremden entsteht, als Schlüssel für die Interaktion zu begreifen. Um hierzu die notwendigen methodischen Schritte aufzuzeigen, erlaube ich mir, zunächst die Theorie ausführlicher vorzustellen.

In seiner Arbeit über Angst und Methode in den Verhaltenswissenschaften schreibt Georges Devereux (1967),[21] dass jede Erkenntnis die Voraussetzung habe, die affektive Verstrickung des Menschen mit dem Phänomen das er untersucht, aufzuarbeiten. Das Phänomen der Verstrickung in den Gegenstand oder in das Feld ist das wichtigste, das interessante Phänomen. Devereux geht also davon aus, daß wir uns verstricken – jedoch nicht nur im wissenschaftlichen Prozeß, sondern ebenfalls in unseren Begegnungen.

Der Widerstand, also die Hindernisse gegen die Aufarbeitung der Verstrickung diskutiert Devereux als Angst, die als Grundbestand jeder sozialwissenschaftlichen Erkenntnis verstanden wird. Mit diesen Einsichten hat Devereux das psychoanalytische Theorem der Übertragung/Gegenübertragung aus dem therapeutischen Rahmen herausgelöst und auf die sozialwissenschaftliche Forschung bezogen. Verschiedene Autoren[22] haben das Beziehungsmodell der Verstrickung auf die Felder der Erziehung, der Sozialarbeit übertragen, und ich meine, daß das Modell sich ebenfalls sehr gut auf die Pflegebeziehung zu Dementen übertragen läßt. Voraussetzung mit dem Modell zu arbeiten ist allerdings der Abschied von der Illusion der affektiv neutralen Expertin, die nur in ihrer Rolle, Kompetenz und Verantwortung entsprechend handelt. Übertragen auf die Pflege Dementer bedeutet das Modell auch, daß uns die vielen medizinischen Kategorisierungen, das Wissen, ob es sich um eine Demenz des Alzheimer-Typus oder um eine Multi-Infarkt-Demenz handelt, die medizinische Nosologie in der Interaktion, im Alltag mit Dementen nicht weiter helfen. Sie verschleiern vielmehr die Verunsicherungen, die Angst, die uns im Kontakt mit Dementen erfaßt und die in Verstrickung mündet. Objektivationen sind eher als Widerstand gegen das Verstehen, gegen das spezifische Beziehungsangebot, welches der Demente uns macht, zu bewerten. Demente berühren unsere Kreatürlichkeit, was schamauslösend ist, und sie berühren das Kind in uns, was beängstigend ist. Pflege heißt dieses Beziehungsangebot zunächst einmal verstehen zu wollen, in einem weiteren Schritt ist dann zu überlegen, in welchem Rahmen das Bedürfnis der dementen Bewohner überhaupt gestillt werden kann.

Pflegende, die mit Dementen arbeiten, müssen zunächst lernen, zu fühlen – ohne sich immer überflutet oder aufgefressen zu fühlen. Meine Erfahrung ist, daß die hohe Emotionalität im Heimalltag durch rationales und technisches Verhalten kontrolliert wird. Diese Affektkontrolle macht die Schwester jedoch tendenziell unberührbar, mit der Gefahr, sich von den Gefühlen entweder übermannt oder aufgefressen zu fühlen. Ich mache für die Affektabwehr, die im wesentlichen aus Verleugnung und Rationalisierung besteht, zwei Gründe verantwortlich, zum einen das in den Ausbildungen und in der beruflichen Sozialisation gelernte Selbstverständnis der Pflegenden als klassische Professionelle. Dies bedeutet vor allem ein technisch rationales Verhältnis zum Beruf, zum einen im Sinne einer autonomen Expertin oder im Sinne einer kompetenten Anwenderin von Wissen und Techniken. Zum zweiten ist der Mangel an Fähigkeiten zu fühlen darin begründet, daß Heime bedingt durch ihre institutionelle Situation hochemotionalisierte Orte sind. Die Themen in der institutionellen Matrix des Heimes sind existentielle Fragen wie Tod oder Sinn des Lebens, ebenso sind es Themen, die Verluste, den Verfall des Körpers, die Entfremdung von sich selbst berühren. Es besteht weiterhin, zum Beispiel durch die Großgruppensituation, ständig die Gefahr übersehen zu werden, so daß die Chance zu befriedigenden Begegnungen zu anderen Menschen herabgesetzt ist. Und es besteht, durch die Angst, die das Heim und seine Bewohner in der Gesellschaft auslösen, die Gefahr vergessen und verlassen zu werden. Ich habe dieses an anderer Stelle unter Zuhilfenahme der Theorie von Erik Erikson als Problematik des Verlustes von Urvertrauen beschrieben und das Heim die Figuration einer verlassenen Mutter genannt (Gröning 1996).[23]

Naomi Feil hat in ihrer Arbeit über Validation vorgeschlagen, sich am Entwicklungsmodell Erik Eriksons zu orientieren, um Demente besser pflegen zu können. Erikson[24] spricht nicht umsonst von Entwicklungsaufgaben über den gesamten Lebenszyklus hinweg. Zu den Entwicklungsaufgaben im hohen Alter gehört vor allem die Anerkennung des gelebten Lebens, die Bejahung der eigenen Biografie, die Anerkennung von altersbedingten Verlusten und die Fähigkeit, nachwachsende Generationen libidinös zu besetzen. Es gehören außerdem Wiedergutmachungsaufgaben in bezug auf die eigenen Kinder und Schwiegerkinder dazu, genauso wie die Versöhnung mit Kindern und Kindeskindern und deren Lebensentscheidungen sowie die Anerkennung nachwachsender Generationen. Ich möchte dieses Wissen um die Entwicklungsaufgaben des Alters Erkenntnis von außen nennen und es der Erkenntnis von innen, das heißt dem Arbeiten mit dem eigenen Gefühlen, dem Arbeiten mit der affektiven Verstrickung gegenüberstellen. Die Altenpflege benötigt neben der Kompetenz mit dem Fremden umzugehen, dringend dieses entwicklungspsychologische und familiendynamische Wissen, um Bedürfnisse wie auch Konflikte einschätzen zu können und Beziehungsangebote zu verstehen.

Souveränität als professionelle Haltung

Der Psychoanalytiker Michael Buchholz[25] hat kürzlich anläßlich einer Tagung ein Muster zwischen pflegebedürftigen Alten (die Dementen sind hier eingeschlossen) und ihren Helfern beschrieben, welches die Macht, die in der Hilflosigkeit liegt, thematisiert. .Alte, pflegebedürftige und demente Menschen sind mächtig, weil sie hilflos sind. Diese Mächtigkeit mobilisiert bei Helfenden Aggressionen oder Fluchtneigungen, Vermeidungen oder Identifizierungen. Welche dieser vier Reaktionen auch immer gewählt wird, gemeinsam ist ihnen, dass dann die Hilflosigkeit der Alten unversorgt und damit mächtig bleibt. Es entsteht ein Kreislauf, dem man nicht entkommen kann. Beim zweiten Durchgang des Kreislaufes intensiviert sich bereits die Reaktion.

Aus der Familiendynamik bekannt sind solche Reaktionen zwischen Eltern und ihren kleinen Kindern. Kreisläufe des Helfens lassen sich aber auch in professionellen Beziehungen, z.B. der Sozialarbeit nachweisen. Der Klient ist mächtig, der Helfer hilflos. Indessen verlaufen nicht alle Helfer-Pflegling-Interaktionen in dieser Weise. Es gibt ja auch geglückte Begegnungen. Was, so ist zu fragen, trägt zur geglückten Begegnung bei. Michael Buchholz sieht die Interaktionen zwischen dem mächtig-hilflosen Pflegling und seinen Helfern dann gefährdet, wenn die Helfer aus einer Haltung heraus agieren, ihre Autonomie verteidigen zu wollen. Im Gegensatz dazu stellt er eine Haltung, welche er Souveränität nennt. Zu der intergenerationellen Voraussetzung der Souveränität sagt er, daß sie mit einer Anerkennung der Schuld der Vorgeneration gegenüber, die aufgezogen und vieles ermöglicht hat, einhergeht. Das eigene Leben konnte nur seine Kontur gewinnen durch das unvermeidliche Opfer der Vorgeneration. Dies nicht zu verleugnen sondern anzuerkennen, ohne an Schuldgefühlen zu laborieren, münde in Souveränität als Anerkennung von Abhängigkeit.

Zu den affektiven Voraussetzungen äußert sich Buchholz in der Weise, dass es wichtig ist, die Wut fühlen zu können. Die Wut fühlen stellt er in Gegensatz zu die Wut agieren, von der Wut übermannt werden. Insofern ist die Gefühlsverarbeitung im Umgang mit Dementen und die Anerkennung über Leitungen, daß hierfür Räume zur Verfügung gestellt werden müssen, unabdingbar. Lebensgeschichtlich günstige Voraussetzungen nennt Buchholz, wenn die eigenen Eltern ihr Kind als Zentrum eigener Initiative anerkannt haben. Schließlich nennt Buchholz die Feinfühligkeit der Helfer, als Kompetenz die Anbindungssuche stillen zu können, als letzte praktische Kompetenz.

Das Leben beginnt und endet mit Hilflosigkeit, beiden ist das Muster hilfloser Macht zu eigen, beide fordern von der mittleren Generation Souveränität. Diese Souveränität ist ähnlich wie die ethische Haltung der Gelassenheit als Voraussetzung der Anerkennung von Differenz im Umgang mit Dementen entscheidend. Wenn methodisch ein Interesse am Fremden hinzutritt und dies von Leitungen und Trägern konzeptionell Anerkennung und Wertschätzung erfährt, dann sind institutionelle Bindungen für die Dementenpflege erfüllt.

Anmerkungen

[1] Vgl. dazu Thomas Ziehes Ansatz über die Zugriffsweisen mütterlicher Macht
[2] Vgl. dazu die Arbeiten von Conrad Hummel
[3] Vgl. Bions Modell seelischer Entwicklung
[4] Vgl. Naomi Feils Technik der Validation
[5] Vgl. Kühnert/Naegele 1993
[6] Vgl. Diözesan Caritas-Verband Essen 2000
[7] Vgl. Thomas Klatetzkis Organisationstheorie 1993
[8] Vgl. den Beitrag von Rudnitzki und Voll zum institutionellen Sprachverlust
[9] Vgl. hier verschiedene Arbeiten von Axel Honneth zur Anerkennungsethik
[10] Vgl. Foucaults Theorie zur Mikrophysik der Macht
[11] Vgl. Goffmans Theorie totaler Institutionen
[12] Vgl. Klaus Dörners Referat zur Beziehungethik 1
[13] Vgl. Dörner a.a.O.
[14] Vgl. Habermas Aufsatz zur Techik und Wissenschaft als Ideologie
[15] Vgl. Honneths Überlegungen zum Verhältnis von Fürsorge und Gerechtigkeit
[16] Vgl. ebenda
[17] Vgl. ebenda
[18] Vgl. ebenda
[19] Vgl. Habermas Überlegungen zu Gerechtigkeit und Solidarität
[20] diesen Begriff habe ich ebenfalls aus Honneths Aufsatz zur Fürsorge
[21] Vgl. Georges Devereux'Theorie zur Angst und Methode 1967
[22] zum Beispiel Burghard Müller für die Soziale Arbeit
[23] ich beziehe mich hier auf einen Vortrag zu Angst im Altenheim
[24] ich beziehe mich hier auf Peter Conzens Erikson Darstellung
[25] ich beziehe mich hier auf einen Vortrag von Michael Buchholz zur Pflege

Literatur

Bion, W. (1990). Lernen durch Erfahrung. Frankfurt/M.

Buchholz, M. B. (2000). Familiendynamik und Altenpflege. Was Pflegekräfte über Familien wissen können. In: Haus Neuland (Hg.): Angehörigenarbeit in den Altenhilfeeinrichtungen in Nordrhein-Westfalen, Tagung zu den familiendynamischen Dimensionen. Unveröff. Man., Bielefeld.

Conzen, P. (1996). Erik H. Erikson. Leben und Werk. Stuttgart.

Devereux, G. (1967). Angst und Methode in den Verhaltenswissenschaften. Frankfurt/M.

DiCV-Essen (Hg.) (2000). Heimkonzepte der Zukunft. Abschlußarbeit der Gruppen „Leitung im Pflegeheim" der PDL-Ausbildung von 1996-2000. Essen.

Dörner, K. (2000). Nein zum Menschenbild des nützlichen Menschen. In: Haus Neuland (Hg.): Angehörigenarbeit in den Altenhilfeeinrichtungen in Nordrhein-Westfalen, Tagung zu den ethischen Dimensionen. Unveröff. Man., Bielefeld.

Feil, N. (1992). Validation. Augsburg.

Foucault, M. (1984). Mikrophysik der Macht. Berlin.

Goffman, E. (1973). Asyle. Frankfurt/M.

Gröning, K. (1996). Angst und ihre institutionalisierte Bewältigung in der Pflege am Beispiel des Altenheims. In: Görres, S. u. a. (Hg.), Pflegewissenschaft in der Bundesrepublik Deutschland. Bremen, S. 329-344.

Habermas, J. (1972). Technik und Wissenschaft als Ideologie. Frankfurt/M.

Habermas, J. (1995). Gerechtigkeit und Solidarität. In: Nunner-Winkler, G. (Hg.), Weibliche Moral. Die Kontroverse um eine geschlechtsspezifische Ethik. München, S. 225-238.

Honneth, A. (1992). Der Kampf um Anerkennung. Frankfurt.

Honneth, A. (1994). Das Andere der Gerechtigkeit. *Deutsche Zeitschrift für Philosophie*, 42, 2, 195-220.

Hummel, K. (1993). Öffnet die Altersheime. Hannover.

Klatetzki, T. (1993). Wissen, was man tut. Bielefeld.

Kühnert, S., Naegele, G. (1993). Perspektiven moderner Altenpolitik und Altenarbeit. Hannover.

Müller, B. (1996). Innensicht Außensicht. Freiburg i.B.

Rudnitzki, G., Voll, R. (1991). Institution als Tagesveranstaltung. Erfahrung im Spannungsfeld zwischen aktuellem Auftrag und Aphasie in Institutionen. *Gruppenpsychotherapie und Gruppendynamik*, 27, 141-152.

Ziehe, T. (1984). Zugriffsweisen mütterlicher Macht. In: Schaeffer-Hegel, B. (Hg.), Frauen und Macht. Berlin.

Teil II: Konzepte

„ ... Ihr denkt vielleicht, es begann mit der Vergeßlichkeit, etwa daß man in seine Küche geht, um etwas zu holen und inzwischen vergessen hat, was es war. Das kam immer öfter vor. Ich kämpfte dagegen an, indem ich mir bestimmte Gewohnheiten für alles Alltägliche zurechtlegte. Erst dies, dann das, dann ... Es wurden fast Rituale, und im großen ganzen funktionierte es, ich pflegte mich und besorgte den Haushalt und hielt meine Angst auf Distanz.

Einige Jahre.

Aber die Krankheit begann schon vorher damit, daß ich keine ... Verbindung mehr hatte.“

Aus: Frederiksson, M. (1997). Hannas Töchter.
Wolfgang Krueger Verlag, S. 342

„Auf der Suche nach neuen Wegen“

Ingrid Fuhrmann

Seit ca.15 Jahren leidet meine Mutter an der Alzheimer-Krankheit. Dies ist die häufigste Form der Demenzerkrankungen, sie ist bisher nicht heilbar.

Diese Tagung[1] will Ihnen heute und morgen aufzeigen, in welcher Form Menschen mit einer irreversiblen Demenz in Würde leben können, ohne dass sie „als doch nichts mehr begreifende Verwirrte oder Irre“ quasi in einem Zustand der Verwahrung leben müssen – streng reglementiert und möglichst fern von der Öffentlichkeit.

Wie Ihnen der Titel meines Vortrags sagt, war und bin ich auf der Suche nach neuen Wegen, seit ich erfahren habe, dass meine Mutter an einer schweren, unheilbaren hirnorganischen Krankheit leidet.

Ich kann Ihnen hier kein Patentrezept anbieten, das alle Probleme im Umgang mit dementiell erkrankten Menschen löst. Ich möchte heute auch nicht durch eine Auflistung von geeigneten Verhaltensnormen gegenüber Alzheimer-Kranken neue Wege aufführen, sondern ich will Ihnen durch Schilderung meiner persönlichen Erfahrungen – positive und negative – aufzeigen, welche Wege gangbar waren, oder welche Wege sich als Irrwege oder Sackgassen herausstellten. Ich hoffe, dass diese Schilderungen die jeweilige Situation besonders deutlich machen können, dass sie kenntlich machen, wie schnell Zugänge zum Dementen verloren gehen, wie hilflos die Kranken und Gesunden sich gegenüber stehen, dass man aber durch Kenntnis des Krankheitsverlaufes und durch Einfühlung in die Lage des Kranken die Zugänge wiederfindet.

Ganz am Anfang der Erkrankung war es nur meine Mutter selbst, die ihre Defizite bemerkte – ihre Vergesslichkeit für Namen, Daten, Begriffe und Abläufe des täglichen Lebens. Plötzlich schienen sich auf ihrem Lebensweg unüberwindliche Hindernisse aufzubauen, als hätte ihr jemand Steine in die vertrauten Wege gelegt – Blockaden aufgebaut.

[1] Dieser Beitrag ist das überarbeitete Manuskript des Vortrages vom 24.05.2000 anläßlich der KDA-Fachtagung in Bonn.

Meine Mutter hat zu diesem Zeitpunkt nicht über ihre beginnende Verunsicherung in der Lebensbewältigung gesprochen, sondern **sie** hat versucht, neue Wege zu finden bzw. neue Wege zu schaffen, die für sie gut begehbar waren. In dem Buch „Abschied vom Ich" habe ich diese sehr frühe Phase beschrieben unter dem Titel „Am Anfang eines langen Weges". Daraus möchte ich Ihnen einige Begebenheiten vorlesen:

Im Herbst 1985 bedrängte mich meine Mutter, mit ihr zu ihrer Schwester in die damalige DDR zu fahren. Sie machte keinen Reisevorschlag, sondern sie beschloss, dass wir fahren würden. Ich verstand nicht, dass sie nicht, wie schon öfter, allein mit dem Zug reisen wollte, sondern hartnäckig darauf bestand, dass wir zusammen mit dem Auto fahren müssten. Es machte ihr auch nichts aus, dass meine Familie keinen Urlaub hatte und allein bleiben würde. Das war ein Verhalten, das nicht zu ihrer üblichen Fürsorglichkeit passte.

Im Mai 1986 fuhren wir los. Es wurde eine nervenaufreibende Reise. Auf der Fahrt war meine Mutter nervös und ungeduldig, ständig hatte sie etwas zu fragen oder zu bemängeln. „Wo sind die Papiere?" „Weißt du, wo das Geld steckt?" „Warum steht der denn da?" „Warum geht es denn nicht weiter?" „Wie lange müssen wir noch warten?" usw., usw. Ich war froh, als wir bei meiner Tante ankamen; sie freute sich über den Besuch, und da sie alleinstehend war, wollte sie viel mit uns besprechen. Meine Mutter begann jedoch sofort anzuordnen, wohin wir gehen und fahren mussten, wer zu besuchen oder einzuladen war, wann zu Bett gegangen wurde usw. Ich war nicht in der Lage, meine Mutter zu einem anderen Verhalten zu bewegen; da meine Tante zu allem freundlich ja sagte, „gehorchte" auch ich. Ich wollte keinen Streit in diesen Tagen heraufbeschwören, aber ich war empört über das Vorgehen meiner Mutter. Mein Ärger war so groß, dass ich mit einer Art Genugtuung feststellte, dass meine Mutter große Orientierungsschwierigkeiten in ihrer Heimatstadt hatte, obwohl sich dort seit Jahrzehnten nichts verändert hatte. Ich war froh, als wir nach einer Woche nach Hause fuhren, meine Mutter wirkte ausgeglichen und zufrieden.

Zu diesem Zeitpunkt kannte ich weder den Ausdruck „Demenz" noch „Alzheimer-Krankheit", ich sah auch kein Symptom einer Krankheit im Verhalten meiner Mutter, so begriff ich auch nicht, dass sie so dringend zu ihrer Schwester fahren wollte, um die vertraute Vergangenheit zu suchen – aber sie fand die fremde Gegenwart. In ihrem Verhalten drückte sich die Verzweiflung aus, einen Weg durch diese Fremdheit zu finden.

Kaum zu Hause, plante meine Mutter die nächste Reise mit einer Bekannten zu deren Zweitwohnung in R. an der Schweizer Grenze. Als der Reisetag herankam, verlangte meine Mutter von mir, sie um 6 Uhr morgens abzuholen, um sie zum Bahnhof Zoo zu bringen. Ich weigerte mich, da ich 30 Kilometer entfernt wohnte. Sie hatte die Bushaltestelle direkt vor der Tür, in einer halben Stunde würde sie am Bahnhof sein, außerdem gab es Taxen, die sie mit dem Gepäck noch besser transportieren könnten. Wir führten lange Debatten über dieses Thema, sie erfand die unsinnigsten Begründungen für meine Anwesenheit, das ging vom Weckdienst, der vergessen könnte, sie anzurufen, bis zum bösen Taxifahrer, der sie überfallen könnte. Ich konnte nicht begreifen, warum meine Mutter, die schon so oft allein verreist war, hier wieder Dinge von mir forderte, die ihrer sonstigen Fürsorge mir gegenüber völlig widersprachen. Schließlich einigten wir uns auf ein kompliziertes Verfahren. Ich bestellte das Taxi, ich weckte sie per Telefon, und eine Freundin, die in der Nähe wohnte, kam am Morgen zu ihr, um mit ihr zu warten, bis das Taxi kam.

Ich begriff nicht, dass meine Mutter krank war, dass sie bei der Hand genommen werden wollte, dass sie den richtigen Weg nicht mehr erkannte, dass sie auf ihn geführt werden musste.

In der nächsten Zeit stellte ich fest, dass meine Mutter von einer unheimlichen Ruhelosigkeit getrieben wurde und bei vielen Verrichtungen des täglichen Lebens Schwierigkeiten hatte. So fragte sie nach den einfachsten Kochrezepten, sie fand die gewünschten Lebensmittel nicht in den Regalen, sie kaufte für sich nicht ein Kotelett, sondern zwei oder drei, im Restaurant bestellte sie immer das, was auch ich essen wollte, sie achtete beim Einkauf von Kleidung fast überhaupt nicht auf die Preise, sie bezahlte fast immer mit größeren Scheinen. Sie weigerte sich, andere Treffpunkte als ihre oder unsere Wohnung auszumachen. Ich war ziemlich sicher, dass meine Mutter keine Zeitung, geschweige denn ein Buch las, das Fernsehen schien sie auch nicht mehr zu interessieren. Ich bemerkte, wie sie sich bemühte, all diese Vorgänge, die ich nicht verstehen konnte, die mich aber stark beunruhigten, zu überspielen bzw. mit den eigenartigsten Erklärungen abzutun.

Ja, jetzt war ich stark beunruhigt, weil ich nicht begriff, was da vor sich ging. Und in meiner Hilflosigkeit gab ich meinem Gefühl nach, dass ich meiner Mutter Hilfestellung anbieten müsste: Ich schrieb eine Art Kochbuch für Anfänger. Es war ein Kochbuch für meine Mutter, die eine ausgezeichnete Köchin gewesen war, die **ich** stets um Rat gefragt hatte. Eine Ironie des Schicksals. Es war gut, dass ich meinem Gefühl nachgegeben hatte, diese Kochanweisungen in einfachster Weise zu Papier zu bringen; für einige Monate konnte ich meine Mutter auf diese Weise befähigen, für sich Mahlzeiten zuzubereiten.

Im Januar 1987 starb ein Verwandter, meine Mutter wurde telefonisch benachrichtigt und erklärte sofort, dass wir zur Beerdigung nicht nach Braunschweig kommen könnten. Da sie mich so oft zu anderen Fahrten gedrängt hatte, war mir unklar, warum sie ausgerechnet hier nicht fahren wollte. Erst als ich ihr klarmachte, dass ich in jedem Falle zur Beerdigung fahren würde, schloss sie sich mir an. Bei der Hinfahrt merkte ich, dass sie zufrieden war, in meiner Nähe zu sein. Bei den Verwandten und beim Essen nach der Beerdigung war meine Mutter auffällig still. Kaum war das Essen beendet, begann sie sofort unruhig zu werden. Sie meinte, es sei Zeit, ein Taxi zum Bahnhof zu bestellen, da wir sonst unseren Zug verpassen würden. Mir war diese ständige Drängelei sehr unangenehm, da wir noch sehr viel Zeit bis zur Abreise hatten. Die Verwandten hatten zum Glück Verständnis dafür, dass wir schließlich viel zu früh aufbrachen, um meine Mutter wieder zu beruhigen. Da es auf dem Bahnhof kalt war, setzten wir uns in eine Wartehalle. Nun wurde meine Mutter von einer neuen Unruhe getrieben, sie meinte, wenn wir in der Wartehalle säßen, könnten wir den Zug verpassen. Meine Erklärungen, dass ich erstens die Abfahrtszeit wüsste und dass zweitens der Zug über einen Lautsprecher angekündigt würde, schienen sie gar nicht zu erreichen. Da ich mich weigerte, ständig nach dem Zug zu schauen oder gar zu fragen, rannte meine Mutter bis zur Einfahrt des Zuges zwischen der Wartehalle und dem Bahnsteig hin und her. Während der Rückfahrt saß sie erschöpft dicht neben mir. Ich weiß nicht, wer von uns beiden an diesem Tag mehr gelitten hat.

Ich fühlte in mir eine Art Gewissheit, dass meine Mutter krank war. Ich wusste, dass ich von nun an einen Weg suchen würde, um eine Tür zu öffnen, die mir bis dahin verschlossen war.

Trotz des sicheren Gefühls, dass meine Mutter krank war, habe ich damals nicht begriffen, dass sie den Weg der Selbständigkeit längst verlassen hatte, dass auch ihre Versuche, dahin zurück zu gelangen, misslingen mussten, da sie sich bereits in einer Art zeitlichem und örtlichem Irrgarten befand – sie konnte auch durch meine detaillierten Erklärungen den Ausgang nicht mehr erkennen. Ihre Angst überdeckte sogar das Vertrauen, dass sie in mich setzte. Ich hatte zwar ihren Wunsch nach Aufbruch zum Bahnhof nachgegeben, aber ich verstand nicht, dass es für meine Mutter nicht mehr nachvollziehbar war, wie ich in einer Wartehalle erkennen konnte, wann es Zeit sei, in den richtigen Zug zu steigen. Ich begriff nicht, dass meine Mutter sich nur noch auf sehr überschaubaren geradlinigen Wegen und sanft geführt bewegen konnte, dass eine solche Reise für sie gleichsam eine Reise in den Dschungel bedeutet hatte.

Im Frühjahr 1987 wurde – nach gründlicher Untersuchung meiner Mutter – die Diagnose gestellt: Senile Demenz vom Alzheimer-Typ. Meine Mutter wurde in einer Tagesklinik aufgenommen – ich besuchte von da an eine Angehörigengruppe dieser Klinik.

Man versuchte in der Tagesklinik, der Dementen eine gewisse Selbständigkeit zu erhalten und die Krankheit medikamentös zu beeinflussen. Meine Mutter suchte kaum noch selbst nach gangbaren Wegen, sie hatte eigentlich nur das eine Ziel: den Weg **zu mir** aufrecht zu erhalten – sei es per Telefon, sei es per Bus oder Bahn. Meine Telefonnummer und die Verkehrsverbindung zu mir zu kennen, war die letzte Intelligenzleistung, die meine Mutter vollziehen konnte.

Ich selbst erkannte in der Gruppe und in Gesprächen mit Fachkräften, dass ich völlig neue Wege suchen und finden musste, um meine Mutter nicht zu verlieren. Aber es war eine bittere Erkenntnis, dass einer dieser neuen Wege nochmals in eine Sackgasse führte, die für meine Mutter fast zu einer unüberwindbaren Hürde wurde. Diesen Irrweg will ich Ihnen schildern:

Ich erkannte die Unfähigkeit meiner Mutter, ungeleitet zu leben und glaubte an die Lösung aller Probleme durch Einzug meiner Mutter in ein schönes Heim – eine alte Villa, in der zehn Damen betreut wurden, die an körperlichen Gebrechen, aber nicht an Demenz litten.

- Endlich schien ein Weg gefunden für uns beide – für meine Mutter und für mich, alles schien so durchschaubar, so geradlinig – sie war doch auch einverstanden mit einem achtwöchigen „Probewohnen“, das war doch ein Versuch wert
- ein schönes eigenes Zimmer – Toilette und Dusche gleich nebenan
- im Zimmer eigene Wäsche, Bilder, Blumen, Kissen, Decken – das musste doch Geborgenheit vermitteln
- keine Angst mehr vor dem Einkaufen und Zubereiten von Mahlzeiten
- keine Waschmaschine, deren Bedienung zu einem unüberwindbaren Hindernis wird
- kein verwirrend langer Weg mehr zum Frisör, da er im Nebenhaus arbeitet
- keine Unruhe vor dem Aufstehen und Schlafengehen, dass man die richtige Zeit verpassen könnte
- und die anderen Damen hatten doch einen sehr netten Eindruck gemacht, freundlich, gepflegt, kultiviert
- und dann noch einer der wichtigsten Punkte, wie mir schien, war die unge-

kündigte Wohnung, die bei Nichtgefallen des Heimes einen problemlosen Rückzug offenhielt.

Durch den Umzug in das Heim sollte gleichzeitig eine andere Schwierigkeit gelöst werden, die extrem starke Anklammerung meiner Mutter an mich. Die Kranke würde Halt und Gesellschaft in dem Heim finden, und ich könnte wieder eine gewisse Normalität in mein Leben und das meiner Familie einziehen lassen. Die pausenlosen Anrufe meiner Mutter vom frühen Morgen bis in die späte Nacht würden aufhören und ebenso das ständige Pendeln zwischen zwei Haushalten.

Am 15. Juli 1987 zog meine Mutter in das neue Zuhause. Dreieinhalb Wochen lang bekam ich weiterhin bis zu 12 Anrufen täglich, dreieinhalb Wochen bemühte ich mich, meiner Mutter zu erklären, wo ihr Zimmer war, wo man aß, wo man sich aufhalten konnte. Ich knüpfte für sie Kontakte zu anderen Bewohnerinnen. Dreieinhalb Wochen registrierte ich aber auch die Unfähigkeit meiner Mutter, sich in dem Heim zu integrieren. Die Fassade einer freundlichen, agilen, gepflegten älteren Dame bekam schnell Risse und begann zu bröckeln. Darunter zeigte sich ein Mensch voller Unruhe, immer auf der Suche – nach der Tochter, nach dem Zimmer, nach dem Schlüssel, nach dem Geld usw.

Ich hatte meine Mutter mit Nachdruck gebeten, auf keinen Fall den Garten des Heimes zu verlassen, ich hatte ihr das erklärt mit der unbekannten Umgebung in einem neuen Bezirk, dass sie sich verlaufen würde. Nach einer Woche wurde mir zum ersten Male mitgeteilt, dass meine Mutter Haus und Garten heimlich verlassen hatte. Die Polizei hatte sie in den Nachbarstraßen entdeckt, wo sie ziellos umherlief. Sie gab an, auf dem Weg nach Hause zu sein, als Adresse nannte sie ihre ehemalige Wohnung. Das Pflegepersonal und nicht zuletzt ich selbst machten ihr Vorhaltungen, dass sie etwas versprochen und nicht gehalten hatte, dass wir uns um sie geängstigt hätten, dass sie nur durch Glück vor Einbruch der Dunkelheit von der Polizei gefunden worden war.

Meine Mutter lächelte und sagte: „Das waren aber sehr nette junge Männer, und die haben mir zu essen und zu trinken angeboten." Sie versprach, nun nicht mehr aus dem Garten zu gehen. Nach kurzer Zeit rief mich eine Pflegekraft erbost an und sagte mir, dass meine Mutter schon wieder rausgelaufen sei und noch eine andere Dame, die sonst völlig inaktiv war, mitgenommen hätte. Die Polizei war verständigt, und zum Glück fand sie beide Damen in der Nähe des Heimes, da die quasi „Entführte" nicht mehr gut beweglich war.

Alle nun folgenden Vorhaltungen berührten meine Mutter nicht, sie schienen sie gar nicht zu erreichen, und ich hatte plötzlich das Gefühl, meine Mutter war gezielt zum zweiten Male weggelaufen, um sich eine neue Form von Zuwendung zu holen; sie hoffte vielleicht sogar, nochmals von der Polizei aufgenommen und gefahren zu werden – von diesen netten jungen Männern.

Ich schob aber dieses Gefühl beiseite und glaubte nur zu gern an das, was mir alle Fachkräfte versicherten: „Das sind Eingewöhnungsschwierigkeiten!" So glaubte ich auch, durch meine Abwesenheit im Urlaub einen positiven Druck zur Eingewöhnung auf meine Mutter ausüben zu können, – statt der Telefonate gab es jeden Tag eine Postkarte von mir.

Als ich nach 17 Tagen zurückkam, sah ich, dass die Persönlichkeit meiner Mutter fast zerbrochen war. Die Wege, die ich für sie gewählt hatte, waren nicht breit, glatt und überschaubar, sondern steinig, steil und unbegehbar.

Sowohl die „Trial-and-Error-Methode" für die Auswahl eines geeigneten Heimes als auch der zusätzliche Entzug meiner persönlichen Zuwendung führten meine Mutter in eine schwere Depression und Suizidgefahr.

Wenn ich es interpretieren sollte, so würde ich sagen, meine Mutter fühlte sich wie auf einer fremden Insel ausgesetzt, wo die Bewohner in einer ihr unverständlichen Sprache redeten und ihr im Verhalten deutlich ihre Ablehnung und Geringschätzung zeigten. Die Tochter, der sie vertraute und die ihr Geborgenheit vermittelte, war nicht mehr erreichbar, war verloren gegangen – Postkarten sagten ihr nichts mehr, es waren Papierstücke ohne Wert, die sie achtlos zur Seite legte.

Ich erkannte die Notlage meiner Mutter und wählte den Weg der Einweisung in eine psychiatrische Klinik. Sie verband mit dem Begriff „Krankenhaus" sehr positive Erfahrungen, und so war sie fast heiter, als ich ihr sagte, dass ich sie dorthin brächte, und der Zusatz: „Du brauchst nie mehr hierher zurück", ließ sie lächeln und antworten: „Ja, das ist gut." Den Umzug habe ich im Buch so beschrieben:

Wir packten einen kleinen Koffer mit Kleidung und Toilettengegenständen. Meine Mutter sagte: „Auf Wiedersehen" und schritt an meiner Seite die Treppe hinunter, durch den Garten, aus dem Tor. Sie warf keinen Blick zurück, sie sagte nur immer wieder: „Komm, so komm doch." Sie strebte fort von den letzten sieben Wochen, als wüsste sie, dass ein Aufatmen durch das Haus ging, weil sie es verließ. Während der Fahrt saß sie ganz still im Auto, vor der Klinik stieg sie willig aus, und an meinem Arm ging sie vertrauensvoll in eine neue Ungewissheit. Meine Mutter gewöhnte sich ganz schnell auf der Station ein. Sie hatte kein Einzelzimmer, sondern schlief mit anderen Patienten zusammen – so verging ihre nächtliche Angst. Die anderen Kranken sprachen mit ihr, lachten mit ihr, streichelten sie – sie war nicht mehr isoliert. Sie hat dort auch vergessen, dass sie 17 Tage lang verzweifelte Hilferufe an Familienmitglieder und Freunde geschrieben hatte, auf Karten, Zetteln, Servietten und Tempotüchern, die ich erst beim Ausräumen des Zimmers fand. Auf allen stand, in ihrer fehlerhaften, verzerrten Schrift: „Wann kommst du, ich bin so allein."

10 Jahre blieb meine Mutter in der Klinik auf einer Station für chronisch Kranke und lebte gemeinsam mit den Dementen und anderen geistig Behinderten. Ich lernte in jener Zeit begreifen, dass dieser gewählte Weg für meine Mutter breit und gut begehbar war, – für mich war er völlig neu, und er führte mich weit ab von gewohnten und vertrauten Bahnen.

Auf dieser geschlossenen Station lernte ich die Welt kennen, in der die Dementen leben. Ich begriff nun, dass ich so viel wie möglich davon wissen musste, um so ihre Wege, die sie beschreiten, finden zu können, – um sie gemeinsam mit ihnen begehen zu können, – um mit den Dementen Kontakt aufnehmen zu können. Bei meinen regelmäßigen Besuchen war ich ein aufmerksamer Beobachter und Zuhörer. Eines der typischen Gespräche lässt Sie einen Blick in diese eigene Welt der Dementen werfen.

Die Gesprächspartner, eine Frau und ein Mann, waren demente Patienten auf der geschlossenen Station. Sie hatten sich dort kennen gelernt und waren fast ständig zusammen, so als wären sie schon lange befreundet und vertraut miteinander. Alles, was sie miteinander besprachen, war für sie Realität (die erwähnte Straße und der Bezirk sind in Berlin existent). Die Frau konnte zwar noch klar sprechen, aber war stark desorientiert und bereits inkontinent. Der Mann war noch in der Lage, in **anscheinend** logischen Zusammenhängen zu reden und zu antworten.

Gespräch oder Ein Nachmittag unter Verwirrten

Es ist Nachmittag, der Kaffee ist ausgetrunken, der Kuchen ist aufgegessen. Sie sitzen nebeneinander, er gelassen zurückgelehnt, sie angespannt mit aufgerichtetem Oberkörper. Sie tastet nach seiner Hand, umklammert sie.

Sie: *Es ist schon spät*
Er: *Ja*
Sie: *Ich gehe bald nach Hause*
Er: *Du kannst nicht nach Hause gehen*
Sie: *Was? Warum kann ich nicht nach Hause gehen? Ich muss doch nach Hause!*

Er: *Weil du hier bist*
Sie: *Wo bin ich denn hier? Meine Kinder warten doch!*
Er: *Die sind bei sich zu Hause*
Sie: *Aber ich muss ihnen doch Essen machen*
Er: *Das können die alleine, die sind doch erwachsen*
Sie: *Die können das alleine? Meine Jungs haben noch nie was alleine gemacht*
Er: *Doch, die können das. Jetzt gib Ruhe!*
Sie: *Wie spät ist es?*

Er kramt umständlich eine Armbanduhr aus der Hosentasche und schaut auf das Zifferblatt.

Er: *Es ist jetzt fünf vor zwei*
Sie: *Noch so früh? Da gibt's wohl bald Kaffee?*
Er: *Es gibt keinen Kaffee, den trinken die selber*
Sie: *Ach so; ich würde jetzt Kaffee trinken – Opachen warum kriegen wir keinen Kaffee? Ich gehe nach Hause, dort mache ich Kaffee*
Er: *Du kannst nicht nach Hause gehen, du kommst hier nicht raus*
Sie: *Wieso komme ich hier nicht raus?*
Er: *Weil die Tür verschlossen ist und sie nicht aufmachen*
Sie: *So, aber Opachen, warum schließen sie nicht auf? Ich muss doch nach Hause!*
Er: *Du kannst nicht nach Hause! Die lassen uns hier nicht raus, weil sie sonst überflüssig sind, also müssen sie immer welche hier drin behalten!*
Sie: *Ach so*

Sie will aufstehen.

Er: *Wo willst du denn hin? Bleib' doch endlich ruhig sitzen!*
Sie: *Ich muss zur Toilette*
Er: *Na dann komm', ich helfe dir*

Er zieht sie langsam aus dem Sessel.

Sie: *Wo ist die Toilette?*
Er: *Da links um die Ecke*
Sie: *Da links um die Ecke*

Sie läuft schlurfend durch den Raum zum Flur, die Windel markiert sich unter dem Kleid. Nach einigen Minuten kommt sie zurück. Sie atmet wie jemand, der von einer großen Wanderung kommt.

Sie: *Vati, ach bin ich erschöpft, meine Beine tun weh*
Er: *Setz' dich hin, du läufst zuviel umher, das hab' ich dir schon immer gesagt, dann tun die Beine weh*
Sie: *Ja, ja, – ach, ach, ach – au, au – guck mal, ich hab ganz dicke Beine*

Sie starrt ihre Beine an, dann setzt sie sich, lehnt sich zurück, tätschelt seine Hand.

Sie: *Du bist doch mein Freund*
Er: *Ja. Wo warst du denn so lange?*
Sie: *Ich war im Betrieb bis jetzt, ich musste dort die Mädels anweisen, es war so viel zu tun!*
Er: *Na, nun bist du ja fertig, ruh' dich aus*
Sie: *Ach, Vatichen, wie spät ist es?*
Er: *Das hab' ich dir gerade gesagt!*

Er holt erneut umständlich seine Uhr aus der Hosentasche und schaut darauf.

Er: *Es ist jetzt 10 Minuten vor sechs*
Sie: *Ich bin müde, ich geh' jetzt nach Hause*
Er: *Du kannst nicht nach Hause!!! Wie oft soll ich es dir noch sagen, du kapierst auch gar nichts!*
Sie: *Ich muss aber nach Hause, ich bin müde, ich will in mein Bett!*
Er: *Dein Bett ist hier*
Sie: *Mein Bett ist hier? Wo ist mein Bett?*
Er: *In deinem Zimmer*
Sie: *Ich weiß nicht – wo ist denn mein Zimmer, Vatichen, sag' doch mal, kannst du mir helfen?*
Er: *Ja, du weißt auch gar nichts. Dein Zimmer ist rechts auf dem Flur, wo du immer schläfst*
Sie: *Rechts auf dem Flur? Weißt du, wo das ist? Mein Gott, ich weiß gar nichts! Ich will nach Hause, ich bin müde!*
Er: *Wir gehen nachher zusammen*
Sie: *Schläfst du bei mir?*
Er: *Nein, du schläfst mit einer anderen Frau zusammen*
Sie: *Mit einer anderen Frau, ach so, na gut, bringst du mich hin?*
Er: *Ja*
Sie: *Du weißt, wo das ist?*
Er: *Ja doch!!! Zimmer Nummer 25. Da bist du doch jeden Abend!!*
Sie: *Ja, ist ja gut, sei doch nicht gleich böse, ich frag ja nur, man muss doch mal fragen können*

PAUSE

Sie: *Wann stehen wir morgen auf?*
Er: *Um halb sieben*
Sie: *Um halb sieben, was machen wir dann?*

Er:	*Wir fahren um acht nach Wilmersdorf*
Sie:	*Nach Wilmersdorf? Was machen wir in Wilmersdorf?*
Er:	*Da wohnen wir dann*
Sie:	*Da wohnen wir dann? Wir beide zusammen?*
Er:	*Ja, wir ziehen dahin um*
Sie:	*Dann muss ich noch packen*

Sie will aufstehen, er hält sie zurück.

Er:	*Bleib' sitzen! Das ist alles schon gepackt. Nur dein Waschzeug morgen früh musst du noch mitnehmen*
Sie:	*Aber meine Kleider, meine Schuhe, meine Wäsche, das ist schon gepackt?*
Er:	*Ja doch!! Das liegt alles fertig zum Abtransport*
Sie:	*Aber ich kann doch nicht nach Wilmersdorf gehen, das schaffe ich nicht*
Er:	*Du fährst mit einem Taxi, das ist schon alles bestellt, ich laufe. Wir treffen uns dann dort*
Sie:	*Wo treffen wir uns?*
Er:	*Na in der Uhlandstraße, wo wir dann wohnen*
Sie:	*In der Uhlandstraße? Kenne ich nicht. Wann müssen wir aufstehen, um sechs?*
Er:	*Nein, ich hab doch gesagt um halb sieben*
Sie:	*Das schaffe ich nicht*
Er:	*Um halb sieben stehen wir auf, dann waschen, anziehen, um sieben Frühstück, das bisschen Krämchen zusammenpacken, das wirst du ja schaffen, um acht geht's los vom Tor*
Sie:	*Ja. Um acht vom Tor – welches Tor? Ich kenne kein Tor!*
Er:	*Na da vorne, da wo das Tor ist, da treffen wir uns; du fährst und ich laufe los*
Sie:	*Ich bin müde, ich will in mein Bett*
Er:	*Kannst du ja bald*
Sie:	*Ich gehe jetzt nach Hause, es wird schon dunkel, meine Jungs warten auf mich*
Er:	*Wie oft soll ich dir denn noch sagen, dass du hier nicht rauskommst!!! Bist du dämlich!!! Ich sage jetzt nichts mehr!*
Sie:	*Schrei' mich nicht so an! Wie benimmst du dich denn, ich lass' mich nicht anschrei'n*
Er:	*Sonst hörst du ja nicht*
Sie:	*Ich höre nicht? Ich höre sehr gut! Du gemeiner Kerl, du Lump, du! Du bist ein Dreckskerl!!! Mit dir rede ich kein Wort mehr! Aus – Schluss!*
Er:	*Na umso besser*

Beide lehnen sich zurück, starren ärgerlich geradeaus. Eine Minute herrscht Schweigen. Sie richtet sich wieder auf, der Blick schweift umher.

Sie : Vatichen, sag mal, wie spät ist es eigentlich?

Er greift umständlich in die Hosentasche und zieht die Armbanduhr heraus

Er: Es ist gleich sechs

Sie: Es ist schon spät

Er: Ja

Sie: Ich gehe bald nach Hause

usw. usw. usw. –

Sie werden weder nach Hause gehen, noch am nächsten Tag nach Wilmersdorf fahren, denn sie können nicht mehr allein für sich sorgen, sie leben in einer Einrichtung, wo sie betreut werden. Aber ihr Gespräch wird sich in ähnlicher Weise wiederholen, Stunde für Stunde, Tag für Tag, Woche für Woche ... Für die Verwirrten sind es neue, noch nie geführte Gespräche, auch gegenseitige Beschimpfungen sind vergessen, es ist ihre Art der sprachlichen Kommunikation.

Ich habe viele solcher Gespräche und Unterhaltungen gehört und allmählich mitgeführt, und bald wusste ich, auf welche Weise wer zu begrüßen war, welche Themen ich antippen musste, um auf Interesse zu stoßen. Oft erkannte ich aber auch das Misstrauen, mit dem sie meiner Freundlichkeit begegneten, als wollten sie ausdrücken: Meinst du es ernst mit mir? Meine Gefühle sind oft verletzt worden.

So lebte meine Mutter als eine unter vielen – nicht mehr einsam, nicht mehr ausgestoßen aus der Gesellschaft. Sie fand Akzeptanz trotz ihrer ständig zunehmenden Schwierigkeit zu denken, sich auszudrücken, zu agieren. Sie fand emotionale Unterstützung durch die anderen. Sie alle gingen auf gleichen Wegen.

Ich besuchte meine Mutter regelmäßig. So lange sie konnte, **äußerte** sie die Sehnsucht und das Warten auf die Tochter. Wenn **ich** auf der Station durch die Tür trat, verließ ich den Weg meines Alltags, den Weg der Sachlichkeit, der Zweckmäßigkeit, der intellektuellen Auseinandersetzung mit Menschen und Dingen.

Ich betrat den Weg der Zuwendung, des Verständnisses und der Hilfestellung für einen kranken Menschen, dem ich emotional verbunden war. Je mehr meine Mutter die Fähigkeit der sprachlichen Verständigung verlor, um so stärker reagierte sie auf Zeichen von Zuneigung und Fürsorge. Meine Mutter, die in sich erstarrt zu sein schien, war sehr wohl in der Lage, Wohlgefühl und Geborgenheit zu empfinden durch menschliche Nähe und Wärme. Auf diesem Wege kann auch bei fortgeschrittener Krankheit ein Zugang zu einem Dementen gefunden werden. Einen Besuch aus dieser Zeit habe ich 1993 beschrieben.

Der Besuch

Heute fahre ich zu meiner Mutter, um sie zu besuchen. Nach 45 Minuten bin ich auf dem Parkplatz. Der Pförtner kennt mich schon, er nickt mir zu.

Den Weg zur Station gehe ich immer mit schnellen Schritten. Durch die verschlossene Glastür sehe ich sie sitzen in einem Korbstuhl neben einer anderen alten Frau. Ich klingele, eine Schwester öffnet die Tür, ich gehe auf meine Mutter zu, sie sitzt ohne Regung in derselben Stellung. Dann bin ich bei ihr, ich berühre ihre Hand und bringe mein Gesicht ganz dicht vor das ihre, ich sage: „Hallo, guten Tag." Da schauen mich ihre leeren grauen Augen an, und ein Lachen verzieht ihren Mund, sie stößt einige Laute aus, sie klingen nach Freude.

Ich sage, dass das Wetter schön sei und dass wir spazieren gehen werden. Wieder verzieht dieses Lachen ihr Gesicht. Ich ergreife ihre Arme, stelle meinen Fuß quer zu ihren Fußspitzen und ziehe sie hoch aus dem Sessel, dabei sage ich bestimmt: „Komm, steh auf, komm hoch, stehe auf." Kaum ist sie auf den Beinen, versuche ich, sie durch: „Laufen, du musst laufen" zum Gehen zu bewegen. Heute scheint sie zu begreifen, was ich will, und untergehakt gehen wir zum Schrank. Eine Schwester hilft, den Mantel anzuziehen. Meine Mutter ist völlig inaktiv, es ist schwer, ihre Arme in die Mantelärmel zu stecken, ohne ihr weh zu tun. Dann setzen wir sie in einen Rollstuhl, indem wir ihn ganz dicht an sie heranfahren und sie mit sanfter Gewalt auf den Sitz drücken; die Füße stelle ich auf die dafür vorgesehenen Metallplatten. Meine Mutter ist bei der ganzen Prozedur fast unbeteiligt, manchmal kommen Laute der Abwehr. Meine Stimme beruhigt sie sofort wieder: „Es ist gut, alles ist gut."

Wir fahren in den schönen Park, ab und zu wendet meine Mutter den Kopf hin und her. Es ist ein Nachteil, dass ich hinter ihr bin, sie kann mich nicht sehen. So lege ich eine Hand auf ihre Schulter oder an ihre Wange, mit der anderen schiebe ich den Rollstuhl. Oft kuschelt sie sich in meine Hand, sie genießt ganz offensichtlich die Berührung. Ich spreche zu ihr von den Bäumen, den Blumen, den Vögeln. Immer kommt dieses Lachen und auch ein Ja, aber ich sehe ihrem Gesicht an, dass sie nichts von dem versteht, was ich sage, sie reagiert auf meine Stimme, die ihr wohl angenehm ist. Wir kommen an das Gehege einer Gans, die uns laut schnatternd begrüßt und sich ein Stückchen Apfel von mir erbettelt. Meine Mutter scheint durch diese Szene hindurchzuschauen, weder die hin- und herwatschelnde Gans, noch ihr Schreien rufen eine Reaktion hervor. Weiter geht es, vorbei an Volieren mit bunten Vögeln, vorbei am Gehege mit

Damwild – für meine Mutter scheinen diese Dinge nicht zu existieren. Da kommen andere Spaziergänger dicht an uns vorbei, und blitzschnell greift die Hand meiner Mutter nach diesen Personen, dabei lacht sie, als träfe sie alte Bekannte.

Nach einer dreiviertel Stunde sind wir wieder auf der Station. Ich ziehe meine Mutter aus dem Rollstuhl hoch, der Mantel kommt in den Schrank. Dann sage ich: „Wir gehen spazieren, wir laufen." Fest untergehakt gehen wir durch die Station. Am Ende eines Ganges ist ein Fenster bis zum Fußboden, ich sage: „Das ist ein Fenster." In das Gesicht meiner Mutter kommt ein Ausdruck von Entschlossenheit oder Anspannung, dann hebt sie die Hand und klopft an die Scheibe, als wolle sie das Material prüfen. Wir gehen zur anderen Seite, zum anderen Fenster, und hier vollzieht sich der gleiche Ablauf.

Nach kurzer Zeit höre ich, dass meiner Mutter das Atmen schwer fällt, so als müsse sie einen Berg erklimmen. Dennoch läuft sie mit gleichbleibender Geschwindigkeit, jedes Anhalten oder Verzögern durch mich quittiert sie mit Unwillen, ihr leerer Gesichtsausdruck verändert sich, mit leichter Verärgerung und sehr bestimmt sagt sie: „Komm!" Sie würde wohl laufen bis zum Zusammenbruch. Ich suche einen Sessel, halte meine Mutter unter den Armen, und als der Sessel ihre Kniekehlen berührt, lässt sie sich hineingleiten. Meinen Sessel schiebe ich ganz dicht neben den ihren, so dass ich sie in den Arm nehmen kann, sofort lacht sie ihr eigenes Lachen und lehnt sich an mich. Ich streiche ihr über Gesicht und Hände, dann nehme ich ihre linke Hand, die immer zu einer Art Faust verkrampft ist, ich sage: „Mach' deine Hand auf, gib mir deine Hand" – immer wieder und immer wieder - und dann kann ich ihre Finger strecken, die Hand auf meine legen und sie streicheln, sie bleibt dabei gelöst.

Vor uns steht ein Tisch mit einer buntgemusterten Decke. Plötzlich greift meine Mutter zu, um etwas von dem Rot, Gelb oder Grün vom Tischtuch zu nehmen. Da das nicht gelingt, zieht sie mit Kraft an dem Tuch, ihr Gesicht zeigt, wie angestrengt sie ist. Ich sage: „Das ist ein Tischtuch, das lassen wir liegen," und ich kann ihre Hand von dem Tuch lösen. Nun sitzt sie wieder an mich gelehnt, entspannt und schaut in ihre Welt.

Plötzlich versucht sie, mir etwas mitzuteilen. Sie beginnt: „Du bist-" dann versinkt der Rest in einem Gewirr von Lauten, z.T. in einer stotternden Weise. Sie spricht drängend, mit Anstrengung, als wolle sie diese Laute zwingen, sich zu Worten und einem verständlichen Satz zu ordnen. Ich sage ganz ruhig: „Ja, so ist es, das machen wir nachher." Sie lehnt sich zurück, stützt den Kopf in ihre Hand, und ein Ausdruck des Leids oder von tiefer Traurigkeit zieht kurz über ihr Gesicht. Ich lege den Arm um ihre Schultern, als könnte ich sie vor sich selbst schützen.

Die Schwester bringt das Abendbrot. Auf dem Teller liegen belegte Brothäppchen und eine halbe Banane. Als Getränk gibt es einen Becher Früchtetee, zum Nachtisch Schokoladenpudding. Ich halte meiner Mutter den Teller hin, so dass er in ihr Blickfeld kommt, sie greift nach dem Teller, zieht ihn zum Mund und versucht abzubeißen. Ich sage: „Nein, das ist ein Teller, den kann man nicht essen"; ich führe ihre rechte Hand auf die Brotstückchen, bei der Berührung greift sie zu und steckt das Brot in den Mund. Zwischendurch drücke ich die Rundung des Bechers mit Tee in ihre Hand, und mit Nachhilfe führt sie diesen dann zum Mund und trinkt. Ich nehme eine Serviette, um ihren Mund abzuwischen. Sie öffnet den Mund, um die Serviette zu essen, als ich jedoch sage: „Jetzt wische ich deinen Mund ab", lächelt sie und lässt es geschehen.

Sie kann mir nicht mehr sagen, ob der Pudding schmeckt, aber ich glaube es, da sie mit dem Mund zum Löffel drängt, als ich sie füttere; selbst kann sie mit dem Löffel nicht mehr umgehen. Meine Mutter hat aufgegessen und ausgetrunken, sie ist jetzt müde und stützt den Kopf in die Hand. Ich nehme ihr Gesicht in meine Hände und bringe mein Gesicht dicht an das ihre, ich sage: „Ich komme bald wieder, ich komme bald wieder zu dir." Sie lächelt.

Dann öffnet die Schwester die Tür für mich. Ich verlasse meine Mutter. Sie sitzt in ihrem Sessel, als hätte es unsere Begegnung nicht gegeben. Die Augen blicken in eine unbestimmte Ferne, die linke Hand ist zur Faust zusammengezogen. Diese Frau ist mir nah und fern zugleich. Ich eile durch das Gelände zum Parkplatz, vorbei am Pförtner, er hebt leicht die Hand zum Gruß. Die Anspannung in mir lässt langsam nach. Spätestens in einer Woche werde ich wieder hier sein.

Im Laufe der nächsten 4 Jahre verlor meine Mutter allmählich die Fähigkeit zu gehen, aufzustehen, zu sitzen – sie konnte kein Wort mehr klar artikuliert sprechen – nicht einmal „ja" oder „nein". Beim Essen und Trinken musste sie so sorgsam wie ein Kleinkind gefüttert werden – hier endete der Weg der behutsamen Führung und Stützung zum Erhalt geringster Selbständigkeit.

In dieser Phase musste ich meine Mutter aus organisatorischen Gründen in ein Pflegeheim verlegen lassen. Nochmals betrat ich einen neuen Weg mit der nun bettlägerigen Dementen. Für einige Zeit begrüßte sie mich noch, wenn ich mich über sie beugte, mit einem Lachen – es klang aber schon sehr fremd, und ich habe mich nie daran gewöhnen können.

Heute sind es nur noch die Augen, die versuchen, mich zu fixieren, und einige Laute, die ich als Begrüßung interpretieren möchte, da sie jeden Tag in gleicher Weise aus dem Mund meiner Mutter kommen, wenn ich sie besuche.

Ich habe gelernt, dass es nur noch schmale Pfade gibt, um meine Mutter zu erreichen. Diese Pfade sind: Die Beachtung ihrer Mimik, die Beachtung ihrer Reaktion auf die von mir angebotenen Impulse, die Beachtung ihrer Sprachrelikte und die nie abgebrochene emotionale Bindung. – Dazu habe ich ein anrührendes Erlebnis: Mein Mann hielt die Hand meiner Mutter. Nach einiger Zeit versuchte sie, diese Hand wegzudrücken und meine vertraute daneben liegende Hand zu ergreifen.

Ich habe in letzter Zeit in aktuellen Sendungen und Veröffentlichungen zum Thema „Demenz" gehört und gelesen, dass Demente im Verlauf der Krankheit zu „lebenden Leichen" werden, und dass sie im Verlauf der Krankheit ihre **Würde** verlieren. So möchte ich am Schluss meiner Ausführungen 2 Fragen an Sie stellen:

1. Ist es **nicht unsere** Aufgabe zu **erkennen,** dass da im Bett ein Mensch liegt mit allen Gefühlen und Empfindungen?
2. Wie kann ein kranker, behinderter Mensch seine Würde verlieren, wenn **wir sie ihm nicht nehmen?**

Literatur

Fuhrmann, I., Gutzmann, H., Neumann, E.-M., Niemann-Mirmehdi M. (1995) (Überarbeitete Neuausgabe 2000). Abschied vom Ich – Stationen der Alzheimer-Krankheit. Alzheimer Gesellschaft Berlin (Hrsg.), Verlag Herder.

Fuhrmann, I. (1994). Gespräch oder ein Nachmittag unter Verwirrten. *Mitteilungen der Alzheimer Gesellschaft Berlin e.V.*, 5.Jg, Nr.2, S. 14.

Fuhrmann, I. (1993). Der Besuch. *Mitteilungen der Alzheimer Gesellschaft Berlin e.V.,* 4.Jg, Nr.2, S. 35.

Personen – Programme – Prozeduren

Perspektiven einer Weiterbildung für Demenzpflege und Gerontopsychiatrie im Praxisverbund

Christian Müller-Hergl

1. Ausgangsüberlegungen

1.1. Menschen mit Demenz bilden in den Heimen und Einrichtungen der stationären Altenhilfe keine Randgruppe, sondern bestimmen in qualitativer und quantitativer Hinsicht zunehmend das gesamte Organisationsgeschehen (50% und mehr).[1] Nicht nur in Heimen, sondern auch in Tages- und Kurzzeitpflege stellt Demenz für die absehbare Zukunft die zentrale pflegerische Herausforderung dar – in fachlicher, personeller, organisatorischer Hinsicht, in Hinblick auf Angehörige und Öffentlichkeit. Bedürfnisse von Menschen mit Demenz widersprechen mitunter den Ansprüchen der „sozialen Präsentanz" in Hinblick auf Ordnung, Reinlichkeit, symmetrischer Beziehung, psychischer Symptomarmut und Funktionalität. Demenz erfordert individuelle Zuwendung und ist zwangsläufig personalintensiv. Fehlt die Zuwendung, nehmen Verhaltensauffälligkeiten bei Klienten und Burn-out beim Personal in paralleler Manier zu.[2]

1.2. In der fachlichen Diskussion zeichnet sich ein Konsens bezüglich segregativer Ansätze in der Pflege und Betreuung von Menschen mit Demenz ab.[3] Dabei wird zunehmend deutlich, dass Menschen mit Demenz keine homogene Gruppe bilden, sondern schweregrad-, verhaltens- und bedürfnisabhängig unterschiedlicher Milieus, Beziehungsformen und organisatorischer Rahmenbedingungen bedürfen. Diese Differenzierung ist schon im Ansatz ohne kundige Anwendung von pflegerischen Assessmentverfahren nicht zu bewerkstelligen. Dies gilt erst recht für die professionelle Gestaltung der unterschiedlichen Milieus. Differenzierung erfordert Fachlichkeit.

1.3. Der Erfahrungs- und Erkenntnisstand im Umfeld Demenzpflege ist in den letzten Jahren signifikant angestiegen (u.a. Validation und Resolution, Demenz und Spiritualität, Sinnes- und Körperarbeit, Erinnerungsarbeit, Milieugestaltung, Spieltherapie, Musik- und Maltherapie). In den pflegerischen Ausbildungen und den gerontopsychiatrischen Weiterbildungen ist dieser pflegerisch- therapeutische – im Unterschied zum medizinischen – Wissensstand nur sporadisch angekommen und sehr selektiv eintrainiert worden.

Selbst dort, wo Aus- und Weiterbildung diese Impulse aufgegriffen hat, blieb und bleibt praxisbestimmend die körperpflegerische Grundversorgung, also die Arbeit an den Affekten und dem schmutzigen Leib (soziale Präsentabilität). Betreuungsarbeit – als Teil der Pflege – geschieht selten durchgängig, und wenn doch, dann oft in ausgelagerter, zentralisierter und von Pflege abgespaltener Form („teilintegrativ").

Der Erfahrungs- und Erkenntnisstand ist diffus, wenig erforscht und systematisch zusammengestellt; weder die Pflegewissenschaft noch die Weiterbildung verfügt über eine Übersicht im Feld. Die Erkenntnisse und Erfahrungen werden in pflegerischer Hinsicht durch eine – über weite Strecken hinweg – vorwissenschaftliche „Demenzszene" vertreten, deren Protagonisten sich gut kennen, austauschen und in vielerlei Hinsicht konsensfähige Grundvorstellungen besitzen. Es fehlen in der BRD die in Großbritannien verbreiteten und an Universitäten angesiedelten „Dementia Services Development Centres" zusammen mit einer dem „The Journal of Dementia Care" vergleichbaren hochkarätigen Zeitschrift.

1.4. Selbst im günstigen Fall gelingt es selten, die in Modellprojekten verifizierten Pflege- und Betreuungsansätze in der Praxis, also den Ablaufsystemen und Pflegeprozeduren, zu verankern. Neben vielen verhindernden gesetzlichen, finanziellen, institutionellen, professionsgeschichtlichen und personenbedingten Faktoren liegt dies auch an der geringen Praxiswirksamkeit einrichtungsexterner Weiterbildungen.[4] Kompetenz in der Pflege von Menschen mit Demenz kann sich nicht begnügen mit dem Blick auf den Klientenkontakt, das soziale Umfeld und die Kooperation mit anderen Diensten und Berufsfeldern, sondern benötigt sehr spezifische Veränderungs- und Projektkompetenzen, die die Einrichtung, die Teams und die Organisationsstrukturen der Arbeit fokussieren. Diese Veränderungs- und Entwicklungskompetenz bedürfte einer aktiven Miteinbeziehung der Einrichtungsleitungen und der Arbeitsteams in den Weiterbildungskontrakt.[5] Ohne diese Verzahnung besteht die oft dokumentierte Gefahr, dass Qualifizierung zum Ausstieg der TeilnehmerInnen aus dem unmittelbaren Berufsfeld führt.[6] Aus dem Blickwinkel der Demenz und anderer gerontopsychiatrischer Erkrankungen buchstabieren sich die Themen der Organisations- und Personalentwicklung neu, weil agierte Ängste, Übertragungen und Projektionen, Spiegelphänomene zwischen Klienten und Pflegenden einen rein technisch-betriebswirtschaftlichen Zugang unmöglich machen bzw. ein solcher Ansatz zur Verschlimmerung der Situation beitragen würde. Dies ist besonders deswegen beachtenswert, weil sich der Widerstand gegen Demenz in vordergründig so plausiblen pflegerischen Routinen und Ritualen verbirgt, an denen sich Fachkräfte mit entsprechender gerontopsychiatrischer Weiterbildung oft vergeblich abarbeiten.

1.5. Die Rahmenordnung der Weiterbildungsordnung zu FachpflegerInnen für Psychiatrie/Gerontopsychiatrie in NRW ist für die Altenhilfe in mehrfacher Hinsicht ungünstig. Die Summe aller Zeiten (850 Std. Theorie und 1540 Std. Praxis) innerhalb von zwei Jahren bedingen unter der Voraussetzung, dass AltenpflegerInnen in der Altenhilfe die Praktika nicht – im Unterschied zum Krankenhaus – in der eigenen Einrichtung absolvieren können, enorme Freistellungskosten. Die Zulassungsbedingungen der Weiterbildungsstätten bindet diese Ausbildung (eigentlich eine Weiterbildung) de facto an den Krankenhausbereich. In den Zulassungsbedingungen für TeilnehmerInnen wird die stationäre Altenhilfe nicht einmal erwähnt, obwohl Menschen mit Demenz im Altenpflegeheim leben und wohnen. Die Inhalte des Curriculums sind wenig demenzspezifisch, entsprechen eher den Kompetenzanforderungen psychiatrischer Arbeit in Landeskrankenhäusern, und berücksichtigen die besonderen institutionellen und strukturellen Probleme der Altenhilfe nicht. So verfügen Einrichtungen der stationären Altenhilfe in der Regel nicht über verschiedene ergänzende Therapieabteilungen, haben mit einem erheblich geringerem Personalstand auszukommen und sind auf die langfristige Gestaltung von Leben und Wohnen in möglichst normalen, krankenhaus-untypischen Rahmenbedingungen ausgerichtet. Die Altenpflege ist am Zustandekommen dieser Regelungen nicht signifikant beteiligt worden. Es scheint wenig sinnvoll, zum Zweck der Qualifizierung und Qualitätssicherung krankenhaus- bzw. medizinorientierte Weiterbildungsordnungen der stationären Altenhilfe aufzunötigen und damit der derzeit wieder vermehrt zu beobachtenden Neuorientierung der Altenhilfe am Krankenhaus weiterhin Vorschub zu leisten. Wenn auf eine staatlich anerkannte Weiterbildung Wert gelegt werden sollte, so stellt die genannte Weiterbildungsordnung NRW den Einrichtungen und interessierten AltenpflegerInnen unnötige Hindernisse in den Weg.

Dennoch wäre eine staatliche Anerkennung oder – besser – eine gleichwertige berufsständige Lösung für fachlich fundierte Konzeptarbeit, für Anleitung und Begleitung der MitarbeiterInnen z.B. in Fallbesprechungen, für die Edukation von Klienten, Angehörigen und bürgerschaftlich Engagierten, für kleinere Fortbildungen und Trainings, für gezielte Qualitätssicherungsmaßnahmen und für Aufsichtsbehörden und MDK wünschenswert, um formal und strukturell die notwendige Kompetenz in den Einrichtungen dauerhaft zu sichern und weiterzuentwickeln. Derartige „AnsprechpartnerInnen für Demenzpflege und Gerontopsychiatrie“ wären m.E. Garanten dafür, dass die PflegerInnen einer Einrichtung „reflective practioners“ werden und bleiben.[7]

2. Der Grundgedanke einer Fachweiterbildung für Demenzpflege

Mit dem Begriff „Formation“ nimmt Tom Kitwood die in Frankreich und Spanien verbreitete Vorstellung von auf Entwicklung aller Beteiligten bezogenen Qualifikation auf. Formation bedeutet die zeitgleich erfolgende Vorbereitung einer Person und des dazugehörigen Milieus auf die Bewältigung einer komplexen Aufgabe.[8] Formation zielt auf die parallele Entwicklung und Passung von Programmen (Leitbildern, Pflegekonzepten), Personen (MitarbeiterInnen, Teams) und den räumlichen Voraussetzungen, so dass eine gemeinsame Identität wachsen und gelebt werden kann. Formation kann demnach niemals mit der isolierten fortbildnerischen Arbeit an der einzelnen Person und den vom Team freundlicherweise tolerierten Projektprozessen dieser Person (die sie nun einmal für den Lehrgang benötigt) erreicht werden, sondern bildet ein soziales, kulturelles, ökologisches Geschehen, das die Lernentwicklung von Teams und Einrichtung aktiv mit einbezieht.

Im kanadischen Gentlecare-Programm[9] konnten Guaita et al. plausibel machen, dass erst die aufeinander abgestimmte Parallelisierung von Arbeit an „people, programs and space“ qualitativ relevante Verbesserungen in der Praxis bewirkte. Dieser Befund wird unterstützt durch die jüngsten Ergebnisse einer Arbeitsgruppe an der Universität Bangor in Wales, in der nachgewiesen wurde, dass erst im Zusammenhang von Fortbildung, kontinuierlicher MitarbeiterInnenbegleitung und Teamentwicklung und den präzise abgestimmten Veränderungen in der pflegerischen Ablauforganisation und den damit verbundenen Praktiken und Prozeduren der Pflege eine messbare Verbesserung im Wohlbefinden von Menschen mit Demenz konstatiert werden konnte.[10]

Diese Erkenntnisse legen ein Entwicklungskonstrukt nahe, in dem die Weiterbildung zur Fachkraft für Demenzpflege eingebettet ist in einen Prozess, in dem die Entwicklungen von Team, Pflegekonzept und auch von leitenden Personen konstitutiv miteingebunden sind. Die Weiterbildungsinstitution begleitet – über die Brückenfunktion des Weiterbildungsteilnehmers – die Entwicklung und Stabilisierung einer Formation, die sich nach Abschluss des Prozesses in einem Akkreditierungsvorgang für die Einrichtung und der zeitgleich/nahe erfolgenden Anerkennung der Fachkraft ausdrückt. Beide Vorgänge sind in einem vernünftigen Zeitabstand immer wieder durchzuführen. Der/die AnsprechpartnerIn für Demenz und Gerontopsychiatrie leitet anschließend den Qualitätszirkel Gerontopsychiatrie, tauscht sich mit den Kollegen in anderen Einrichtungen regelmäßig in Arbeitsgruppen aus und führt damit einen Prozess weiter, der mit geeigneten Mitteln als qualitätssichernde Maßnahme zu dokumentieren ist. Weiterbildung in der Demenzpflege hat nach diesem Verständnis nur eine Berechtigung, wenn sie wirksam zur Verbesserung der Situation und des Wohlbefindens von Menschen mit Demenz beiträgt. Dies kann sie nur im Verbund mit Organisations- und Personalentwicklung und im Zusammenhang mit für Demenzpflege zu verabschiedenden Akkreditierungsformen.

Brennpunkt dieses Prozesses bleibt der „change agent“[11], der/die – wie es Dewing vom Royal College of Nursing beschreibt – als gerontologisch-gerontopsychiatrischer Pflegespezialist Fachfragen und Entwicklungsaufgaben anregt, vernetzt, begleitet, öffentlich macht und auf die Verankerung von Veränderungen in den Praktiken und Prozeduren der Pflege durch geeignete Qualitätssicherungsinstrumente achtet.[12] In der Verbindung von Fachlichkeit mit Entwicklungs- und Veränderungsprozessen in der Organisation ist die Qualität dieser Weiterbildung und damit auch ein Stück Strukturqualität der beteiligten Einrichtungen zu suchen.

3. Zentrale Aufgaben und Ziele

Auf eine Diskussion curricularer Details soll verzichtet werden. Doch soll das Profil der angestrebten Weiterbildung anhand von Kernzielen und zentralen Aufgaben deutlich werden. Nicht alle MitarbeiterInnen im Umfeld Demenz werden in externen Bildungsmaßnahmen umfassend geschult und qualifiziert werden können. Für MitarbeiterInnen in der Gerontopsychiatrie allgemein werden zukünftig einzelne „tools“ (Kinästhetik, Basale Stimulation, DCM, Validation, Erinnerungsarbeit etc.) in Form von „In-House“- Seminaren eintrainiert werden. Professionelle Pflege muss im Unterschied dazu Kompetenz dadurch sichern, dass umfassende fachliche, methodische und prozessbezogene Kompetenzen angebunden werden an einige wenige MitarbeiterInnen, die – horizontal eingebunden – für das Team Multiplikatorenfunktion übernehmen. Funktionale bzw. hierarchische Kompetenz erfordert eher Überblickswissen und muss sich auf entwickelte fachliche Kompetenz im KollegInnenkreis verlassen können: Leitungen moderieren und steuern Prozesse, in die die Fachleute/Ansprechpartner ihre Fähigkeiten und Kenntnisse wirksam einbringen können („Matrixorganisation“). „Zukünftig werden ... von der professionellen Pflege ... mehr Überwachungs-, Aufsichts- und Beratungsfunktionen wahrgenommen werden müssen“[13], eine Entwicklung, die im System der Stellenbeschreibung des KDA ihren Ausdruck gefunden hat.[14]

Drei Felder sollen beschrieben werden: Körperarbeit und Kreativität, Reflexionsarbeit und pflegekundliche Fallbesprechung, Arbeitsprozesse und Arbeitsstrukturen.

3.1. Körperarbeit

Regression[15] und „attachment"[16] in der Demenz reaktivieren frühkindliche Bindungsthemen („bonding"), die nur bedingt oder gar nicht verbal bearbeitet werden können. Wo der psychotherapeutische Kontakt[17] nicht hergestellt werden kann[18] und Validationstechniken eher in den Hintergrund treten, dort sind körper- und verhaltenstherapeutische Zugänge notwendig, die unter dem Begriff „Pre-Therapy" bekannt geworden sind.[19] Anhand von „contact functions", „contact reflections" und „contact behaviours" wird an non-verbales, oder besser: vorverbales Verhalten systematisch angeknüpft und für die Pflege fruchtbar gemacht: Pflegende wissen vorverbales Verhalten zu deuten, können reflektiert damit umgehen und wissen das Verhalten als Ressource zu nutzen (und nicht als Störfaktor zu bekämpfen). Voraussetzung ist eine Leib- oder Körperkompetenz sowie eine spezielle Kompetenz für non-verbales und vorsprachliches Verhalten, die über die Elemente Kinästhetik, Basale Stimulation, Tellington-Touch aufgebaut wird und in gezielten leibdynamischen Trainings zu vertiefen ist. Wichtig ist die Kombination von entwickelter Körpersensibilität, theoriegeleiteter Reflexionsfähigkeit und der Bereitschaft und Fähigkeit, auf einer primären Erfahrungsebene ein befriedigendes Berührungsangebot zu machen, das den eigenen Körper mit einbezieht. Reflektiert und überprüft werden können diese Interventionen u.a. anhand der „Positive Event Schedule", das Verhaltensveränderungen vor, während und nach der Intervention zu messen erlaubt.[20] Körpertherapeutische Arbeit zeigt insbesondere bei Menschen mit auffälligem bzw. herausforderndem Verhalten Wirkung.[21] Diese Art der Arbeit geht über die Ansätze der Validation, der Selbst-Erhaltungs-Therapie oder der Erinnerungsarbeit[22] hinaus und erfordert eine geschulte und begleitete Fachlichkeit, die die intensive Arbeit an der eigenen Person mitberücksichtigt. Pflege ist leibliche Arbeit, der eigene Körper wichtiges Instrument und Kommunikationsmittel. In der Regel haben Pflegende in ihrer Ausbildung keine Selbsterfahrung in (therapeutischer) Körperarbeit gewonnen und sind damit auf elementarer Ebene (körperbezogene Schlüsselkompetenzen) nicht auf die Arbeit mit Menschen mit Demenz vorbereitet.

Ganz ähnliche Beispiele wären zu finden für Erinnerungsarbeit, wie Pam

Schweitzer sie spielerisch im Age Exchange Reminiscence Centre in London durchführt[23] oder auch Ansätze aus der Verhaltenstherapie bei Menschen mit schwerer Demenz.[24]

In all diesen Fällen lassen sich mindestens zwei Kompetenzebenen unterscheiden:

- Kompetenzen, die alle Mitarbeiter im Umfeld Demenz in recht kurzer Zeit durch toolmäßige Seminare und Trainings gewinnen können, die aber eine weitere fachliche Begleitung in Follow-Ups und Reflexionen benötigen
- Kompetenzen, die eine gezielt entwickelte, die eigene Person und Persönlichkeit miteinbeziehende Lernentwicklung voraussetzt und einen längeren Zeitraum umfassen muss. Ohne diese Kompetenz bricht die erstere schnell ein, geht in der Fülle der Projekte und der operativen Notwendigkeiten des Alltags unter.

3.2. Reflexionsarbeit

Besonders im Demenzbereich besteht die Gefahr des Auflebens charismatisch-überfürsorglicher innerer Arbeitsaufträge und implizit handlungsleitender Pflegekonzepte, die selbstverleugnend sind.[25] Schattenbild dieser Tendenz ist eine hohe Burn-out bzw. Cool-out-Rate unter Altenpflegekräften[26], deren innere Verfassung als „verlassene Mutter" (Gröning) bzw. mit „ungeschütztem Hilfehandeln"[27] beschrieben wurde. Symbiotische Beziehungswünsche von Menschen mit Demenz im Zusammenhang mit Erfahrungen der Verlassenheit und des Ungeschütztseins der Pflegenden haben nach Janig et al. organisationsprägende Wirkungen, neurotisieren schleichend die Kommunikation und Interaktion mit Klienten und Kollegen und bilden den Bodensatz von Gewalt bzw. von „maligner Sozialpsychologie".[28]

Anzustreben ist eine Haltung und Praxis der fürsorglichen Aufmerksamkeit für den anderen, die zugleich gelassen und souverän ist.[29] Bedingung dafür sind professionelle Formen der Selbstbeobachtung während und der Distanzierung nach dem validierenden oder symbiotischen Kontakt. Auf die „mütterlich-expressiven" Anteile kann in der Pflege von Menschen mit Demenz nicht verzichtet werden, da attachment-Verhalten und primäre Bindungswünsche der Klienten ein symbiotisches Verhalten, das über Empathie und Wertschätzung hinausgeht, notwendig machen. Hier ist u.U. ein entscheidender Unterschied zur klassischen Psychiatriefachpflege zu suchen, die wenig körperorientiert ist und oft – um die Psychohygiene der MitarbeiterInnen besorgt – eine innere Distanz zum Klienten fördert, die in dieser Weise für Menschen mit Demenz nicht förderlich ist. Menschen mit Demenz brauchen Pflegende, die zugleich in hohem Maße liebesfähig und distanzierungsfähig sind. Dieser expressiv-mütterliche Anteil bedarf der Formung zur „Gefühlsarbeit“, wobei, wie Richter zu Recht ausführt, die Betonung auf Arbeit liegen muß.[30] Das Ausbalancieren dieser Dialektik zwischen hoch individualisierten und emotionalisierten Klientenbeziehungen einerseits und der Distanzierung, Grenzziehung und Loslösung andererseits kann nicht nur und vor allem nicht dauerhaft durch externe Supervision geschehen, sondern muss in den Kompetenzen der Teams im Alltag verankert und zeitnah wahrgenommen werden. Hier bietet sich z.B. die pflegekundliche Fallbesprechung unter Begleitung oder Leitung des/der AnsprechpartnerIn an, in der unter Maßgabe eines „Falls“ immer wieder ausgehandelt wird, wie Pflege personen-zentriert und nährend sein kann, ohne dass die Pflegenden dabei beständig über ihre Grenzen gehen, also beispielsweise: es mit einem schreienden Klienten aushalten, gezielte Angebote anbieten und einfühlsam durchführen und sich, wenn der Klient das Angebot nicht annimmt, ohne schlechtes Gewissen zurückziehen. Diese in den Teams zu leistende Intervisionsarbeit kann – wenn Fachlichkeit und supervisorische Anteile sich treffen – zu einer Teamarbeit beitragen, die einen gemeinsamen Entwicklungs-, Wachstums- und Lernprozess der Personen bewirkt und den schützenden Raum für die MitarbeiterInnen bereitstellt. Pflegende benötigen – im Bild gesprochen – gezielter und angemessener Rückenstärkung (durch Team, Leitungen und Rahmenbedingungen), um sich „nach vorne“ hin für den Klienten zu öffnen. Diese Arbeitsform kommt dem Leitbild der „reflective practioners“ sehr nahe.[31]

Ähnliche Überlegungen ließen sich anstellen beim Einsatz kreativer Methoden (Musik, Malen, Tanz, Bewegung, Humor und Clownarbeit, Einsatz von Handpuppen, Stofftieren und anderen Übergangsobjekten), die häufig auf Widerstände in den Teams und Institutionen[32] treffen: dies sei Kinderkram, man habe dies gar nicht gelernt, wozu sei der soziale Dienst denn da, überhaupt sei ja anderes wichtiger. Hinter diesen im Einzelfall durchaus berechtigten Einwänden ist aber sehr häufig eine Beziehungsverweigerung zu vermuten, ein Rückzug auf „sichere“ Verrichtungen funktionalen oder quasi-technischen Charakters[33], eine Weigerung, sich auch als Kind zur Verfügung zu stellen und auf dieser Ebene den Kontakt zu suchen. Pflegende nennen dies treffend: „sich hinter der Pflege verstecken“. Reflexion kann dazu dienen, den eigenen Widerstand zu überwinden und kreative Möglichkeiten als Ressourcen für Kontakt und Kommunikation zu entdecken.

Pflege von Menschen mit Demenz ist wegen deren extremen schicksalshaften Abhängigkeit ein Feld, das dringend pflegeethischer Diskurse[34] vor Ort bedarf: Wie weit kann man bei validierenden Anwendungen gehen, wie wichtig sind Sauberkeit, Ordnung und Stille wirklich, werden PEG's bei einwilligungsunfähigen Klienten in jedem Fall gelegt – und wann auch nicht, welchen Stellenwert innerhalb der Prioritäten hat die Aufrechterhaltung des regulären Ablaufes – und was wird dadurch auch verhindert, wie wird mit Widerstand umgegangen, wo sind die Grenzen des Zulassens bei Libidoregressionen und beim zwanghaften Laufen? Nicht nur bei schwierigen Grenzfragen, sondern auch in den Mikroprozessen entstehen Fragen: Wie erfährt die Person in der Pflege Anerkennung, wie spielerisch und kreativ erfolgt die Durchführung, wie werden sinnenhaft angenehme Angebote in die pflegerischen Verrichtungen integriert, erfahren Menschen mit Demenz während der Pflege Freude, Humor, Vergnügen, werden Gefühle wertgeschätzt, z.B. Trauer oder Lust, werden Handlungsversuche so ergänzt, dass der Mensch mit Demenz das Gefühl gewinnt, es selbst getan zu haben? Pflege von Menschen mit Demenz erfordert Zeit für Reflexion: über „Fälle“, Vorkommnisse, Personen, KollegInnen, Angehörige, Vorgesetzte, über sich selbst, über Inhalte und Theorien – die reine Handlungsorientierung lässt Pflegende oft hilflos und mit Schuldgefühlen allein zurück. In der Regel müssen heutzutage Pflegende in der Altenhilfe sehen, wie sie damit klar kommen.

Auch hier wird es nur im Rahmen eines Dreieckskontraktes zwischen TeilnehmerIn, Einrichtung und Team und der Weiterbildungsstätte möglich sein, kleine aber dauerhafte und nachhaltig verankerte Schritte zu gehen mit dem Ziel, sich über Pflegeprozesse mit einem hohen Grad an Expressivität und einem niedrigen Grad an Dominanz auszutauschen.[35]

Mit der Zeit kann sich ein verstehendes, einfühlendes, spielerisch-humorvolles, spontanes, flexibles und seiner selbst gewisses Team bilden: gute Demenzpflege in einem guten Team macht sehr viel Spaß, ist ein Lebensgewinn und kann süchtig machen.

Der/die Ansprechpartnerin für Demenzpflege und Gerontopsychiatrie ist gedacht als Anwalt einer Entwicklung von Strukturen und Personen in die Richtung personen-zentrierter Pflege – für Klienten und MitarbeiterInnen. Er/sie tut es in Verbindung mit der Einrichtungsleitung, der Weiterbildungsstätte und dem/der SupervisorIn, die den Prozess extern begleitet. Es gilt, in diesem Prozess zu lernen, mit Ambiguitäten, Widersprüchen, Frustrationen bei sich selbst, im Team und in der Einrichtung gezielt umzugehen und sie gestalten zu lernen. Dies erfordert ein gezieltes Training.

3.3. Arbeitsprozesse und -strukturen

Viele Leitbild- und Zielentwicklungsprozesse haben MitarbeiterInnen ermüdet und resigniert zurückgelassen. Manche sagen, dass sich nur die Sprache der Pflege verändert hat, die tatsächliche Pflege sei aber weitgehend unverändert geblieben. „Places talk the person-centred talk, but do not walk the person-centred walk."[36] Man habe gelernt, dass die Pflege einer ganzheitlichen Rhetorik bedarf, um sich professionell, gesellschaftlich und in Kostenverhandlungen zu positionieren. „Auf Station" dagegen könne man unter Aufbietung aller Kräfte gerade die Grundversorgung sichern. Die Gefahr eines mehr oder weniger zynischen „double think" ist nicht zu übersehen.[37] Man ist sich durchaus der schlechten Versorgung bewusst und fühlt sich schuldig, glaubt aber, ohne zusätzliche Ressourcen die Situation und die verantwortlichen Strukturen nicht verändern zu können – „es ist schlecht, aber wir kommen klar. Eigentlich geht es nicht. Muss aber." Die Dominanz des operativen Tagesgeschäfts lässt alle strategischen Überlegungen untergehen. Einsicht ist vorhanden, auch das Gefühl des Ungenügens: mangeln tut es häufig an der Übersetzung von Einsicht und Gefühl in funktionierende, modellhafte Praktiken und Prozeduren – in kleine, aber machbare „Lösungen".

So trauen sich viele Leitungen nicht mehr, den MitarbeiterInnen Entwicklungen zuzumuten: sie fürchten die „Rückzugsbewegungen", die ratlosen Blicke, das blockierende Schweigen, das „Zusammenkratzen" des Restmutes einiger weniger, sie fürchten um die eigene Glaubwürdigkeit in solchen Situationen und scheuen sich, „Durchhalteparolen" in die Welt zu setzen. Zu viele Projektprozesse in zu kurzer Zeit mit unklaren Prioritäten wurden angestoßen, nur halbherzig durchgeführt oder zuende gebracht, oft auch in die Hände von MitarbeiterInnen gelegt, die die notwendigen fachlichen und persönlichen Kompetenzen für das Delegat nicht mitbrachten. Personalkürzungen erforderten kurzfristige Neugruppierungen von Teams ohne Rücksicht darauf, dass gelingende Teamprozesse eine wesentliche Voraussetzung gerontopsychiatrischer Arbeit bilden.

In diese Realität mit ungünstigen Rahmenbedingungen stoßen nun die LehrgangsteilnehmerInnen mit ihren Projektprozessen hinein. Nur selten gelingt es, mit Team und Leitung Projekte gemeinsam zu entwickeln und präzise in die Arbeitsprozesse und -strukturen einzupassen. Das kann nur funktionieren, wenn das Team von Anfang an und dann beständig fortschreitend in den Lernprozess des/der AnsprechpartnerIn hineingenommen, beteiligt wird und diesen auch als Chance für sich selbst begreift. Das konkrete „Wie", die Übersetzung in kleinste

Handlungsschritte, benötigt eine entwickelte pädagogische Projektkompetenz, die über einen längeren Zeitraum aufgebaut, geschult, eingeübt werden muss. Im Schnittfeld von Lehrgangsinhalten und Einrichtungsentwicklung sollte der/die TeilnehmerIn im Sinne von Aufträgen und Verschreibungen zu bestimmten Themen zusammen mit dem Team Entwicklungsschritte vereinbaren, aushandeln und umsetzen lernen. Vom Lehrgangsdesign müssen besonders in der Anfangsphase Hilfen für das Team von außen vorgesehen werden, damit der Prozess in Gang kommen kann.

Im Zusammenhang mit institutionellen Lernwiderständen ist immer wieder zu beobachten, dass Pflegende Zeit und Anleitung brauchen, um organisationsdynamische und gruppendynamische Prozesse wahrnehmen, deuten und klug intervenieren zu können. Demenz und Depression spiegeln sich in der Kommunikation und Interaktion der Pflegenden mit den Klienten, aber auch in der Kommunikation untereinander wieder. Die Logik der Ausgrenzung trifft sie am Ende genauso wie die Menschen, die sie betreuen – sie erfahren Verlassenheit und Selbstentfremdung, die im Team agiert werden. Mangelnde Kenntnis von und Auseinandersetzung mit organisationsdynamischen Zusammenhängen tragen dazu bei, dass Entwicklungsprojekte fehlplaziert werden und sich Lernfrustrationen verfestigen.

„There is plenty of information and training that tells us what we should be doing: I really need ... somebody to show me how to achieve all these things in my current working environment.“[38] Das Problem dieses verständlichen Anliegens ist darin zu suchen, dass Hilflosigkeit und Ratlosigkeit „Erlöserphantasien“ freisetzt: der/die SupervisorIn, die Fachweiterbildung, der neu installierte Ansprechpartner soll es richten, dann ist es gut. Auch die Fachweiterbildung im angestrebten Praxisverbund muss sich davor hüten, Lösungen anzubieten, die die Beteiligten nicht selber vor Ort zusammen entwickeln. Solche Prozesse im Arbeitsumfeld von Demenz zu begleiten – eben dafür soll die Fachweiterbildung befähigen.

Medizinisches und pflegerisches Wissen, positive Körperorientierung, Kreativität und therapeutische Kompetenz benötigen eine enge Verschränkung mit kommunikativen Kompetenzen, um Pflege fachlich, persönlich, ethisch zu reflektieren und angemessene Gefühlsarbeit zu ermöglichen. Beides aber kann nicht gelingen ohne auf Organisationsentwicklung zielende Kompetenzen, insbesondere bezüglich der Wahrnehmung und Diagnose der Lernentwicklung einer Einrichtung, der Einschätzung der Dynamik zwischen den leitenden Personen und den Teams und der klugen Plazierung möglicher Veränderungsschritte unter den jeweils gegebenen Verhältnissen.

4. Aufbau und Struktur: eine Skizze

Inhalte und Trainings stehen am Anfang des Lehrgangs. Sie werden mit gezielten Aufträgen verbunden, die sowohl innerhalb wie außerhalb der Einrichtung zu bearbeiten sind (z.B. Kontakt zu Selbsthilfegruppen aufnehmen, Erschließung des regionalen Versorgungsnetzes, Aufträge zur Literaturanalyse, Einüben von Grundformen qualitätssichernder Arbeit: Interviews und Fragebögen vorbereiten, durchführen und auswerten, strukturiertes teilnehmendes Beobachten üben etc). Gemeinsam mit der Einrichtungsleitung und dem Team werden Mikroprojekte entwickelt, Ablaufanalysen erstellt, Leitlinien entwickelt und implementiert. Supervision, Selbsterfahrungswochen und Lerngruppen begleiten den Prozess.

Im weiteren Fortgang stehen Fallanalysen im Mittelpunkt, wobei der „Fall" immer das interaktive Gesamtfeld (die Person mit Demenz und ihre Geschichte, die Angehörigen, das Team, die Leitung, die Strukturen) in den Blick nimmt. In der Bearbeitung des Falls sollen verschiedene Analyse- und Reflexionsebenen (medizinisch, pflegerisch, sozial, psychologisch) eingeübt und verzahnt werden – darunter fällt auch die Einübung von Fallpräsentationen im Zusammenhang mit der Anwendung von pflegerischen Assessment-Instrumenten. Die TeilnehmerInnen übernehmen die Rolle der Leitung einer Fallbesprechung und beginnen, dies auch in ihrer Einrichtung zu praktizieren. Mit der Zeit rücken Strukturen der Arbeit immer mehr in den Blick: institutionelle Gepflogenheiten (z.B. pflegerische „Zwangshandlungen" = Pflegerituale) werden analysiert und gedeutet: Im Rollenspiel werden systemische Arrangements nachgebildet und bearbeitet. Erste pflegepädagogische Aufgaben zeichnen sich ab und werden projektiert (z.B. Mentorenaufgaben in der Gerontopsychiatrie). Die Arbeit an Inhalten werden durch Leseaufträge und Arbeitsprotokolle der Lerngruppen fortgeführt. Im Lehrgangsgeschehen dominiert schließlich die wachsende inhaltliche und methodische Selbstbestimmung: der „workshop"- Charakter nimmt deutlich zu, Rollenspiele (z.B. die Entwicklung verschiedener dementogener Varianten seiner selbst), Phantasiereisen, Aufstellungen, psychodramatische Inszenierungen und deren Reflexion bestimmen das Geschehen. Schlüsselqualifikationen (wahrnehmen, Gespräche führen, Wissen weitergeben, Ressourcen nutzen)[39] werden dabei thematisiert und bearbeitet.

Der Kontrakt zwischen Weiterbildung, Einrichtung und Arbeitsteam bedarf der kontinuierlichen Weiterführung: welche blockierenden und fördernden Faktoren gibt es? Was bringt einen dazu, am „Widerstand" zu kleben? Stimmen die Prioritäten noch? Welche guten, aber zu aufwendigen Ideen müssen auch wieder begraben werden? Gemeinsame Reflexionen mit Lehrgangsleitung in der Einrichtung, gegenseitige Hospitationen der TeilnehmerInnen sowie ausgewählte Trainings, bei denen Dozenten oder Trainer des Lehrgangs in der Einrichtung auch mit dem Team arbeiten, verzahnen Lehrgang und Einrichtung.

Praktika können im Austausch innerhalb der Lehrgangsgruppe wahrgenommen werden. Welche Praktika wo absolviert werden ist weniger eine Frage der formalen Abdeckung verschiedener Felder, sondern ergibt sich aus dem Lernbedarf des Teilnehmers der jeweiligen Einrichtung: Themen und Orte gehören mit zum Suchprozess, zur Entwicklung der eigenen Rolle. So mag es wichtig sein, mehrere Praktika in Einrichtungen zu absolvieren, denen es gelungen ist, „Stationen" in teil-autonome Wohngruppen zu transformieren, oder in Einrichtungen, die pflegerische Zwangshandlungen abgebaut und Libidoregressionen im größeren Umfang zuzulassen gelernt haben; oder in Einrichtungen, denen es gelungen ist, vorbildliche Angehörigenarbeit zu leisten oder „Bürgerschaftlich Engagierte" in betreuende Maßnahmen zu integrieren.

Die Räume und Übungsfelder mit qualifizierter Praxisanleitung, die der deutsche Bildungsrat für Pflegeberufe fordert, müssen zu einem erheblichen Teil erst geschaffen werden. In den Einrichtungen der stationären Altenhilfe gibt es nur selten ein pflegepädagogisches Problembewusstsein. Praxissituationen in der Gerontopsychiatrie mit hoher Anleitungs-, Begleitungs- und Reflexionsqualität zu schaffen wird eine Kernaufgabe der Ansprechpartner sein.[40]

Eine umfassende schriftliche Projektprozessarbeit dokumentiert am Ende des Lehrgangs die gemeinsamen Lernschritte von TeilnehmerIn und beteiligter Einrichtung. Insbesondere ist die Anwendung von pflegerischen Assessment- und Evaluationsverfahren darzustellen sowie die Fähigkeit, mit Projekten die berufliche Situation zu gestalten.

Ein Wort noch zur Rolle der Medizin: Medizinische Inhalte und medizinische Diagnostik werden in den Blick genommen, aber auch kritisch reflektiert. Diagnostische Prozeduren sind in der Gerontopsychiatrie für den Kranken oft sehr belastend, da sie in der Regel defizitorientiert sind und Etikettierungen bzw. Stigmatisierungen Vorschub leisten.[41] Die Reduktion des Menschen auf sein Krankheitsbild steht im Gegensatz „zu dem Rollenbild der Pflege, die den Patienten als Menschen sieht, der seine Krankheit erlebt, die Symptomatik ... bewertet und ein lebensgeschichtlich spezifisches Verhalten entwickelt ... ."[42] Medizin zielt auf das Generalisierbare, Pflege auf das Individuum. Für eine naturwissenschaftliche Betrachtung ist das Individuum unaussprechbar („individuum est ineffabile", Aristoteles). Für die Pflege ist das individuelle Fallverstehen der Schlüssel zur Professionalität. Daher kann die Beziehung zur Medizin nicht anders als kritisch und spannend-spannungsreich sein. Pflege hat eine hermeneutisch-phänomenologische „Diagnostik“ zu entwickeln, die subjekt- und erlebnisbezogen ist, ätiologische Betrachtungsweisen zwar zur Kenntnis nimmt und berücksichtigt, nicht aber handlungswirksam und -weisend werden lässt.[43]

5. Konsequenzen für den Begriff „Weiterbildung“

Eine wesentliche Konsequenz dieses Ansatzes ist, dass sich die Grenzen zwischen Weiterbildung, Selbsterfahrung und Persönlichkeitsentwicklung, Organisations- und Personalentwicklung, Pflegepädagogik und Pflegemanagement zunehmend verwischen. Übergreifendes Ziel ist die Entwicklung und Professionalisierung von gezielten Dienstleistungen. Dies erfordert eine Parallelisierung in der Entwicklung von Personen, Programmen, Prozeduren und Räumen.[44] Wird versucht, die Entwicklung isoliert an einem Strukturmerkmal festzumachen, werden Spannung und Bruchstellen sichtbar:

- Der weitergebildete Mitarbeiter kehrt zu einer Einrichtung zurück, die sich nicht entwickeln will oder kann und die Weiterbildungsmaßnahme als Alibi missbraucht, um Qualität vorzutäuschen. In vergleichbarer Form hat die Einführung des „Gruppenübergreifenden Dienstes“ dazu beigetragen zu verhindern, dass Pflege sich den betreuerischen Aufgaben stellt.
- Die leitbildentwickelnde Einrichtung verfügt weder über fachlich noch über projekterfahrene MitarbeiterInnen, weiß ihre Leitziele nicht zu operationalisieren und fördert damit, ohne es zu wollen, eine Frustrationsverdichtung in der Mitarbeiterschaft.
- Die weiterbildenden Einrichtungen samt ihrer Dozenten, Trainer und Supervisoren bleiben als „verkappte Leitungen“ in unberührbarer, aber auch sicherer Distanz und vergeben damit für sich eine entscheidende Lernchance: sich in den Transfer ihrer Botschaften in die Praxis aktiv einzumischen, den Teilnehmer, das Team, die Einrichtungsleitung zu unterstützen bzw. sich auch unangenehmen Auseinandersetzungen mit diesen stellen. Lehrgangsleitungen und Supervisoren haben – nicht immer, aber unter besonderen, vereinbarten Umständen durchaus – die Möglichkeit, gehört zu werden und sehr veränderungswirksam einzugreifen. Durch das Einmischen teilen sie ein stückweit die Erfahrungen und das Erleben der TeilnehmerInnen und lernen, wie diese die Logik der kleinen Schritte selbst zu gehen.

Es kommt darauf an, die verschiedenen Instrumente, Erkenntnisbestände und Methodenansätze ineinander zu blenden und damit Pflegefachlichkeit als kollektive „art and science of knowing about older people in a psychosocial sense“[45] zu entwickeln: Qualifizieren kann sich die/der einzelne nicht unabhängig von der Einrichtung, dem Team und der Einrichtungsleitung. Das Ineinanderblenden von Kompetenzen im Rahmen eines gemeinsamen, übergreifenden Arbeitsauftrages bedingt auch Veränderungen im Verständnis von Leitung: Fachkräfte für Demenzpflege und Gerontopsychiatrie werden MitarbeiterInnen anleiten, Fallbesprechungen leiten, in Pflegeplanungen eingreifen, Evaluationen vornehmen, Milieu- und Arbeitsstrukturen anfragen, bei Umbau- und Modernisierungsmaßnahmen gefragt werden müssen. Der insgesamt über-hierarchisierte Sektor der stationären Altenhilfe wird sich schwer damit tun, Fachlichkeit wirklich ernst zu nehmen.

Es wäre wünschenswert, wenn gesetzliche Rahmenbedingungen eine differenzierte und fachlich fundierte Pflege von Menschen mit Demenz besonders honorieren würde, dies aber – analog zur Hamburger Modellvereinbarung[46] – von spezifischen Auflagen und Bedingungen abhängig machte: die Absolvierung eines gerontopsychiatrischen Entwicklungsprogrammes, in dem Personen geschult, Programme entwickelt, Prozeduren auf die Bedürfnisse einzelner Klienten ausgerichtet und entsprechende Milieuvoraussetzungen geschaffen werden. Auf diese Weise würde von der Struktur her ein umfassender Qualifikations- und Qualifizierungsprozess für die gesamte Einrichtung angestoßen, der durch die Anerkennung des Ansprechpartners und die Erfüllung spezifischer Akkreditierungsbedingungen formal abgeschlossen werden könnte.

Literatur

[1] vgl. Dürrman, P. (2000). 45 Minuten Mehraufwand. *Altenheim*, 4, 30-35.

[2] vgl. Kitwood, T. (1997). Dementia reconsidered. The person comes first. Buckingham: Open University Press, 106.

Walter, A. et al. (1997). Bedingungen einer beanspruchungsoptimalen und patientenzentrierten Arbeitsgestaltung in der stationären Krankenpflege. *Pflege,* 6, 341-349.

Richter, J. et al. (1999). Entscheidungen und Einstellungen von Krankenschwestern bei der Behandlung schwer kranker alter Menschen: eine kulturvergleichende Studie. *Pflege,* 4, 244-249.

Zimber, A. et al. (2000). Die Beanspruchungssituation in der stationären Altenpflege. *Pflege aktuell,* 5, 272-275.

[3] vgl. Wojnar, J. (1994). Psychodynamische Aspekte in der institutionellen Versorgung von Demenzkranken. In: Hirsch, R. (Hg.), Psychotherapie bei Demenzen.

Radzey, B. et al. (1999). Kurzevaluation von Wohngruppen für Verwirrte in Frankreich und den Niederlanden. *KDA thema* 145.

Daneke, S. (1999). Grenzen überschreiten. *Altenheim*, 9, 34-36.

Schröder, B. (1999). Vom Umgang mit Erschöpfung in der Pflege Dementer. *Pflege aktuell,* 11, 588-590.

Lind, S. (2000). Eine angemessene Lebenswelt schaffen. *Altenheim,* 7, 14-17.

4 vgl. Schlömer, G. (2000). Evidence-based nursing. *Pflege*, 1, 47-52; hier S.51 mit Verweis auf Dobbins 1998.

5 vgl. Nolan, M. & Keady, J. (1996). Training together: a challenge for the future. *The Journal of Dementia Care,* Sept/Oct, 10-13.

6 vgl. Kitwood, T. (1998). Professional and Moral Development for Care Work: Some Observations of the Process. *Journal of Moral Education* 27, 3, 401-411; hier 410.

7 vgl. Kitwood, T. (1997). Dementia Reconsidered. p.110.

8 vgl. Kitwood, T. Professional and Moral Development for Care Work. p.409.

9 vgl. Guaita, A. et al. (1995). Gentlecare: a new prosthetic approach to the care of demented elderly people.

Nolan, M. et al. Training together. p.11.

10 vgl. Lintern, T., Woods, B. et al. (2000). Before and after training: a case study of intervention. *The Journal of Dementia Care*, Jan/Febr, 15-17; Training is not enough to change care practice. *The Journal of Dementia Care*, Mar/Apr, 15-17.

11 Zegelin, A. (1998). Change as chance - Veränderung als Möglichkeit. *Pflege aktuell*, 4, 246-248.

12 Dewing, J. (2000). Developing a specialist role for nurses in dementia care. *The Journal of Dementia Care*, May/June, 22-24.

13. Steppe, H. (2000). Die Pflege und ihr gesellschaftlicher Auftrag. *Pflege*, 2, 85-90; hier 87.

14 Sowinski, C. et al. (2000).Organisation und Stellenbeschreibung in der Altenpflege. *KDA Forum* 36.

15 zum Begriff der Regression siehe stellvertretend: Radebold, H. (1994). Das Konzept der Regression: Ein Zugang zu spezifischen, bei dementiellen Prozessen zu beobachtenden Phänomenen. In: Hirsch, R. (Hg.), Psychotherapie bei Demenzen. 63-70.

16 vgl. Miesen, B. (1992). Attachment theory and dementia. In: Jones, G. & Miesen, B. (eds) Caregiving in Dementia. 38-56; über die Verbindung zwischen „attachment“ und „adoption“ als interaktives Bonding siehe auch: Miesen, B. (1999). Dementia in Close-up. 137-149.

17 vgl. Rogers, C. R. (1958). The characteristics of a helping relationship. *Personnel and Guidance Journal*, 37, 6-16

18 vgl. Wojnar, J. Psychodynamische Aspekte. 142f.

19 Werde, D. van, Morton, I. (1999). The relevance of Prouty‘s Pre-Therapy to dementia

care. In: Morton, I. (ed) Person-Centred Approaches to Dementia Care.

[20] Perrin, T. (1997). The Positive Response Schedule for Severe Dementia. *Aging and Mental Health*, 1, 2, 184-191.

[21] vgl. Perrin, T. (1996). Problem Behaviour and the Care of Elderly People.

[22] vgl. Aufsätze in „Caregiving in Dementia" von Woods und Feil; zur Selbst-Erhaltungs-Therapie siehe: Berghoff, I. (1999). Die Selbst-Erhaltungs-Therapie nach Romero. *Pflege aktuell*, 11, 592-596; zur Reminiszenzarbeit: Bender, M. et al. (1999). The therapeutic Purposes of Reminiscence.

[23] vgl. Hardenberg-Ortmann, A. (1991). Erinnerst du dich noch? *ProAlter*, 1, 51-53; vgl auch die Zeitschrift „Reminiscence" von Age Exchange und auch: „Erinnern und Pflegen-remembering yesterday, caring today", Tagungsunterlagen der Konferenz des Europäischen Erinnerungsnetzwerkes Wien, 14. - 15.11.1998

[24] vgl. Ehrhardt, T. (1999). Verhaltenstherapie bei Morbus Alzheimer.

[25] vgl. Gröning, K. Geschlechterkulturen in der Pflege. Unveröffentlichtes Manuskript.
Gröning, K. (1998). Entweihung und Scham. 121-142.

[26] vgl. Zimber, A. et al. (2000). Die Beanspruchungssituation in der stationären Altenhilfe. *Pflege aktuell*, 5, 272-275.

[27] Janig, H., Süssenbacher, G. (1999). Ungeschütztes Hilfehandeln - Soziale Repräsentationen der Pflege. *Pflege*, 2, 89-94.

[28] Kitwood, T. (1997). Dementia Reconsidered. 37-53.

[29] vgl. K. Gröning, Aufsatz in diesem Band

[30] Richter, D. (1998). Ganzheitliche Pflege - Trauen die Pflegenden sich zuviel zu? *Pflege*, 5, 255-262; hier S.260.

[31] Kitwood, T. (1997). Dementia Reconsidered. 110.

[32] vgl. Frieling-Sonnenberg, W. (1997). Krankheit im pflegebedürftigen Alter wird durch die Strukturen der Altenhilfe und -pflege gefördert. *Pflege*, 1, 23-28.
Perrin, T. (1997). The puzzling, provocative question of play. *The Journal of Dementia Care*, Mar/Apr, 15-17.
Perrin, T. (1997). Occupational needs in dementia care: a literature review and implications for practice. *Health Care in Later Life* 2, 3, 166-176

[33] Gröning nennt dies in ihrem Buch „Entweihung und Scham" Vermeidungsbeziehung. Entgegen der Selbstbekundungen der Pflegenden gehen sie einer personalen Begegnung mit den KlientInnen wohl eher aus dem Wege. Vgl.: Koß, A. (1999). Gesprächsführung mit Patienten: Anspruch und Wirklichkeit. *Dr. med. Mabuse* 24, 117, 32-34. Erlemeier, N. et al. (1997). Altersbilder von Fachkräften in der Altenpflege. *Pflege*, 4, 206-214; hier 211.

[34] vgl. Kitwood, T. (1998). Towards a Theory of Dementia Care: Ethics and Interaction. *The Journal of Clinical Ethics*, 9, 1, 23-43.

[35] ebd. 32-33.

[36] Packer, T. (2000). Does person-centred care exist? *The Journal of Dementia Care*, May/June, 19-21.

[37] vgl. Kersting, K. (1999). Coolout im Pflegealltag. *PfleGe* 4, 3, 53-58.

[38] Packer, T. Does person-centred care exist? 21.

[39] vgl. Gebert, B. (1998). Fachweiterbildung Pflege des krebskranken, chronisch kranken Menschen. *Pflege aktuell*, 11, 612-616.

[40] vgl. „Qualitätssicherung pflegerischer Weiterbildungsmaßnahmen", Hrsg. Bundeskonferenz der Pflegeorganisationen, Kooperation von ADS und DBfK auf Bundesebene (2000)

[41] vgl. Bell, J., McGregor, J. (1995). A Challenge to Stage Theories of Dementia. In: Kitwood, T. & Benson, S. (eds) The New Culture of Dementia Care. 12-14; Keady, J. & Gillard, J. (1999). The early experience of Alzheimer's Disease: implications for partnership and practice. In: Adams, T. et al. (eds) Dementia Care: Developing a partnership in Practice.

[42] Sieger, M. (1999). Entwicklung des Berufs, Differenzierung des Berufs. *Pflege aktuell*, 3, 154-158; hier 157.

[43] vgl. Friesacher, H. (1999). Verstehende, phänomenologisch-biographische Diagnostik. *Dr. med. Mabuse*, 24, 120, 54-60; zum Gesamtzusammenhang: Foucault, M. (1973). Die Geburt der Klinik: Eine Archäologie des ärztlichen Blicks.

[44] Es ist aufschlussreich, dass selbst in der neuesten Arbeit zu Pflegekompetenzen der geschulte Blick auf die Institution und die Organisationsdynamik außen vor bleibt: vgl. Olbrich, C. (2000). Pflegekompetenzen. *Pflege aktuell*, 6, 344-347.

[45] Dewing, J. Developing a specialist role..., 23.

[46] vgl. den Beitrag von P. Dürrmann in diesem Band.

Auf die richtige Diagnose kommt es an

Früherkennung von Gedächtnisstörung in der Memory Clinic Essen

Carsten Brandenberg und Hartmut Fahnenstich

Die WHO hat in ihrer Veröffentlichung „La gerontopsychiatrie dans la collectivite“ im Jahre 1981 bereits die Einrichtung von Institutionen für die Frühdiagnose psychischer Störungen im Alter sowie die ambulante Frühbehandlung der Patienten verlangt, um damit die Isolierung und Institutionalisierung dieser Alterspatienten möglichst zu reduzieren.[1] Die WHO reagierte damit auf die Erkenntnisse, daß insbesondere in den Industrieländern in den letzten hundert Jahren die Lebenserwartung der Menschen deutlich gestiegen ist und damit auch das Risiko an einer Altersdemenz zu erkranken.

Derzeit leben in Deutschland ca. 16 Millionen Menschen über 60 Jahre. Nach den vorliegenden Prognosen soll in rund 40 Jahren jeder dritte Deutsche über 65 Jahre alt sein. Mit dem zunehmenden Anstieg der Altenbevölkerung steigt auch die Zahl der an Hirnleistungsstörungen leidenden Menschen an. Von den über 60-jährigen leiden 2 bis 6 % an einer senilen Demenz, die Prävalenz steigt mit dem Alter und erreicht bei den über 80-jährigen einen Anteil von 20 bis 30 %.[2]

In der Psychiatrie ist im hohen Lebensalter neben der Depression die „senile Demenz“ die häufigste Erkrankung. Definiert durch den Verlust von Gedächtnisleistungen, Einbußen intellektueller Fähigkeiten, Beeinträchtigungen von emotionaler Kontrolle, Motivation und Sozialverhalten, gab man der häufigsten Verursachung der senilen Demenz, nämlich der Alzheimerschen Krankheit den Namen „Krankheit des Jahrhunderts“. Es stellt sich die Frage, ob das Auftreten der senilen Demenz integrativer Bestandteil des Alterns im Sinne eines physiologischen Prozesses ist oder ob ein hohes Lebensalter nur ein Risikofaktor bei der Entwicklung dementieller Erkrankungen darstellt.

Dem ersten Ansatz folgend nehmen die kognitiven Leistungen von einem bestimmten Lebensalter an ab, wobei das Überschreiten einer Schwelle klinisch als Demenz klassifiziert wird. Nach dem zweiten Denkmodell könnte die senile

Demenz mit dem Herzinfarkt verglichen werden. Auch dieser tritt zunehmend häufiger im höheren Lebensalter auf, resultiert aber auch aus den kumulierenden Effekten von behandelbaren Risikofaktoren.

Wenn Gedächtnisstörungen nicht in jedem Fall eine von Natur vorgegebene, unaufhaltsame „Geißel" des Alterns darstellen, wird die Früh- und Differentialdiagnose angesichts der Eindeutigkeit epidemiologischer Daten zunehmend an Bedeutung gewinnen.

Mit Blick auf die Konsequenzen für unser Gesundheitssystem sind insbesondere nicht stationäre und kostengünstige Methoden zur Früherkennung von Gedächtnisstörungen gefordert. 1983 wurde von Exton-Smith in London eine Memory Clinic eröffnet.[3] Ziel dieser Einrichtung war es unter anderem die „Ursachen von Gedächtnisstörungen bei älteren Patienten möglichst früh zu erfassen". Störungen im kognitiven Bereich werden vielfach als normale Altersveränderung beurteilt. Häufig kommt es erst dann zu einer Diagnosestellung, wenn das soziale System aufgrund offensichtlicher Fehlleistungen oder akuter Ereignisse massiv gestört wird. Meist kommt es dann auch zu permanenten Institutionalisierungen der Patienten. Im März 1991 begann der Aufbau der Memory Clinic Essen. Ziele dieser Gedächtnisambulanz sind:

1. Früherkennung und Differentialdiagnose von Hirnleistungsstörungen im Alter.
2. Erforschung und Anwendung medizinischer, psychologischer und sozialgeragogischer Methoden in der Frühdiagnostik.
3. Information der zuweisenden Ärzte in der Beurteilung von Patienten mit Hirnleistungsstörungen.
4. Betreuung der Patienten und Beratung durch Einzel- und Gruppengespräche.

Bezugnehmend auf die anerkannten Diagnosekriterien (DSM 4, ICD 10) sind für die Diagnose einer Demenz sowohl testpsychologische Untersuchungen, nervenärztliche Untersuchungen, internistisch-geriatrische Untersuchungen sowie psychosoziale Datenerhebungen erforderlich. Ein einzelner Untersucher kann diesen Forderungen nicht gerecht werden. Ein Team aus verschiedenen Spezialisten mit unterschiedlichen methodischen Ansätzen ist gerade für die Erkennung von Frühformen sinnvoll. Nahezu immer, wenn von einer senilen Demenz die Rede ist, wird das Symptom „Gedächtnisstörungen" als erstes und scheinbar wichtigstes genannt. Die anderen Kriterien scheinen dahinter zurückzutreten. Für die Frühdiagnose sind sie jedoch genauso wichtig. Die Veränderungen im Sozialverhalten und bereits leichte Störungen höherer cortikaler

Funktionen können schnell zu mitmenschlichen Problemen führen. Die Spontaneität der Patienten geht früh verloren, Unsicherheit im sozialen Kontakt führt häufig zu sozialem Rückzug. Die Merkfähigkeit beim Lesen läßt nach. Es treten verlangsamte Reaktionen beim Autofahren auf. In der Konversation kommt es zu Problemen, da kurz zurückliegende Gespräche oder Begegnungen vergessen werden. Häufig sind diese Symptome im subjektiven Erleben des Patienten begleitet von versteckter Angst. Verleugnen oder Überspielen von Defiziten verhindern in der Regel zu diesem Zeitpunkt den Weg zu sinnvollen diagnostischen Maßnahmen. Die übliche medizinische Anamnese kann bei der beginnenden und spezifischen Symptomatik einer Demenz wenig Aufschluß geben. In der Memory Clinic Essen bedient man sich deshalb der folgenden, detaillierter dargelegten, differentialdiagnostischen Vorgehensweisen.

Psychosoziale Untersuchung

Ein wesentlicher Bestandteil in der gesamten Diagnostik ist der psychosoziale Status, der am besten mittels eines halbstrukturierten Interviews erhoben wird. Neben der Sozialanamnese wird besonderer Wert auf die Kompetenzdiagnostik gelegt. In der Sozialanamnese geht es um die soziale Lebensgeschichte des Patienten. Hier ist es zu erfragen, in wie weit der Patient Konfliktlösungsstrategien im Laufe seines Lebens erlernt hat, in wie weit er frustrationstolerant ist, und wie er auf Belastung reagiert. Außerdem werden die Ausbildungs- und die Berufslaufbahn des Patienten analysiert, so daß auch ein Bild über die prämorbide Intelligenz des Patienten entsteht. Wichtig sind die Beurteilungen der Qualität und Quantität familiärer und außerfamiliärer Kontakte. Plötzlich auftretende Querelen in ansonsten harmonischen Familien können ein Indiz sein für eine beginnende senile Demenz eines Familienmitglieds. Bei leichten kognitiven Störungen sowie leichten Störungen des Kurzzeitgedächtnisses und prämorbid geringer Frustrationstoleranz eines Patienten kommt es sehr schnell zu Beschuldigungen anderer Familienmitglieder, wenn Schlüsselbund, Brille, Brieftasche etc. nicht mehr wiedergefunden werden. Die Einsichtsfähigkeit des Patienten in seine Defizite ist nur sehr bedingt möglich. Defizite werden als narzißtische Kränkung erlebt. So liegt es nahe, daß andere Familienmitglieder beschuldigt werden.

Die Prüfung der Alltagskompetenzen umfaßt die sozialen, die lebenspraktischen, strukturellen, informativen und perspektivischen Kompetenzen. Bei den sozialen Kompetenzen ist neben den Fragen zur Qualität und Quantität familiärer Beziehung zu beurteilen, ob der Patient in der Lage ist, neue Bekanntschaften zu schließen. Dies erfordert immer eine Urteilsfähigkeit in der Kommunikation sowie ein intaktes Kurzzeit- und Langzeitgedächtnis. Nur wer versteht, was der andere sagt, und selbst seine Wünsche klar ausdrücken kann, wer seine eigene Meinung sachlich vertreten kann und sich auch an das nach Tagen noch erinnert, ist in der Lage neue Bekanntschaften zu schließen. Die Einengung des Bekanntenkreises bei älter werdenden Menschen ergibt sich natürlich häufiger aus der erhöhten Sterberate mit zunehmendem Alter. Zudem sind sicher auch Persönlichkeitsveränderungen ausschlaggebend für die Einengung eines Bekanntenkreises, die nicht durch eine Demenz hervorgerufen sind. Andererseits ist aber bei erhaltenen Fähigkeiten, neue Bekanntschaften zu schließen, eine Demenz sehr unwahrscheinlich. So kann dies als ein mögliches Ausschlußkriterium angesehen werden. Geprüft werden sollte außerdem die lebenspraktische Kompetenz eines Patienten. Eine gute lebenspraktische Kompetenz zeigt sich schon annäherungsweise darin, in wieweit der Patient korrekt und den Witterungsverhältnissen angemessen gekleidet ist. Fragt man allein lebende Patienten nach ihrem Speisezettel, zeigt sich bei beginnenden Demenzformen sehr häufig eine zunehmende Eintönigkeit. Patienten kochen nur noch das, was ihnen geläufig ist, sie kaufen nur dort ein, wo sie die Verhältnisse kennen. Sie benutzen nur noch Wege, die ihnen vertraut sind. Die informative Kompetenz des Patienten hängt zusammen mit Störungen des Kurzzeit- und Langzeitgedächtnisses. Es geht hier um die Fähigkeiten, tagesaktuelle Geschehnisse zu behalten und hierzu Stellung zu nehmen. Dies können einerseits Themen aus der Weltpolitik, andrerseits aber auch Geschehnisse im Bereich der trivialen sozialen Kontakte sein. Bei mangelhafter informativer Kompetenz wird ein Gespräch mit dem Patienten eintönig und verliert zunehmend an Lebendigkeit. Insbesondere bei der Überprüfung dieses Kompetenzbereiches findet man bei Patienten mit einer beginnenden Demenz ein fassadenhaftes Umgehen eigener Gedächtnisschwächen.

Die Störungen des Kurz- und Langzeitgedächtnisses sind bisher gut erforscht. Weniger Literatur gibt es bisher über die abnehmende Fähigkeit eines Demenzpatienten perspektivisch in die Zukunft zu denken. Eng hängt dies zusammen mit der Fähigkeit zur Phantasieentwicklung. Das Weitererzählen einer begonnenen Geschichte oder Anekdote, die Beschreibung eines Bildes, die Vorstellung über eigene kommende Lebensjahre lassen oft eine Verarmung in der Vorstellungswelt des Patienten erkennen, die bisher nach Außen noch wenig auffällig geworden ist.

Alle genannten Kompetenzdimensionen sind als Mosaiksteine eines großen Bildes psychosozialer Diagnostik zu verstehen. Kein Phänomen für sich allein läßt die Diagnose einer Demenz zu. Nur die Gesamtheit erlaubt es, ein zunehmend klares Bild eines gestörten psychosozialen Prozesses zu zeichnen.

Psychometrische Untersuchung

Die psychometrischen Testverfahren dienen zur exakten Erfassung kognitiver Defizite, Apraxien, Agnosien etc. Ein umfassender Test als Basisinstrument ist das SIDAM (strukturiertes Interview für die Diagnose der Demenz vom Alzheimer Typ, der Multiinfarkt - Demenz und Demenzen anderer Ätiologien). Anhand verschiedener Score-Bildungen kann der gegenwärtige kognitive Zustand des Patienten eingeschätzt werden. Einen umfassenden Eindruck über den Schweregrad der kognitiven Beeinträchtigungen bietet der SIDAM-Score. Darüber hinaus ermöglicht der SIDAM weitere Scorebildungen: Mini-Mental-State (MMS) sowie den Hachinski-Score zur Differenzierung zwischen einer vaskulären beginnenden Demenz und einer Demenz vom Alzheimer Typ. Außerdem ist im SIDAM eine ADL-Skala enthalten. Als weiteres Testverfahren kann der Syndrom-Kurztest (SKT) eingesetzt werden zur Messung von Gedächtnis- und Aufmerksamkeitsstörungen.

Der MWT-B (Mehrfachwahlwortschatztest) gibt einen guten Hinweis auf die prämorbide Intelligenz des Patienten, dieser Test ist auch noch bei mittelschwer dementen Patienten einsetzbar. Er erlaubt eine bessere Interpretation anderer Testergebnisse. Insgesamt bleibt immer zu hinterfragen: was kann der eingesetzte Test leisten? Ein einzelnes Testergebnis kann niemals eine Demenzdiagnose sichern oder ausschließen. Die große Fülle der derzeit verfügbaren psychologischen Testuntersuchungen weist bereits auf die Problematik hin, daß es den „Golden Standard" nicht gibt. Wenn der Untersucher mit einigen Test vertraut ist, weiß er umgrenzende Möglichkeiten. Durch eine Testuntersuchung ergeben sich häufig mehr Fragen als vor der Untersuchung, jedoch sind diese Fragen spezifischer Anweisung konkrete diagnostische Wege.

Internistisch-geriatrische Untersuchung

Die internistisch-geriatrische Untersuchung erfaßt den somatischen Gesundheitszustand. Hierbei ist besonderer Wert zu legen auf das Erkennen von vaskulären Risiken durch einen bestehenden Hypertonus bzw. Stoffwechselerkrankung wie Diabetes mellitus und Fettstoffwechselstörungen. Immer ist auch die Schilddrüsenfunktion zu überprüfen, da insbesondere eine Hypothyreose im Alter eine Demenz vortäuschen kann. Wichtig sind zudem der Wasser- und Elektrolytehaushalt, eine Exsikkose von 10% führt bereits zu zentralen

Symptomen. Zunehmend werden in den letzten Jahren Ernährungsstörungen bei älteren Patienten beobachtet, die sich alleine versorgen müssen. Es kommt gehäuft zu Vitaminmangelzuständen. Ein entscheidender Faktor für die Gesamtbeurteilung des Patienten ist die Medikamentenanamnese. Es sollte unbedingt immer erfragt werden, welche Ärzte konsultiert werden und welche Medikamente von den verschiedenen Ärzten rezeptiert wurden. Bildgebende Verfahren wie CCT oder NMR dienen differentialdiagnostischen Überlegungen, z.B. dem Ausschluß von Tumoren oder einem Normaldruckhydrozephalus oder sie weisen auf vaskulär bedingte Veränderungen hin. Alleine reichen sie nicht aus zur Diagnosestellung Demenz.

Psychiatrisch-neurologische Untersuchung

Bei bestehendem Verdacht auf eine beginnende Demenz sollte im Sinne einer psychiatrischen Exploration die Bewußtseinslage überprüft werden, in dem der Untersucher auf die Vigilanz und die Reaktionsbereitschaft des Patienten achtet. Indem der Patient aufgefordert wird, Ereignisse, die kurz vor der Untersuchungssituation stattgefunden haben, zu reproduzieren, kann die Speicherung neuer Informationen getestet werden. Die Verhaltensbeobachtung im Gespräch ergibt Aufschluß über die Affekte, das Antriebsniveau und die emotionale Kontrolle bzw. abnorme Erlebnisweisen. Eine orientierende neurologische Untersuchung zeigt eine eventuelle „Halbseitensymptomatik" als differentialdiagnostischen Hinweis auf ein zentrales neurologisches Geschehen. Darüber hinaus kann schon bei der Beobachtung des An- und Auskleiden des Patienten zum Untersuchungsgang eine Apraxie oder eventuell auch eine Agnosie erkannt werden. Die Sprache des Patienten ist zu beurteilen auf Vollständigkeit von Sätzen und Mitteilungsinhalten, im Gespräch zeigen sich auch mögliche Wortfindungsstörungen.

Da das zur Festlegung auf ein organisch bedingtes psychisches Syndrom notwendige Minimum an Information häufig nicht durch die Untersuchung des Patienten allein gewonnen werden kann, ist die zusätzliche Exploration einer gut informierten Bezugsperson unabdingbar. Diese Exploration erstreckt sich auf Fragen nach Beginn der Störung, nach Art des Verlaufes, nach Alltagsrelevanz von Gedächtnisstörungen, Störungen des Denkvermögens, Sprachstörungen, Störungen praktischer Handlungsabläufe sowie Veränderungen der Persönlichkeit, problematischen Verhaltensweisen, aber auch nach erhaltenen Eigenschaften und Fähigkeiten.

Zentrales Instrument der Memory Clinic ist die gemeinsame Diagnosekonferenz. Hier erläutert jeder Mitarbeiter seine Einschätzung aufgrund der mittels seiner Methode erhobenen Befunde. Die Diagnose und die sich daraus ergebenen Therapieempfehlungen werden zu einem Bericht verfaßt, der zum einen dem zuweisenden Arzt zukommt, und der aber zum anderen in einem ausgeglichen Nachgespräch den Angehörigen bzw. (wenn möglich) dem Patienten dargelegt wird, ein besonders für milieutherapeutische Bestrebungen lohnenswerter Ansatz.

Literatur

[1] WHO Bureau regional de L'Europe (1981). La gerontopsychiatrie dans la collective. La Santé publique en Europe, 10, Copenhagen.

[2] Nikolaus, T., Hrsg. (2000). Handbuch Klinische Geriatrie. Springer.

[3] Exton-Smith (1987). The memory clinic. A new approach to the detection of dementia. *Brit.J.Psychiat* 150, 359-364.

Die Autoren geben gerne weitere Informationen und Literaturangaben zu den im Beitrag vorgestellten Verfahren, standardisierten Interviews und Instrumenten unter der Anschrift:

Memory-Clinic Essen
Gerontologische Beratungsstelle Haus Berge
Germaniastraße 3
D-45356 Essen
Tel.: 0201 / 63 11-133
Email: c.brandenberg@elisabeth-essen.de

Demenz, Kommunikation und Körpersprache

Integrative Validation (IVA)

Nicole Richard

Die Anzahl der Menschen mit einer dementiellen Erkrankung nimmt zu. Von den BewohnerInnen der etwa 8300 stationären Altenpflegeeinrichtungen in Deutschland sind ca. 50 % an einer Demenz erkrankt. Stationäre sowie ambulante Einrichtungen sehen sich zunehmend in die Pflicht genommen, Konzeptionen für die Begleitung und Pflege dementiell erkrankter Menschen zu entwickeln. Professionelle Pflege- und Betreuungspersonen oder pflegende Angehörige stehen unter erheblichem Druck und erfragen Orientierung und Handlungsanleitung hinsichtlich eines angemessenen Umgehens mit demenzerkrankten Menschen.

Zusätzlich zur grundpflegerischen Versorgung benötigen dementiell Erkrankte eine Organisation und Gestaltung ihrer Lebens- und Wahrnehmungswelt, die Bezug nimmt auf ihre besonderen Bedürfnisse: Im Mittelpunkt steht die Entwicklung sozialökologischer Versorgungsstrategien mit dem Ziel der Linderung und Kompensation der Krankheitssymptome, sowie der Unterstützung vorhandener Ressourcen und Kompetenzen. Es gilt mit und für Demente ein Milieu zu schaffen, daß sie sich „zuhause fühlen" und aus dieser Sicherheit Ressourcen schöpfen können. Es gilt sicherzustellen, daß Vertrauen behutsam aufgebaut, Ängste und Unsicherheiten zunehmend abgebaut werden.

Die emotionalen und sozialen Fähigkeiten bei Menschen selbst mit einer fortgeschrittenen Demenz sind noch sehr stark vorhanden. Begegnungen, Kontakte und Kommunikation, die auf diese Kompetenzen aufbauen, erhalten eine zentrale Bedeutung in der psychogeriatrischen Pflege und Betreuung.

Ressourcenaktivierung

Ressourcen als vorhandene Fähigkeiten und Kraftquellen stehen Menschen zur Gestaltung und Bewältigung ihrer Lebenssituation zur Verfügung. Sie haben immer einen lebensgeschichtlichen Bezug. Veränderungen oder Störungen der Demenzerkrankung liegen meist offen zutage, während die Ressourcen der Betroffenen zunächst behutsam ermittelt werden müssen: Ressourcen sind Bodenschätze, Goldadern, nach denen man suchen muß. Es gilt, vermehrt den Blick für die Integration der Ressourcen von demenzkranken Menschen in der Pflege und Begleitung zu fördern und zu schulen. Die Aktivierung dieser Ressourcen und ihre Einbindung in den Betreuungs- und Pflegeprozeß fördert die Selbständigkeit der erkrankten Menschen, läßt ihre persönliche Innenstruktur lebendig werden und vermeidet Gefühle der Entmündigung. Zudem fördert die ressourcenorientierte Perspektive die Wahrnehmungs- und Beobachtungsfähigkeit, die Neugier und Motiviertheit des Teams und die Möglichkeiten, den Menschen in seiner Ganzheit gelten zu lassen. Im Folgenden werden zwei Ressourcen demenzkranker Menschen, die gleichzeitig die zentralen Aspekte der Integrativen Validation verdeutlichen, erarbeitet:

Ressourcen: Antriebe

- früherlernte Normgefüge oft einer Epoche, einer Generation
- lebensgeschichtliche Herleitung
- Motiv und Triebfeder des Handelns
- persönliche Ausprägung und Gestaltung, z.B. Ordnungssinn, Pflichtbewußtsein, Fürsorglichkeit

Ressourcen: Gefühle

- direkter Ausdruck der momentanen Befindlichkeit oder
- als Reaktion auf Personen und Umwelterfahrungen
- werden echt, spontan und pur vermittelt
- oft in Verknüpfung mit inneren Erlebenswelten („Lichtungen“)
- Demente orientieren sich in ihren persönlichen Gefühlen z. B. Hilflosigkeit, Ärger, Angst

Aspekte der Integrativen Validation

Die Integrative Validation ist eine wertschätzende Umgehens- und Kommunikationsform, die die Ressourcen des demenzerkrankten Menschen in den Vordergrund stellt. Die Grundlage des Kontaktes zum demenzerkrankten Menschen besteht darin, ein ernstnehmendes und vertrauensvolles Klima zu schaffen. Doch wie soll dieser Kontakt begonnen werden, wie starte ich ein Gespräch, wie reagiere ich auf die auch häufig nonverbalen Äußerungen des Dementen? Oft scheint der erste Schritt, der erste Satz zum Dementen als der Schwerste.

Die Integrative Validation hat eine Methodik der Gesprächseröffnung entwickelt, die vom Einzelnen wie vom Team gleichermaßen genutzt werden kann: Demente äußern ihre Gefühlsbefindlichkeiten direkt und spürbar. Ihr Verhalten wird ebenfalls geleitet von Antrieben. Gefühle und Antriebe als zentrale Ressourcen demenzkranker Menschen sind auch bei fortgeschrittener Erkrankung noch lange lebendig, wahrnehmbar und spürbar.

Wenn wir die Antriebe und Gefühle des Dementen ernst- und wahrnehmen und in kleinen Sätzen wertschätzend wiedergeben (individuell validieren), fühlt sich der Demente erfaßt, verstanden. Wir sind das Echo, wir können den oftmals isolierten Äußerungsformen Demenzerkrankter eine Sprache geben. Die validierenden Sätze sind möglichst kurz und direkt. Wesentlich ist eine authentische Sprache. IVA nutzt die Kraft und Vertrautheit von allgemeinen Redeformen, Metaphern und Sprichwörtern (allgemein validieren). Der Ansatz arbeitet zur Eröffnung der Kommunikation in 3 Schritten (Punkt I. - Punkt III.). Die Abbildung gibt ein Schema zur Beantwortung der Frage: *Wie komme ich in Kontakt/Kommunikation mit dementiell erkrankten Menschen?*

Die Grundhaltung und Methodik der Gesprächseröffnung

Punkt I.:
Sie können das Gefühl, den Antrieb des Dementen wahrnehmen, erspüren?

Punkt II.:
validieren Sie diese Aspekte, d.h. in direkten und kurzen Sätzen können Sie die Gefühle und Antriebe annehmen, akzeptieren, wertschätzen.
Geben Sie ein persönliches Echo auf allen Ebenen der Kommunikation.

Punkt III.:
Diese Aspekte können Sie allgemein validieren, z.B. mit Sprichwörtern, Volksweisheiten, Liedern usw.
Geben Sie ein allgemeines Echo.

Ein Beispiel:

Die Mitarbeiterin tritt in das Zimmer von Frau B. Diese hält einen Schuh in der Hand und wischt mit kräftigen Bewegungen über die Tischplatte. Sie hält inne, hebt den Kopf, schaut die Tischplatte kritisch an und führt ihre Scheuer- und

Wischbewegung unbeeindruckt vom Eintreten der Mitarbeiterin weiter durch.

Punkt I.:

Sie können das Gefühl, den Antrieb des Dementen wahrnehmen, erspüren?
Ordnungssinn, Sauberkeit, Tüchtigkeit, Pflichtbewußtsein, Gewissenhaftigkeit, Zufriedenheit

Punkt II.:

Validieren Sie diese Aspekte, d.h.: in direkten und kurzen Sätzen können Sie die Gefühle und Antriebe annehmen, akzeptieren, wertschätzen. Geben Sie ein persönliches Echo auf allen Ebenen der Kommunikation.

Die Mitarbeiterin: „Oh, Frau B., heute so tüchtig? Bei Ihnen geht es ordentlich zu."
Frau B. nickt, wischt weiter.
Die Mitarbeiterin: „Sie legen Wert auf Ordnung."
Frau B. wischt weiter und murmelt zustimmend: „Mmmh."
Die Mitarbeiterin: „Sie sind eine fleißige Frau."
Frau B., deutlich, mit einem stolzen Unterton: „Ja."
Frau B. schaut die Mitarbeiterin an.

Punkt III.:

Diese Aspekte können Sie allgemein validieren, z.B. mit Sprichwörtern, Volksweisheiten, Liedern usw. Geben Sie ein allgemeines Echo.

Die Mitarbeiterin: „Ja, es darf ja auch nicht aussehen wie bei Hempels unterm Sofa."
Frau B. grinst und sagt zustimmend: „Neh, neh."
„Wenn schon, denn schon."
Die Mitarbeiterin weiter: „Dann will ich sie nicht länger stören."
Frau B. hält kurz inne, schaut auf, nickt freundlich und putzt weiter.

Würden wir den Schuh mit einem Putzlappen austauschen, würde Frau B. diese Reaktion als Konfrontation bzw. Korrektur ihrer Antriebe und Befindlichkeiten verstehen. Sie hätte hierauf sicherlich sehr verärgert reagiert. Vermeiden können wir auch Aussagen wie etwa: *„Ach Frau B., sie brauchen doch nicht staubwischen, das machen doch die Reinigungsfrauen jetzt für Sie."*

Einiges aus der Biographiekarte von Frau B.:

Frau B. war als junges Mädchen „in Stellung“. Als Hausmädchen und spätere „Warm-Mamsell“ lernte sie im Haushalt einer vermögenden Familie die Koch-, Plett (Bügel)- und Haushaltungskunst. Die Parkettböden mußten immer blinken, die Kupferbeschläge blitzen, alles roch nach Bohnerwachs. Die „Gnädige“ fuhr manchmal mit einem weißen Handschuh über die Konsole: So hieß es, jeden Tag staubzuwischen. Die Tätigkeiten wurden nach einer strengen Ordnung verrichtet. Man hatte als Personal im Stillen zu wirken und getreu seine Pflichten zu erfüllen.

Aspekte der Kommunikation

Sprache ist allgemein Verbindungsglied zum Anderen, definiert Menschen innerhalb ihrer sozialen Gruppe, ihres Gefüges und gestaltet Wirklichkeit. Sprache schafft Lebendigkeit und Teilnahme. Sprache ist Macht, Sprachlosigkeit ist Ohnmacht. Kommunikation geschieht über 3 Ebenen:

1. über die für uns am stärksten bewußte (und routinierte) verbale Sprache
2. über Körpersprache (nonverbal) und
3. über Betonung (paraverbal).

Die Sprache unseres Körpers, zu der Mimik, Gestik, Haltung und Bewegung gehört, ist meist – außer es geschieht geplant – nicht bewußt. Während die verbale Kommunikationsfähigkeit im Verlauf der Demenzerkrankung großen Veränderungen und Einbußen unterliegt, bleiben nonverbale und paraverbale Ausdrucksmöglichkeiten erhalten, im Gegenteil: sie werden stärker, authentischer. Sie können als neue Ressource des Demenzkranken verstanden werden.

Die Bedeutung der Körpersprache und die Betonung in der Kommunikation mit Demenzerkrankten

- das Eingebundensein in die Lebens- und Wahrnehmungswelt ist ohne Kommunikation nicht möglich.
- Demenzerkrankte Menschen können Körpersprache sowohl länger ausdrücken als sie auch länger „verstehen“ als die verbale Sprache.
- Körpersprache ist bildhaft.
- die Wahrnehmung, das „Verstehen“ der Körpersprache geschieht meist „gefühlsmäßig“.

- Demenzerkrankte Menschen können Diskrepanzen zwischen den 3 Ebenen spüren. Wenn z.B. unsere verbale Sprache etwas anderes ausdrückt als der Körper (nonverbal), vermitteln wir unterschiedliche, oft widersprüchliche Mitteilungen, die häufig zu Unsicherheit und Irritation führen.
- in der psychogeriatrischen Pflege und Begleitung müssen wir anstreben, unsere Botschaften auf allen 3 Ebenen eindeutig und klar zu vermitteln.

Dementiell Erkrankte besitzen ein nur geringes Maß an situationsangemessenen Reaktions- und Anpassungsfähigkeiten, insbesondere bezüglich ihrer verbalen Kommunikationsmöglichkeiten. Stattdessen verfügen Menschen mit Demenz über eine hohe Variabilität an Ausdrucksformen im non- und paraverbalen Bereich.

Ein wesentliches Element der Integrativen Validation ist neben der verbalen Wertschätzung von Antrieben und Gefühlen das sogenannte „Spiegeln". Unser ernstnehmendes Angleichen in Wort, Geste und Betonung vermittelt unserem Gegenüber, daß wir ihn verstanden haben und sein Ausdruck im Mittelpunkt steht. Wir sind sein Echo, er erkennt sich in uns wieder. Dies führt deutlich zur Entlastung, nimmt Stress und baut allmählich Vertrauen und Wiedererkennung auf.

Literatur

Richard, N. (1994). Validation. *Altenpflege,* 3, 196-199, (Fortsetzung in 5/94, 7/94).

Richard, N. (1994). Mit Validation finden wir die Lichtung im Nebel der Verwirrtheit. *Pflegezeitschrift,* 4, 232-235.

Richard, N. (1996). Validation. *Altenpflege,* 11.

Richard, N. (1999). Brücken bauen in die Welt des dementiell Erkrankten: Integrative Validation. Lehrvideo. Hannover: Vincentz Verlag.

Weitere Informationen über:

INSTITUT FÜR IVA
Nicole Richard
Nordholz 20
D- 31863 Marienau
Tel: 05156 / 990966

Vertrautheit im Leben dementierender alter Menschen

Corry Bosch

Einleitung

Wir alle wissen, daß in unserer Gesellschaft Menschen immer älter werden und daß damit auch die Anzahl der Menschen mit dem Demenzsyndrom steigt[1]. Pflegekundige[2] haben daher in all ihren Arbeitsbereichen immer häufiger für dementierende[3] Menschen zu sorgen.

Ich selbst habe lange Zeit in der Pflegepraxis gearbeitet. Damals war die Aufmerksamkeit für dementierende Menschen noch sehr gering. Ich wußte auch wenig davon, auch später noch zu der Zeit als ich Studenten der Pflegekunde begleitet habe und mehr darüber hätte wissen müssen. Durch meine Forschung habe ich viel gelernt. Dies hat mir geholfen Zugänge in die Gedanken- und Gefühlswelt dementierender Menschen zu finden. Deswegen ist es mir eine besondere Freude das Gelernte in dieser Form mit Ihnen teilen und weitergeben zu können.

Im folgenden werde ich anhand meiner Forschung aufzeigen, wie sich auf der Grundlage von Beobachtungen das Vertrautheitskonzept allmählich entwickelt hat. Zuerst werde ich einige Anmerkungen zur Auswahl des Themas machen und die Zielsetzung der Forschung erläutern. Im nächsten Schritt folgen die drei Beobachtungsphasen der Forschung. Danach werde ich die Theorie mit der Kernkategorie „Vertrautheit“ vorstellen und mit einigen Erwägungen beim Kreieren von Vertrautheit schließen.

---

[1] Dieser Beitrag ist das überarbeitete Manuskript des Vortrages vom 25.05.2000 anläßlich der KDA-Fachtagung in Bonn.

[2] Der Einfachheit halber verwende ich nachfolgend den Begriff „Pflegekundige“, wenn ich über Menschen spreche, die eine berufliche Ausbildung im Feld der Pflege absolviert haben z.B. Altenpflege und Krankenpflege.

[3] Der Begriff „dementierende Menschen“ wird in diesem Text bewußt eingesetzt, um den Prozeß zu betonen, in dem sich dementiell erkrankte Menschen befinden.

1. Die Auswahl des Themas und die Zielsetzung der Forschung

Oft hörte ich von Studenten der Pflegekunde, die ich begleitete, daß sie die dementierenden Menschen, die sie versorgten, „in die Wirklichkeit zurück bringen" und „in der Zeit halten" wollten. Wir diskutierten darüber, was genau gemeint ist mit dem Begriff Wirklichkeit. Wenn wir über Wirklichkeit reden, über wessen Wirklichkeit wird dann geredet? Was bedeutet Wirklichkeit für die Dementierenden und was für die Pflegekundigen? Und: Können wir über Wirklichkeit reden, oder ist das, was wirklich ist, abhängig von Erfahrung und Erleben? Durch diese Auseinandersetzung war mein Interesse geweckt und ich beschloß, das Phänomen Wirklichkeit im Leben dementierender Menschen zu untersuchen. Ich begann die Forschung mit der globalen Zielsetzung: *Einsichten in das Erleben der Wirklichkeit von dementierenden alten Menschen zu erhalten.*

2. Die Beobachtungsphasen

2.1. Die erste Phase

Um Erkenntnisse zu meinem Thema zu sammeln, habe ich mit teilnehmenden Beobachtungen auf einer psychogeriatrischen Pflegeabteilung, einer Station für dementierende alte Menschen, begonnen. Ich habe auf dieser Station bei allen anfallenden Tätigkeiten geholfen und mich hin und wieder zurückgezogen, um Beobachtungsnotizen zu machen. Alles was mir auffiel notierte ich und immer nach einer kurzen Spanne der Datensammlung kodierte ich die Daten. Das bedeutet, alles was mir in den Beobachtungsnotizen aufgefallen ist, erhielt ein Schlagwort als Kode (Tab. 1).

Kodierung	Beobachtungsnotiz
• Weinen • Kummer • Nach Hause wollen	Eine alte Frau sitzt im Wohnzimmer. Sie weint und sagt mit trauriger Stimme: „Schwester helfen Sie mir, ich muß nach Hause, wo kann ich hier raus?"
• Keine Aufmerksamkeit schenken	Eine Praktikantin läuft in ihre Richtung, dann sagt die Pflegekundige mit zwingender Stimme: „Dem keine Aufmerksamkeit schenken, du weißt, was abgesprochen wurde."

Tabelle 1: Beispiel 1 für Kodierungen der Beobachtungsnotiz

Während des Kodierens werden entstehende Fragen aufgeschrieben, mit der Absicht ihnen in den nachfolgenden Beobachtungen Aufmerksamkeit zu widmen. Als Beispiel ergaben sich entsprechend der Beobachtungsnotiz folgende Fragen: Welche Verabredungen wurden getroffen? Wurden diese Verabredungen festgelegt? Wie wird mit dieser Frau umgegangen, wenn Sie traurig ist? Welchen Effekt hat es auf diese Frau, wenn man ihr Aufmerksamkeit schenkt oder nicht schenkt? Gibt es ähnliche Arten von Verabredungen auch für andere Bewohner?

Ich stelle Ihnen noch zwei weitere Beobachtungsnotizen dar und gebe exemplarisch sich aus den Notizen ergebende Fragen wieder (Tab. 2 und Tab. 3):

Kodierung	**Beobachtungsnotiz**
• Nach Hause • Störendes Verhalten	Pflegekundige 1 während einer Besprechung: „Frau X will ständig nach Hause, dies ist störend für die Umgebung“
• Sich nicht zu Hause fühlen	Pflegekundige 2: „Sie fühlt sich hier nicht zu Hause.“
• Kummer unnötig, nicht echt	Pflegekundige 1: „Kummer ist unnötig, nicht echt.“
• Verhaltenskorrektur • Medikamente	Pflegekundige 3: „Kommt durch die Krankheit. Wenn es störend ist für die Umgebung, Verhaltenskorrektur durchführen. Wenn das nicht hilft, Dr. A. wegen Medikamente fragen.“

Tabelle 2: Beispiel 2 für Kodierungen der Beobachtungsnotiz

Kodierung	**Beobachtungsnotiz**
• Tränen	Frau Z. sitzt am Tisch. Eine große Träne rollt über ihre Wange.
• Aufmerksamkeit	Pflegekundige H. setzt sich neben sie und sagt währen sie Frau Z. anschaut: „So eine große Träne?“
• Kummer	Frau Z. sagt: „Ich weiß nichts mehr, ich vergesse alles, bin traurig.“
• Reflektieren	Pflegekundige H. legt ihre Hand auf die von Frau Z. und sagt: „Es macht sie traurig, daß sie nichts mehr wissen?“
• Positive Reaktion	Frau Z. schaut Pflegekundige H. an und lacht unter ihren Tränen.

Tabelle 3: Beispiel 3 für Kodierungen der Beobachtungsnotiz

Meine Fragen waren: Was ist störendes Verhalten? Wer sieht dies als störend? Wie wird entschieden, ob der Kummer unnötig oder echt ist?

Parallel zu der Kodierung der Beobachtungsnotizen erstellte ich theoretische Notizen, ein Hilfsmittel, das eingesetzt wird, um weitere Erkenntnisse zu bekommen. In theoretischen Notizen werden alle Ideen aufgeschrieben, die während der Forschung entstehen. Auch relevante Ideen, die aus der Literatur kommen oder auf persönlicher Erfahrung beruhen, werden hier berücksichtigt. Ich gebe Ihnen ein Beispiel zu einer theoretischen Notiz, die aus der Anfangsperiode der Forschung stammt:

Berger und Berger schreiben: „Das ‚alltägliche Leben' ist ein Gewebe vertrauter Routinen, womit wir den größten Teil unseres bewußten Lebens, in Verhalten oder Gedanken zubringen ... Diese alltägliche Welt, woran wir gewöhnt sind, ist unsere ‚Zuhause-Welt'. Wir verlassen diese Welt von Zeit zu Zeit ins Unbekannte. Normalerweise kehren wir von unserem Ausflug zurück mit einem bestimmten Gefühl der Erleichterung ... Wir erfahren dies als eine ‚Zurückkehr in die Wirklichkeit' ... Es ist unser Zuhause." (Berger & Berger 1979:16-17).

Aber was, wenn diese vertraute Alltagswelt nicht mehr da ist? Wie zum Beispiel nach einem Umzug? Dann sind wir genau so lange mit dem neuen Haus beschäftigt, bis wir uns wieder wohl und vertraut fühlen. Wir haben die Möglichkeit, diese vertraute Welt für uns selbst zu kreieren. Aber was, wenn uns unsere Fähigkeit diese Alltagswelt zu kreieren, in der wir uns zuhause fühlen, entgleitet? So wie dies bei dementierenden Menschen der Fall ist? Dann suchen wir nach etwas und bleiben auf der Suche nach unserem Zuhause, unserem Daheim.

2.1.1. Daheim, im Erleben der Wirklichkeit von dementierenden Frauen

In meiner Forschung war der Kummer der Frauen über den Verlust ihres Daheims und ihr Verlangen danach so bedeutend, daß ich beschloß, mich im weiteren Verlauf der Forschung auf all das auszurichten, was mit dem Konzept „Daheim" zusammenhing. Ich konzentrierte mich auf die **Bedingungen**, unter denen eine Beschäftigung mit Daheim vorkam, auf die **Interaktionen**, die sich hier zwischen den Bewohnerinnen und den Pflegekundigen zeigten, auf die **Strategien**, die beide anwendeten und auf die **Konsequenzen**, die dies mit sich brachte. Zu einem festgelegten Zeitpunkt habe ich während der Forschung das Material rund um das Konzept „Daheim" geordnet und in einer theoretischen Notiz festgelegt:

Im Erleben der Wirklichkeit von den dementierenden Frauen hat Daheim eine zentrale Position. Das Pflegeheim wird von den Frauen häufig nicht als ihr Daheim erlebt. Sie wollen weg, nach Hause. Damit sind sie den ganzen Tag be-

schäftigt. Jemand wartet dort, ihr Mann, ihre Kinder, oder ihre Mutter. Die Frauen wollen nach Hause und die explizite Zielsetzung der Abteilung und die implizite Zielsetzung der individuellen Pflegekundigen ist darauf ausgerichtet, ein Daheim zu kreieren. Beide Zielsetzungen prallen aneinander und das führt zu Problemen.

Die Frauen bitten die Pflegekundigen ihnen dabei zu helfen, nach Hause gehen zu können. Und weil die Pflegekundigen ihnen dabei nicht helfen, führt dies zu Kritik und die Frauen werden böse oder aggressiv. Die meisten Aktionen und Reaktionen der Pflegekundigen dienen der Unterstützung der Frauen, sich wohl und zu Hause zu fühlen. Aber weil das den Pflegekundigen nicht gelingt, fühlen sie sich machtlos. Manchmal sind sie auch irritiert durch das Verhalten der Frauen. Diese Irritation kann in inzidentelle Irritation und strukturelle Irritation unterschieden werden. Mit inzidenteller Irritation meine ich jene Irritation, die einen überkommt. Sie kommt und geht auch wieder vorbei. Die strukturelle Irritation hat einen konstanteren Charakter und richtet sich fortwährend auf bestimmte Menschen, unter anderem auf die Frauen, die sehr nachdrücklich in ihrer Forderung sind, nach Hause zu wollen.

Das Verhalten der Frauen wird häufig als Krankheitssymptome definiert, als psychotisch oder als störend. Deswegen wird beabsichtigt dies zu ändern durch verhaltenskorrigierende Maßnahmen, zum Beispiel durch die Gabe von Medikamenten oder durch konsequentes Reagieren. Den Beobachtungen zufolge scheinen diese Herangehensweisen nicht sehr effektiv zu sein. Die Frauen wollen auch weiterhin nach Hause. Betrachtet man dieses Verhalten von dem Hintergrund der Lebensgeschichte dieser Frauen, dann werden das Verlangen nach ihrem Daheim und ihre Verhaltensweisen, die sich daraus entwickeln, verständlich. Ihr ganzes Leben war, ob sie dies nun schön fanden oder nicht, darauf ausgerichtet zu Hause zu sein und für andere zu sorgen. Ist es denn auch nicht selbstverständlich, daß sie sich nun um die achtzig und dement geworden, auch weiter damit beschäftigen?

2.2. Die zweite Phase

2.2.1. Das Erleben der Wirklichkeit von dementierenden Männern

Um weitere Erkenntnisse zu bekommen, habe ich im weiteren Verlauf meiner Forschung zum Vergleich die Aufmerksamkeit auf dementierende Männer gerichtet. Die zugrunde liegende Vermutung lautete folgendermaßen:

Wenn die soziale Biographie, das heißt die Lebensgeschichte, einen Einfluß auf das Erleben der Wirklichkeit hat, dann sind im Wirklichkeitserleben von dementierenden Männern andere Aspekte von zentraler Bedeutung als bei Frauen und dies äußert sich in ihrem Verhalten.

Auf der Abteilung, auf der ich meine Beobachtungen gemacht hatte, waren nur wenige Männer anzutreffen gewesen. Berührt durch den Kummer der Frauen, hatte ich mich hauptsächlich auf die Frauen konzentriert und dadurch nur wenig Material über Männer sammeln können. So beschloß ich, Beobachtungen in einem zweiten Pflegeheim auf einer Abteilung mit mehr Männern durchzuführen. Als wichtigste Ergebnisse stellten sich folgende Punkte heraus:

- In der Vergangenheit der Männer hat die Arbeit eine zentrale Position. Sie gibt ihnen ein vertrautes Gefühl. Sie sprechen regelmäßig darüber und sie sind auf der Station damit beschäftigt, gewohnte Tätigkeiten weiterhin auszuführen. Beispiele hierzu sind ein Polizeibeamter, der häufig den Verkehr regelt oder ein Bauer, der dann und wann die Kissen auf den Gang legt, einen Meter voneinander entfernt. Und wenn die Pflegekundigen sie wieder auf die Betten zurücklegen, seufzt er: *„Was fressen die Kühe heute doch viel."*
- Die Beschäftigung der Männer mit ihrer Arbeit erleben die Pflegekundigen als etwas positives. Am Beispiel einer Beobachtung eines Mannes, der früher Tuchhändler war, wird dies deutlich. Er geht häufig an Laken und Tischdecken entlang, um sie zu befühlen. Dann murmelt er etwas über Stoffe. Eine Pflegekundige sagt: *„Das ist prima, dann fühlt er sich gut."*
- Nur wenn ein Mann zu seiner Arbeit will und durch eine Pflegekundige behindert wird, kann er ärgerlich und aggressiv werden. Dies führt allerdings selten zu struktureller Irritation.
- Über ihre häusliche Situation sprechen Männer auf eine andere Art und Weise als die Frauen. Frauen wollen nach Hause. Männer fragen: *„Kommt meine Frau noch?"*
- Anders ist es bei den Männern, die ihre Arbeit im oder am Haus ausführten, zum Beispiel ein Bauer und ein Schiffer. Sie haben ebenso wie Frauen den Drang nach Hause gehen zu wollen.

Es kann somit deutlich ein Unterschied im Erleben der Wirklichkeit zwischen dementierenden Männern und Frauen konstatiert werden. Dies trifft auch für die Wertschätzung des Verhaltens von Frauen und Männern durch die Pflegekundigen zu. Die Pflegekundigen sagen, daß sie das Verhalten von Männern begreifen. Ein Grund dafür ist, daß die Pflegekundigen nicht das Gefühl haben, daß das Weggehenwollen der Männer ihrer eigenen Zielsetzung, ein Daheim zu kreieren, diametral gegenübersteht. Der Mann muß zu seiner Arbeit, und das ist normal! Eine Pflegekundige sagt: *„Es ist aber auch schlimm, wenn man denkt, daß die Kühe dringend gemolken werden müssen und du darfst nicht nach Hause."*

2.3. Die dritte Phase

In meiner Forschung wurde immer deutlicher, daß die soziale Biographie der dementierenden alten Menschen einen wichtigen Einfluß ausübt auf ihr Erleben und auf das sich hieraus ergebene Verhalten. Die soziale Biographie beeinflußt Gefühle von Vertrautheit.

Es erschien zu guter Letzt interessant, die Charakteristika von dementierenden Ordensfrauen vergleichend zu beobachten. Nachfolgend werde ich die vier wichtigsten Ergebnisse vorstellen.

- Ein erster auffallender Unterschied zur Kategorie der Hausfrauen ist, daß die dementierenden Ordensfrauen viel weniger häufig und viel weniger zwingend mit ihrem Daheim beschäftigt sind und daß es in ihren Erzählungen viel weniger Kummer darüber zu hören gibt. Vielmehr ist es ein nostalgisches Zurückblicken auf die frühere häusliche Situation. So sagt eine Schwester häufig: *„Ich habe eine liebe Mutter und einen lieben Vater gehabt."*
- Die zweite Besonderheit bezieht sich auf die Bedeutung des Begriffes „Zuhause". Ordensfrauen, die nach Hause wollen meinen, daß sie auf Besuch gehen, so wie sie es früher auch gewohnt waren. Dazu eine Beobachtung: *Schwester J. sagt, daß sie nach Hause geht. Auf meine Frage, wo das ist, sagt sie, nach draußen zeigend: „Da, hinter dem Friedhof, da wohnen wir nicht, da wohnt meine Schwester, da gehe ich immer hin."*
- Ein weiteres Unterscheidungsmerkmal betrifft die frühere Arbeit. Sie hat für Ordensfrauen eine große Bedeutung. Sie sprechen häufig davon, und ebenso wie bei den Männern, werden sie hierbei durch die Pflegekundigen stimuliert. Dies steht im Gegensatz zu den Hausfrauen, die über ihr Daheim sprechen und nach Hause wollen, wo ihre Arbeit war. Dies wird als zäh, langweilig und als *„immer dasselbe"* abgestempelt.
- Ein letzter sehr wichtiger Punkt ist, daß Ordensfrauen häufig die Pflegeabteilung als ihre normale Lebenswelt erleben. Der Lebensrhythmus auf der Pfle-

geabteilung bietet eine große Übereinstimmung mit ihrem früheren Klosterleben. Gewohnt an ein Leben in einer Gruppe, ist es für sie ein vertrautes Muster, zu festgesetzten Zeiten mit vielen Menschen am Tisch zu erscheinen oder Kaffee zu trinken. Wenn sie die Pflegeabteilung als befremdend erleben, definieren sie diesen Zustand in vertrauten Begriffen: sie sind in einem anderen Kloster zu Besuch, in Exerzitien oder versetzt.

Durch dies alles kommen Ärger, Aggression und Wegwollen selten vor. Die Interaktion zwischen den Ordensfrauen und den Pflegekundigen verläuft im allgemeinen ohne größere Probleme. Dies hat eine positive Auswirkung auf das Erleben von Vertrautheit.

3. Die Theorie mit der Kernkategorie „Vertrautheit"

Eine Kernkategorie bildet das Zentrum um das die Theorie aufgebaut wird. Als Resultat der Forschung wurde die Kernkategorie Vertrautheit entwickelt. Sie läßt sich in drei Subkategorien unterteilen: Vertrautheit verlangen, Vertrautheit erleben und Vertrautheit kreieren.

Vertrautheit scheint so selbstverständlich, ist aber kein Zustand, der so ohne weiteres besteht. Wir lernen in unserem Leben, vor allen Dingen durch unseren Umgang mit anderen Menschen, die Wirklichkeit als selbstverständlich und vertraut zu erleben. Dies geschieht, indem wir Situationen mit den gültigen Werten und Normen der Gesellschaft, zu der wir selber gehören, betrachten und definieren. Durch und während dieses Abgleichens erinnern wir uns an entsprechende Situationen und lernen unser Verhalten auf das abzustimmen, was sich gehört, und das gibt uns ein vertrautes Gefühl.

Wenn wir in Situationen kommen, die uns nicht vertraut sind, können wir diese – durch das Reflektieren der Situation, durch Neuinterpretieren und durch neues Definieren – wieder zu etwas Vertrautem machen. Wir haben diese Möglichkeit und wir haben auch die Möglichkeit, unser Verhalten anzupassen.

Für dementierende Menschen ist dies anders. Ihr Erinnerungsvermögen nimmt ab und damit auch der selbstverständliche Charakter der Wirklichkeit. Situationen erkennen, überblicken und interpretieren gelingt hierdurch immer weniger. Das alltägliche Leben, was einst selbstverständlich und vertraut war, wird immer unvertrauter. Dementierende Menschen fühlen dies mit wechselnder Intensität. Sie entbehren das Altvertraute und sie haben danach Verlangen.

3.1. Das Erleben von und Verlangen nach Vertrautheit

Das Erleben von Vertrautheit von dementierenden älteren Menschen ist zu einem Großteil sozial bestimmt. Der Ursprung der Gefühle von Vertrautheit liegt in Inhalt und Struktur des früheren alltäglichen Lebens.

Der Inhalt umfaßt das was in der Vergangenheit wichtig war, und womit der größte Teil des täglichen Lebens ausgefüllt war. Die Struktur umfaßt die physische Umgebung und die Gewohnheiten und Routinen, die das alltägliche Leben zu einer selbstverständlichen und vertrauten Welt gemacht haben. Die soziale Bestimmtheit ist sichtbar in den Unterschieden in den Lebensläufen von Hausfrauen, Männern und Ordensfrauen. Dies äußert sich in den Erfahrungen und Verhaltensweisen der dementierenden Menschen.

Die Grundlage des sozial bestimmten Lebenslaufs beruht auf dem Sozialisierungsprozeß in der Jugendzeit. Die dementierenden Menschen dieser Forschung sind zu Beginn des vorigen Jahrhunderts in traditionellen Familienstrukturen aufgewachsen. Bekker (1983, S.107) beschreibt die Frau als die *„hegende und pflegende, alles auffangende Mutter des Hauses"* und den Mann als den *„Vater, der außer Haus Geld verdiente"*. Die dementierenden älteren Menschen haben sich zu Eigen gemacht, was in dieser Zeit als gutes Verhalten angesehen wurde. Dies war für Jungen und Mädchen unterschiedlich.

So war der Sozialisierungsprozeß von Mädchen ausgerichtet auf die Ausübung ihrer zukünftigen Aufgaben in der Familie. Zu Hause sein und spielend die Rolle und Aufgaben der Mutter übernehmen, war ihre Aufgabe.

Die Hausfrauen haben so weitergelebt wie es ihnen im Elternhaus vorgelebt wurde. Die Frauen lebten in ihrer Jugend und im Erwachsenenalter in kleinen Gruppen innerhalb der häuslichen Sphäre und sie waren darauf ausgerichtet, fürsorglich zu sein. Dieses Leben hat ihnen Vertrautheit geboten und war gleichzeitig einengend. Lesnoff-Caravaglia (1984) sagt hierüber: *„Ihre vollständige Konstitution hat sich ganz und gar eingestellt auf Aktivitäten in einer beschränkten Sphäre"*. Sich an neue Situationen anzupassen ist für sie somit schwierig. Dies gilt noch mehr für dementierende Hausfrauen auf psychogeriatrischen Pflegeabteilungen. Die Vertrautheit sowohl von Inhalt als auch von Struktur des täglichen Lebens ist verschwunden. Ein neues Gefühl der Vertrautheit zu entwickeln ist für die dementierende Hausfrauen deshalb schwierig. Der Mangel an und das Verlangen nach vertrauten Situationen stehen im Erleben vieler dementierender Frauen im Vordergrund.

Für dementierende Ordensfrauen erfolgt der größte Bruch der Kontinuität ihres Seins mit dem Eintritt in das Kloster; dies umfaßte das Abwenden von ihrer elterlichen Familie und das Anpassen an ein neues Lebensmuster. Ihr früheres Klosterleben bestand aus zwei untrennbar miteinander verbundenen Säulen: Das Klosterleben und die Arbeit. Dieses neue Lebensmuster blieb größtenteils – in jedem Fall in ihrem Gefühl – auf der psychogeriatrischen Pflegeabteilung bestehen. Hierdurch kann erklärt werden, warum sie die Abteilung als vertraut erleben. Erst wenn die Routinen des alltäglichen Lebens durch nicht alltägliche Ereignisse gestört werden, nimmt ihr Gefühl der Vertrautheit ab. Sie sind nicht in der Lage, die dann entstehende Situation zu überblicken und neu zu definieren. Sie machen sich auf die Suche nach dem Altvertrauten und laufen ziellos herum und werden böse. Dieses Verhalten läßt sich mit der folgenden Beobachtung illustrieren:

Es ist Feiertag. Der Nikolaus kommt. Die Sitzordnung im Refektorium ist anders als normalerweise. Die Stühle stehen im Halbkreis um den Stuhl vom Nikolaus. Der Rest der Tische und Stühle ist in die Sitzecke geschoben und zusammengestellt. Die Ordensschwestern kommen nach dem Mittagsschläfchen herein. Sie schauen sich um. Einige gehen dann so wie gewöhnlich zur Sitzecke. Sie bleiben verwirrt zwischen den aufgestapelten Möbeln stehen, bis eine Pflegekundige sie holt und auf die Stühle im Halbkreis setzt. Andere Ordensschwestern kommen herein und äußern laut und deutlich ihren Ärger, so wie Schwester H.: „Was soll das hier? Habt ihr schon gegessen? Ich kapiere das nicht. Es ist hier wie verhext. Ich war zwanzig Jahre in Afrika, aber so was wie hier habe ich noch nie mitgemacht. Nein, ich komme hier nie wieder her." Und dann läuft sie ärgerlich zur Tür hinaus.

Der Sozialisierungsprozeß von Jungen verlief anders. Jungen mußten sich schrittweise mit der Vaterfigur und den dazu gehörenden Auffassungen und Rollen identifizieren. Sie wurden dazu angeregt Kontakte außerhalb des Familienverbandes zu pflegen.

Die Männer haben ihr späteres Leben aufgrund der gemachten Erfahrungen auf das Muster der Vaterfigur ausgerichtet. Auf Grund der Forschung von Levinson (1978) wird deutlich, daß das Leben erwachsener Männer von zwei gegensätzlichen Aufgaben beherrscht wird. Einerseits bietet ihnen das Leben die Möglichkeiten, offen zu bleiben und Bindungen zu meiden, und andererseits haben sie die Pflicht, eine stabile Lebensstruktur aufzubauen. Auch Chodorow (1978) stellt fest, daß sich das Leben der Männer in zwei Lebenssphären abspielt: die Privatsphäre, das heißt die Familie, und die Sphäre des öffentliches Lebens. Laut Levinson und Chodorow ist für Männer das öffentliche Leben, besonders die Arbeit die primäre soziale Lebenssphäre.

Der Inhalt und damit zusammenhängend die Struktur des früheren täglichen Lebens der dementierenden Männer ist nicht unbedingt eindeutig, wohl aber ist ein roter Faden zu sehen. Von Kindheit an sind die Männer gewohnt, sich nach draußen zu bewegen, sich dort an verschiedene Menschen und Situationen anzupassen und sich dabei vertraut zu fühlen. Hierdurch fühlen sie sich in neuen Situationen weniger heimatlos. In Folge dessen setzt sich für sie im allgemeinen auf der psychogeriatrischen Pflegeabteilung ein Gefühl der Kontinuität fort.

Es ist deutlich geworden, daß die soziale Biographie für Hausfrauen, Männer und Ordensfrauen unterschiedlich ist, und daß dieser Unterschied in den heutigen Verhaltensweisen sichtbar wird. Weicht zum Beispiel eine neue Situation stärker von der alten ab, wie bei den Hausfrauen, erleben dementierende ältere Menschen weniger Vertrautheit und haben vermehrt das Verlangen, fortzugehen. Deutlich wurde auch, daß das Verhalten von Pflegekundigen Gefühle von Vertrautheit sowohl positiv wie auch negativ beeinflussen kann.

3.2. Sieben Überlegungen beim Kreieren von Vertrautheit

Das Problem dementierender Menschen ist, daß sie den roten Lebensfaden verlieren, der ihrem Leben bislang Inhalt, Sinn und Bedeutung gegeben hat. Sie verlieren sich sowohl in die äußeren Räume wie auch in ihren eigenen inneren Raum; sie verlieren mehr und mehr, beinahe alles was sich vertraut anfühlte. Die Pflegekundigen sehen es als eine wichtige Aufgabe, für die dementierenden Menschen Vertrautheit zu kreieren. Dieses löbliche Bestreben ist nicht immer einfach zu realisieren. Ob es Pflegekundigen gelingt, Vertrautheit zu kreieren, ist abhängig von vielen Faktoren. Auf einige Überlegungen, die Einfluß auf die Schaffung von Vertrautheit haben, werde ich nun näher eingehen.

Die erste Überlegung bezieht sich auf die Grundvoraussetzung, damit wir Vertrautheit kreieren können. Dazu müssen wir nicht nur dem dementierenden Menschen Aufmerksamkeit schenken. Wir müssen auch unsere eigenen inneren Räume erschließen. Unser Augenmerk darf sich nicht nur auf das Verhalten des dementierenden Menschen richten, sondern auch auf unser eigenes Verhalten. Wir können uns dabei folgende Fragen stellen: Was denken wir, was sagen wir, wie verhalten wir uns und warum sagen wir was wir sagen, warum tun wir was wir tun?

Dies ist wichtig, denn unsere eigenen Erfahrungen äußern sich in unserem Verhalten. In der Folge beeinflußt dies die Erfahrungen und das Verhalten der dementierenden Menschen. Einsicht erhalten in die Einflussnahme, die das eigene Verhalten hat, kann helfen, um auf eine neue Art und Weise Situationen zu betrachten. Wenn ich beispielsweise irritiert bin, dann kann ich das auf das leidige Verhalten anderer schieben. Ich kann mir aber auch selber die Frage stellen: Was ist in mir, daß mich so irritiert?

Als zweiten Punkt müssen wir bedenken, wie wir die Verhaltensweisen dementierender Menschen definieren. Orientieren wir uns an vorgefaßten Meinungen? Ein Beispiel verdeutlicht mögliche Äußerungen: Eine Altenpflegerin, die neu auf einer Station war, bekam zu hören: *„der da ist ein netter Kerl; das da ist ein alter Meckerheini und den, den mußt du konsequent anpacken."*

Die dritte Überlegung bezieht sich darauf, wie wir die Verhaltensweisen dementierender älterer Menschen erleben. Sehen wir das, was sie sagen oder tun als die einzige Möglichkeit, die sie haben, um ihre Gefühle auszudrücken und mit uns zu kommunizieren und nehmen wir ihr Verhalten als eine Möglichkeit, Zugänge zu finden und Räume zu erschließen? Beurteilen wir die Verhaltensweisen als positiv oder negativ, als gut oder schlecht und schwierig, ohne gründlich darüber nachzudenken, ohne das Verhalten zu analysieren?
Und wenn wir das Verhalten als negativ erleben, wollen wir das dann ändern? Vielleicht kann es helfen, das Verhalten des dementierenden Menschen auf eine andere Art und Weise zu betrachten, wenn wir realisieren wie viel Mühe es uns kostet unser eigenes Verhalten nur ein wenig zu verändern.

Die vierte Überlegung betrachtet das sich plötzlich veränderte Verhalten dementierender Menschen. Definieren wir es als verworrenes Zeug, als psychotisch, als der Demenz zugehörig? Oder beobachten wir die Verhaltensweisen von Dementierenden genau: was sagen sie, was tun sie? Und wählen wir dies als Ausgangspunkt für unsere Entdeckungsreise zu den Bedeutungen, die darin verborgen sind? Ich gebe dazu ein Beispiel aus meiner Forschung:
Eine alte Dame wohnte seit drei Wochen im Pflegeheim. Immer war sie sehr heiter, eine Frohnatur. Eines Tages guckte sie ganz böse und zupfte immer an ihren Haaren. Ich fragte die Pflegekundigen was passiert ist. Sie antworteten: „Da ist nichts passiert" und „Es ist normal, daß demente Menschen plötzlich verändertes Verhalten zeigen, das steht auch in der Literatur". Ich dachte: Da muß doch etwas passiert sein und bin zusammen mit den Pflegekundigen der Sache nachgegangen. Wir fragten uns: hat sie Besuch gehabt? Vielleicht eine Untersuchung? Ist sie irgendwo gewesen? Und so weiter. Schließlich kamen wir dahinter was los war. Die Pflegekundigen hatten bereits alle Informationen. Die

Frau war beim Frisur gewesen. Sie hat eine Ponykurzhaarfrisur bekommen. Das „Hausmodell" sagte eine Pflegekundige und weiter wußten sie zu erzählen, daß sie vorher schönes welliges und nicht so kurzes Haar hatte, wie auf einem Photo zu sehen war. Jeden Morgen stand sie vor dem Spiegel und kämmte sehr sorgfältig ihre Haare. Eine Pflegekundige machte Kämmbewegungen bis über die Ohren. Ich guckte die Frau wieder an und dann sah ich was los war: sie hatte sehr große, abstehende Ohren. Später wunderte es mich, daß ich vorher die großen Ohren nicht gesehen hatte und ich dachte wie wahr es ist, daß unsere Wahrnehmung geleitet wird durch das, was wir wissen.

Man kann mit Fug und Recht annehmen, daß die Frau Ihr ganzes Leben damit beschäftigt war, ihre Ohren zu bedecken und nun gelingt das nicht mehr. Definiert man das plötzlich veränderte Verhalten als zur Demenz gehörend, dann tut man nichts und es kann sein, daß diese Frau sich für den Rest ihres Lebens unglücklich fühlt, übellaunig bleibt und sehr wahrscheinlich strukturelle Irritationen zu erwarten hat. Analysiert man das Verhalten, dann bekommt man Einsicht in das Geschehen und kann eingreifen und dazu beitragen, das letzte Stück des Lebens dieser Frau freudevoller verlaufen zu lassen.

Die fünfte Überlegung behandelt die Pflege dementierender Menschen. Definieren wir sie als eine Aufgabe so wie jede andere Aufgabe auch? Oder wie eine Pflegekundige einer chirurgischen Station in einem Interview sagte: *„Wenn eine Aufnahme kommt sagen wir schon mal: Oh Gott, doch wohl nicht wieder eine Demente aus irgend einem Hinterhaus, dritter Stock, Oberschenkelhalsbruch, drei Monate auf der Station. Nichts medizinisches, nichts pflegerisches."*

Die sechste Überlegung fragt uns nach dem Raum, den wir uns und anderen geben, um aufgrund analysierter Verhaltensweisen auszuprobieren, welche Effekte bestimmte Handlungen für den dementierenden Menschen haben. Treffen wir starre Absprachen darüber, wie wir zu handeln haben und dürfen wir davon abweichen?

Als siebte und letzte Überlegung möchte ich von einer Aussage des indianischen Lehrmeisters aus den Büchern von Carlos Castaneda ausgehen und diese unseren Zwecken anpassen (nach Castaneda 1974:107):

Du kannst alles im Leben als einen Fluch oder einen Segen betrachten, als negativ oder positiv, auch in der Pflege. Du kannst auch alles als eine Herausforderung betrachten. Es macht einen Unterschied. Betrachtest du beispielsweise das Verhalten eines dementierenden Menschen als negativ, dann führt dies zu

Irritation und Ärger bei Pflegekundigen und bei Patienten. Dies kostet viel Energie. Wenn du Verhaltensweisen, egal welche, als eine Herausforderung betrachtest, dann kostet dies mindestens genau soviel Energie, aber das Ergebnis ist anders. Die Kunst des Pflegens besteht darin, um stets aufs Neue die Herausforderung anzunehmen und dabei den dementierenden Menschen nicht als hilflos oder hoffnungslos zu sehen, als schwierig oder verwirrt, als störend oder psychotisch, sondern als einen Menschen, der ein ganzes Leben hinter sich hat und nun den letzten und schwierigsten Teil seines Lebens zu gehen hat und dabei unsere Hilfe benötigt. Ausgehend von dieser Haltung können Räume erschlossen werden und positive Momente entstehen. Momente von Vertrautheit. Und je mehr positive Momente entstehen, desto besser wird sich ein Mensch fühlen. Und dies wünsche ich Ihnen und den dementierenden älteren Menschen für die Sie sorgen, oder lehren oder lernen oder organisieren, von Herzen.

Literatur

Bekker, M. (1983). Socialisatie; De ontwikkeling van het gezin. Huishoudelijke arbeid. In: Poldervaart, S. et al.: Vrouwenstudies. Een inleiding. Nijmegen: Sun.

Berger, P., Berger B. (1979). Sociology. A biographical approach. New York: Basic Books.

Castaneda, C. (1974). Tales of Power. New York: Arkana.

Chodorow, N. (1978). The Reproduction of Mothering. Psychoanalysis and the Sociology of Gender. Berkeley: The Regents of the University of California.

Lesnoff-Caravaglia, G. (1984). Double stigmata: Female and Old. In: The world of the older woman. New York: Human Sciences Press.

Levinson, D.J. (1978). The seasons of a man's life. New York: Knopf.

Weiterführende Literatur

Bosch, Corry F. M. (1998). Vertrautheit. Studie zur Lebenswelt dementierender alter Menschen. Wiesbaden: Ulstein Medical.

Koch-Straube, U. (1997). Fremde Welt Pflegeheim. Eine ethnologische Studie. Bern: Hans Huber.

Matthews, S. J. (1979). The social world of older women. Beverly Hills: Sage.

Johnson, M. (1976). That was your life. A biographical approach to later life. In: Munnichs, J. M. A. & van den Heuvel, W. J. A. (1976): Dependency or interdependency in old age. Den Haag: Martinus Nijhoff.

Oakley, A. (1974). The sociology of housework. New York: Pantheon Books.

Heiterkeit und Humor:

Eine Hilfe im Umgang mit Demenzkranken?

Prof. Dr. Rolf D. Hirsch

Die Ehefrau eines 80jährigen pensionierten Schulleiters, der unter einer mäßig ausgeprägten Alzheimer-Demenz litt, klagt: „Mein Mann ist manchmal so böse. Er will immer recht haben und alles bestimmen. Dabei vergißt er alles und verlegt alles und macht mir dann Vorwürfe, daß ich alles verschlampen würde. Wenn ich ihm beweise, daß er Unrecht hat, wird er ganz wild und beschimpft mich. Er hat mich auch schon geschlagen". Zu erfahren ist, daß er zeitlebens der „Herr im Hause" war und alle „nach seiner Pfeife tanzen" sollten und dies auch taten. Auch jetzt will er noch alles bestimmen. Seine Ehefrau hat Angst, weint im Gespräch und ist verzweifelt. Kommt es zu Unstimmigkeiten und widerspricht sie ihm, beginnt er zu toben und ist nicht zu beruhigen. Nach einem längeren Gespräch mit ihr gebe ich ihr folgende Anweisung: „Wenn ihr Mann wieder einmal tobt, dann knien sie sich vor ihm hin, falten die Hände und sagen „Jawohl, mein Herr und Meister, du hast recht". Daraufhin lacht sie, meint, der Rat wäre wohl nicht ernst gemeint. Etwas überrascht ist sie, als ich ihr versicherte, daß dies mein Ernst wäre. Ausführlich erkläre ich ihr, warum sie dieser Anweisung folgen sollte. Ist sie auch skeptisch, so verspricht sie mir, diese zu befolgen. Als sie zum nächsten Gespräch kommt, lacht sie und sagt: „Ich habe es gemacht und es hat funktioniert". Ihr Mann hätte sie entgeistert angesehen und wäre dann sehr friedlich gewesen.

1. Ist uns das Lachen vergangen?

Vielfältig sind die Schwierigkeiten und Problembereiche, denen Professionelle, insbesondere Pflegeberufler, im Alltag im Umgang mit Demenzkranken ausgesetzt sind. Diese beziehen sich nur zum Teil auf den Kranken. Häufig bestehen strukturelle Mängel in den Institutionen (z.B. Personalknappheit, Schichtdienst, sinnlose Vorschriften, ungünstige architektonische Ausstattung) und ein Arbeiten unter Zeitdruck mit unzureichenden Arbeitsmitteln u.a. Auch in der ambulanten Pflege („Minutentakt-Pflege") sind zahlreiche strukturelle Mängel zu beklagen. Hinzu kommen Vorwürfe von Angehörigen, schlechte Presse über

Pflegeheime und ein negatives Bild vom Altenpflegeberuf in der Öffentlichkeit. Ist schon der Umgang mit Demenzkranken nicht einfach, so belasten die äußeren Faktoren viele Professionelle. Natürlich ist ein professioneller Umgang mit Demenzkranken nicht einfach. Manche Helfer sind verzweifelt, „ausgebrannt" und resignieren. Viele haben den Eindruck, den Anforderungen der kranken alten Menschen und deren Angehörigen sowie denen der Vorgesetzten und Trägern von Einrichtungen nicht gewachsen zu sein. Noch unzufriedener sind aber viele mit sich selbst, machen sich Vorwürfe, daß sie ihre Vorstellungen von qualifizierter und humaner Arbeit nicht umsetzen können, daß sie den Kranken nicht gerecht werden u.a. (Hirsch, 1998).

Wie kann man da noch Lachen? Darf man das in der Pflege überhaupt, wenn diese „professionell" sein soll? Besucht man Alteneinrichtungen, so hat man den Eindruck, daß über diesen ein Schild angebracht ist mit „Lachen verboten". Natürlich lacht man mal über „Dummheiten" und „Ungeschicklichkeiten" von Alten, aber auch von Mitarbeitern oder über die Narrheiten von Vorschriften. Doch ist dieses kein befreiendes Lachen, sondern oft ein sarkastisches, ironisches oder zynisches Lächeln. Dieses hilft nicht, in einer „totalen Institution" (Goffmann, 1961) Lebendigkeit zu fördern. Dieses Lachen meint wohl Nietzsche, wenn er schreibt: „Nicht durch Zorn, sondern durch Lachen tötet man". Demgegenüber betont Müller zurecht (1995) „Gute Pflege beginnt mit einem Lächeln".

Was hindert uns, mit den Demenzkranken mehr auf spielerische Weise seinen „Unzulänglichkeiten" zu begegnen. Lebenskampf vs. Lebensspiel? Warum wollen wir uns nicht verstehbares Verhalten unbedingt verringern und versuchen dieses nicht aufzugreifen? Kompetenz- und nicht defizitorientiert? Ist ein Glas halbleer oder halbvoll? Dieselbe Wirklichkeit bei verschiedenen Lebenswelten! Warum verlernen viele im Laufe des Lebens das Lachen? Manche Bereiche scheint es auch zu geben, in die das Lachen nicht vordringen darf und verpönt ist: in Kirchen, Behörden, Kliniken und Altenheimen.

2. Lachen als Ausdruck von Heiterkeit und Humor

Lachen und Lächeln sind nicht nur spezifische Verhaltens-Phänomene, sondern führen auch zu physiologischen und emotionalen Reaktionen. Vereinfacht ausgedrückt ist beim Lachen der ganze Körper einbezogen („schütteln vor Lachen"), beim Lächeln nur der Kopf. Lachen wird meist als „eine unwillkürliche Körperreaktion auf eine als angenehm empfundene Emotion" definiert (Rubinstein, 1985). Physiologisch sind beim Lachen muskuläre Veränderungen (insbesondere Muskeln, die für die Respiration, Vokalisation, Bewegungen des

Kopfes, Rumpfes und der Extremitäten zuständig sind) feststellbar, Veränderungen der kardiovaskulären Aktivität (Herzfrequenz, Blutdruck, peripheres Blutvolumen), der Atmung, Vokalisation, Pupillendilatation, exokrinen Sekretion, elektrokortikalen Aktivität und der endokrinen Sekretion (Sympathiko-adrenales System und immunologische Reaktionen) (Ruch, 1990). Gerade in den letzten Jahren wurden Untersuchungen bekannt, die belegen sollen, daß eine vermehrte Ausschüttung von Katecholaminen oder Endorphinen während des Lachens auftritt. Beschrieben wird auch ein Zusammenhang mit IgA-Veränderungen. Berk (1994, 1996) konnte experimentell darstellen, daß sich beim intensiven Lachen signifikante neuroendokrinologische Veränderungen ergeben (z.B. Ansteigen von T-Lymphozyten, Erhöhung der Aktivität und Anzahl natürlicher Killer-Zellen sowie Vermehrung der Immunglobulin-A-Antikörper). Sind zur Erhärtung dieser Ergebnisse sicherlich noch weitere Belege erforderlich, so kann man derzeit davon ausgehen, daß eine Beschäftigung mit dem Lachen in der Heilkunde nicht mehr nur lächerlich ist.

Mit den emotionalen Aspekten des Lachens und deren potentieller Heilkraft haben sich seit Freud und Adler viele Psychotherapeuten und Psychologen beschäftigt (z.B. Bernhardt, Fry, Grotjahn, McGhee, Rubinstein, Ruch, Salameh, Strean, Titze, Übersicht: Titze & Eschenröder, 1998). Allerdings gibt es – neben sehr fundierten experimentellen psychologischen Untersuchungen – außer Einzelfallschilderungen und -beobachtungen nur wenige wissenschaftliche Untersuchungen über die spezifische Wirkung des Mittels „Lachen". Lachen oder Lächeln kann sichtbarer Ausdruck von Humor sein. Diskutiert wird, ob Humor eine Persönlichkeitseigenschaft ist. Sicherlich dürfte Humor eine Kompetenz sein, die einer mehr oder weniger „in die Wiege gelegt" bekommen hat, die aber z.T. lernbar, lebenslang weiterentwickelt und genährt werden sollte, um nicht in Sarkasmus und Zynismus auszuarten.

Unter dem Aspekt des „sozialen Phänomens" wird berichtet, daß Lachen und Lächeln entscheidende Ausdrucksmittel in der Interaktion von Kindern sind (Foot & Chapman, 1976). Lachen ist ansteckend! Diese Kompetenz scheint im Laufe des Lebens bei vielen Menschen aufgrund vielfältiger negativer und belastender Erlebnisse so verdrängt worden zu sein, daß sie im höheren Lebensalter bei manchen kaum noch vorhanden ist. Das „soziale Schmiermittel", der Humor, ist oft gerade in der Lebensphase, die durch Isolation, Vereinsamung und Verlusten bzw. Trennungen besonders geprägt ist und damit am notwendigsten wäre, kaum oder nicht mehr vorhanden.

Humor ist so vielfältig und adaptationsfähig wie ein Chamäleon. Er kann laut und deftig, still und sich an eigenen Unzulänglichkeiten und denen der Welt ergötzend sein. Immer ist er lebensbejahend, triumphierend, kritisch, antiautoritär und gesundheitsfördernd. Humor ist, ein fröhliches bewußtes und unbewußtes Chaos zu schaffen, voller Widersprüche und Absurditäten, sich darin wohl zu fühlen, sich zu erkennen, von Beschämungen frei zu machen und das Leben lebenswert zu finden. „Humor ist der Modelleur der Welt" (Hille, 1975).

Im Umgang mit Demenzkranken gibt es immer wieder Situationen, in denen man lachen muß. Dieses Lachen kann durch vielerlei ausgelöst werden, nicht nur durch den Kranken, sondern auch durch seine Bezugspersonen. Entscheidend ist, daß sich der Kranke nicht verlacht, lächerlich gemacht oder gar beschämt fühlt. Für einen Demenzkranken, dessen kognitive Hirnleistungen eingeschränkt sind, ist es oft nicht nachvollziehbar, warum gelacht wird. Dies gilt es immer wieder zu berücksichtigen. Entscheidend ist das gemeinsame befreiende Lachen. Manchmal sind es gerade nonverbale Gesten, die als wohltuende von Kindheit her bekannt sind, die eher zum Lachen und damit zur gemeinsamen Heiterkeit führen als Wortspiele oder Wortumdeutungen.

Ein Beispiel:

Bei einer Visite möchte der Oberarzt die Merkfähigkeit eines älteren Patienten mit einem dementiellen Prozeß überprüfen. Er deutet auf die Stationsärztin hin und fragt den Patienten, wer dies wäre. „Die kenne ich nicht" ist seine kurze Antwort. Als der Oberarzt den Namen der Ärztin, die diesen dem Patienten kurz zuvor mehrfach genannt hatte, sagt, meint dieser: „Das kann nicht sein. Die Frau XY ist ja die Chefärztin". Auf die Frage des Oberarztes, woher er das wüßte, blickt der Patient ihn an, beginnt zu lächeln, tippt mit dem Finger an die Stirn und sagt: „Gedächtnis, Herr Doktor! Gedächtnis!" Diese Äußerung löste bei allen Beteiligten ein befreiendes Lachen aus. Der „Ernst" der Überprüfung der Merkfähigkeit, manchmal allen Beteiligten außer dem Prüfer selbst, peinlich, löste sich im Humor auf.

Obwohl es heißt „Das ist ja zum Totlachen", kann man festhalten, daß Lachen zu positiven physiologischen Veränderungen führt, innere und äußere Verkrampfungen – wenn auch nur kurzzeitig – löst und zur Entspannung führt. Diese ist auch für einen Demenzkranken wichtig.

3. Die Heilkraft des Humors

Patienten kommen zum Arzt, weil sie leiden, sich mißverstanden oder gekränkt fühlen sowie Angst- und Schuldgefühle haben. Humorvoll gemeinte Bemerkungen des Arztes können ihn kränken und verletzen. Lacht der Arzt dabei, fühlt sich der Patient leicht verpflichtet, auch zu lachen. Gefühle von Hilflosigkeit, Minderwertigkeit und Ausgelachtwerden, die manchem Patienten aus der Kindheit gut bekannt sind, können durch mißverstandene, humorvoll gemeinte Äußerungen reaktiviert werden und führen zu Vertrauensverlust. Wie oft wird ein Älterer insbesondere wegen skurriler Verhaltensweisen oder körperlicher Unzulänglichkeiten verlacht! Gerade Demenzkranke dürften hierunter besonders leiden. Gedächtnisstörungen werden oft als „minderwertig“ erlebt: Adler (1926) betont: „Da das Minderwertigkeitsgefühl allgemein als ein Zeichen von Schwäche und als etwas Beschämendes angesehen wird, besteht natürlich eine starke Tendenz, es geheim zu halten“. Sich schämen für die Scham führt zu einem Zirkulus vitiosus, der jedem Helfer immer wieder begegnet. Kann hier Humor als Technik hilfreich sein? Lewis (Titze, 1995) schreibt: „Das Lachen ist eine befreiende Korrektur von Schamgefühlen. Sobald der Patient lachen kann, ist er frei von Scham.“

Heilmittel dienen der Besserung und Heilung von kranken Menschen. Schlägt man in Fachbüchern nach, so zählen hierzu Arzneimittel, physikalisch-diätetische Heilmittel, chirurgische Eingriffe, Bestrahlungen unterschiedlichster Art und die Psychotherapie. In keinem Lehrbuch wird „Humor“ als Heilmittel aufgeführt. Kann es dennoch sein, daß es ein Heilmittel ist? Wie ist dann dessen Dosierung, Wirkung und Nebenwirkung? „Die Gesundheit eines Individuums ist proportional zur Häufigkeit seines Lachens“. Könnte die Vermittlung von Lachen „ein richtiger Schritt“ zur Kostendämpfung im Gesundheitswesen sein? Was würde wohl die Kassenärztliche Vereinigung hierzu meinen, was die Krankenhausträger oder gar die Gesundheitsminister (Hirsch, 1993)? Aufgrund vielfältiger Berichte, Erfahrungen und einiger Untersuchungen kann man mit gutem Recht sagen:

Der Humor fördert:
- Körperlichen und psychischen Genesungsprozeß
- Abwehrsystem und Widerstandskräfte
- Selbstvertrauen und Selbstsicherheit
- Lösung von Angst , innerer Verspannung und Verzweiflung
- Kommunikations-Kompetenz
- Freude und Interesse am Leben
- Menschliches, allzu menschliches (im Lächeln) aufzulösen (z.B. eigene Schwächen, Mängel)

und verringert:

- quälende und chronische Schmerzen
- Eingeengtheit, Hilflosigkeit und Gefühlsstarre
- Niedergeschlagenheit, Ängste, Isolation
- Scham- und Schuldgefühle sowie deren Auflösung.

Natürlich können humorvoll gemeinte Interventionen einen Patienten beschämen und sind damit humorlos. Er kann sich mißverstanden und ausgelacht fühlen. Dies zu spüren und anzusprechen ist eine grundlegende Aufgabe des Therapeuten. Meine Erfahrung ist, daß jede humorvoll gemeinte Intervention, die für den Patienten kränkend ist, eine Wiederholung früherer Kränkungen ist. Diese Kränkungen zu bearbeiten fördert den Gesundungsprozeß des Patienten und sind für ihn eine Chance. Bei chronifizierten Erkrankungen sind sie oft ein besonders wichtiger Zugangsweg. Grundsatz ist: Ein Patient hält in der Regel mehr aus, als ein Therapeut sich träumen läßt. Meist sind die Therapeuten ja jünger. Alte Menschen haben im Laufe ihres Lebens viele Kränkungen und Leiden erlebt. Sie läßt eine weitere durch den Therapeuten nicht gleich am Leben verzweifeln. Arthur Schopenhauer (1892) meint: „Je mehr der Mensch des ganzen Ernstes fähig ist, desto herzlicher kann er lachen“.

Humor führt dazu: trotz Hilflosigkeit neue Aspekte zu sehen und trotz Zorn Aggression humorvoll zu gestalten. Humor ist „niemals bagatellisierend oder selbstzerstörerisch“ (Landau, 1974). Er ist ein kreativer Weg, das Leben bewältigen und auch über sich selbst lachen zu können, d.h. sich selbst unter einem neuen Aspekt zu sehen. Mit Humor läßt sich Gegenwart und Zukunft in einem anderen Licht sehen, wie sich in folgendem, vielen von Ihnen bekannten, Gespräch zeigt: „Die Lage ist ernst, aber nicht hoffnungslos“ äußerte 1916 ein preußischer General angesichts der sich abzeichnenden Niederlage, worauf sein österreichischer Kamerad entgegnete: „Nein, die Lage ist hoffnungslos, aber nicht ernst“. Wie man weiß, hat letzterer recht behalten.

4. Ohne Humor keine helfende Beziehung

Eine schwerpflegebedürftige Bewohnerin eines Altenheims war wegen ihrer unflätigen Ausdrucksweise und ihrer ständigen Schimpfkanonaden verständlicherweise beim Personal sehr unbeliebt. Keiner konnte ihr etwas recht machen. Schon in ihr Zimmer zu gehen war für das Personal eine große Belastung. So beschimpfte sie eines Tages auch wieder eine Schwester, die die Grundpflege bei ihr durchführen wollte. Sie könne sie „am A. ...“ Darauf antwortete die

Schwester: "Leider ist ihr Arsch nicht aus Schokolade, sonst würde ich das gerne tun". Irritiert sah die Bewohnerin auf, lachte lauthals und meinte: „Sie verstehen mich, Schwester". Die Situation war entkrampft.

Will man Humor als Heilmittel einsetzen, so muß der Helfer selbst über eine gute Portion „Humorfähigkeit" verfügen. Er muß über sich selbst, seine eigenen Unzulänglichkeiten, Fehler und „Menschlichkeiten" lachen können, auch wenn sie ihm z.B. ein Patient vor Augen führt. Ratschläge, Anweisungen, Verordnungen, Besserwisserei und Omnipotenzgefühle hemmen den Humor. Wer nimmt schon „das Menschenrecht auf Irrtum" (Guggenberger, 1987) für sich in Anspruch und bekennt offen, daß Irren menschlich ist. Verdrängt wird, daß gerade die Sucht nach Absolutem der größte Fehler ist! Daher wird auch kaum der Helfer über Humor verfügen, der starr an den „apostolischen Funktionen" (Balint, 1980) festhält.

Dührssen (1972) nennt als eine wichtige Persönlichkeitskonstante des Psychotherapeuten den Humor, „den wir für unsere Behandlung so dringend benötigen, und der es verhindert, daß schwierige, aber nicht unlösbare Situationen eines Kranken zum Melodrama werden". Über diese Eigenschaft muß wohl jeder Helfer verfügen. Viele Verhaltensauffälligkeiten von Demenzkranken sind Ausdruck von deren Fehlempfindungen, -interpretationen und -wahrnehmungen. Diese primär nicht zu bekämpfen, sondern deren Sinn zu erfassen, ist Aufgabe des Helfers. Mit einer humorvollen Intervention können manche Verhaltensweisen, zumindest in der aktuellen Situation, entkrampft und verändert werden. Leider ist bisher in keinem Lehrbuch beschrieben, wie man auf humorvolle professionelle Weise diesen sich oft zuspitzenden Situationen begegnen kann.

Humor auch in der Pflege ernstzunehmen, fordert Bischofberger (1999, 2000), die ein diesbezügliches Pflegekonzept, welches immer noch zu wenig Beachtung findet, vorgestellt hat: „Wer sich auf diese Entdeckungsreise begibt, wird die Erkenntnis gewinnen: 'Achtung, Humor kann ihrer Krankheit schaden'".

5. „Humormilieu"

Eine 87jährige demenzkranke, bettlägerige Patientin kicherte immer wieder still vor sich hin. Kam jemand auf sie zu, sah sie ihn erstaunt an, lächelte und kicherte weiter. Kein Mitarbeiter der Station konnte sich der Ausstrahlung dieser Kranken entziehen!

Wer wüßte nicht, daß auch Demenzkranke lächeln oder herzhaft lachen können? Eine Angehörige erzählte einmal „so viel, wie jetzt, wo mein Mann alzheimerkrank ist, haben wir im Leben noch nie gelacht". Sicherlich ist eine Demenz eine sehr schwere Erkrankung und Behinderung, doch heißt dies noch lange nicht, daß das Lachen dadurch unangebracht oder unmöglich ist. G. B. Shaw schrieb „Das Leben hört nicht auf, komisch zu sein, wenn Leute sterben, sowenig wie es aufhört, ernst zu sein, wenn Leute lachen".

Gibt es auch viele Beschreibungen über das Milieu, welches für Demenzkranke geeignet ist, ihn in seinen Fähigkeiten und Fertigkeiten zu fördern, so gibt es keine Angabe, in der der Humor ausdrücklich einbezogen ist. Wer fühlt sich nicht am wohlsten in einer heiteren und Fröhlichkeit fördernden Umgebung? Gerade in dieser können sich auch Demenzkranke besonders gut entfalten.

Betrachten wir die Einrichtungsgegenstände, Bilder und Hinweisschilder in Einrichtungen, so könnte man meinen, daß Lachen tatsächlich verboten ist. Warum gibt es nicht diesbezügliche Orientierungshilfen? Bekannt ist, daß in geselligen Runden, beim Tanz, Spiel und Gesang viele Demenzkranke wieder aufleben. Diese Beobachtungen sollten erheblich mehr in Konzeptionen zur Milieutherapie einbezogen werden. „Humorprothesen", wie sie auf Tabelle 1 dargestellt sind, können hierbei sehr hilfreich sein.

„Humorstraße" - „Humorflure"	• *Plakat / Poster / Bilder mit Cartoon oder Witz im Flur*
„Lachzimmer"	• *mit Witz- u. humorvollen Büchern, Möbel, Plakaten etc.*
„Fahrende Humor-Bibliothek"	• *Witz- und Humorbücher, Videos, Platten, CDs Zum Ausleihen*
Humor-Veranstaltungen	• *„Lach"-Runden, humorvolle Filme / Sketche, etc.*
Witz-Prämierung	• *vom besten „Tageswitz" / „Tagesereignis" etc.*
Tageszeitung	• *Ausschneiden von Cartoon / Witzen*
Humorzeitschrift	
Gesellige Runden	
Spiele, Erzählungen, Tanzen, Musik	
Humorstimulation in Funktionsräumen	• *Lach-, Schimpf-, Jammersack u.a.*
Tages- / Wochenkalender	• *mit Witzen, Cartoon, Sprüchen*

Tabelle 1: „Humor-Prothesen" (n. Hirsch, 2000)

6. Der Clown als „Humortransmitter“

In dem Bildband „Clown“ erzählt die Autorin, Quentin Blake (1997), die Geschichte einer Clown-Puppe, die von einer Hausfrau achtlos neben weiteren Puppen in den Abfalleimer geworfen wurde. Glücklicherweise purzelt die Clown-Puppe aus diesem heraus. Sie freut sich des Lebens und versucht, andere zu motivieren, ihr zu helfen, die anderen Puppen aus dem Abfalleimer zu holen. Ist sie auch sehr erwünscht bei Kindern, da sie diese durch ihre Kunststücke zum Lachen bringt, und wollen diese ihr auch helfen, so unterbinden dies deren Eltern immer wieder. Daher erlebt sie viele traurige Geschichten. Schließlich landet sie in einer ärmlichen Wohnung, in welcher ein Kleinkind und dessen ältere Schwester erbärmlich weinen. Die Clown-Puppe bringt beide durch ihre Kunststücke zum Lachen und hilft zudem noch beim Alltagsputz. Anschließend holen sie die übrigen Puppen aus dem Abfalleimer. Als am Abend die Mutter der Kinder von der Arbeit erschöpft nachhause kommt, sieht sie die neuen „Bewohner“ und läßt sich von der Fröhlichkeit ihrer beiden Kinder anstecken. Die Puppen haben eine neue Heimat, die Mutter mit ihren Kindern das Lachen.

Diese Geschichte läßt sich ohne viel Phantasie auch auf die Situation alter Menschen übertragen und auf die eines Clowns, der diesen helfen möchte, ihr Leben fröhlicher zu gestalten. Sind auch die Clown-Doktoren aus Kinderkliniken bekannt und dort seit langem anerkannt, so gibt es nur einzelne, die auch in Altenheime Fröhlichkeit bringen „dürfen“. Clowns sind Vermittler des Lachens und der Unbeschwertheit. Sie lassen Beschwerden, Ärgernisse und Trübsal vergessen und fördern es, trotzdem zu lachen! Sie wecken das Kind im Erwachsenen und verbünden sich mit ihm. Sie nehmen sich Zeit, „übersehen“ Unzulänglichkeiten und bereiten für alle eine „Spielwiese“, in welcher man sich wohlfühlt.

Clown-Doktoren haben eine mehrjährige Ausbildung. Ich nenne diese in Alten- und Pflegeheimen „Geri-Clown“. Natürlich unterscheidet sich die Zugangsweise zu alten Menschen von der zu Kindern. Es bedarf daher einer besonders sensiblen Art und Wertschätzung des alten Menschen. In mehreren Altenpflegeheimen der Bundesrepublik und Österreich werden derzeit Erfahrungen gesammelt, wie es ist, wenn ein Clown zu Demenzkranken kommt. Wie reagieren die Bewohner? Wie die Angehörigen? Wie das Personal? Manche Vorurteile (z.B. „Alte Menschen sind doch keine Kinder!“, „Dafür haben sie Geld“) müssen erst abgebaut werden, um einem Geri-Clown sein Spielfeld zu ermöglichen. Entscheidend ist – wie bei jeder Neuerung – das Wohlwollen der Mitarbeiter zu erhalten. Wichtig ist, daß der Clown das Arbeitsfeld der Pflegekräfte kennt. Hilfreich kann sein, daß er für einige Tage vor Beginn seiner Tätigkeit ein Praktikum absolviert.

In einem kleinen Projekt in einem Pflegeheim wurde die Tätigkeit eines Geri-Clown untersucht. Als Ergebnis kann zusammenfassend ausgesagt werden: Ein Teil der Mitarbeiter war in der ersten Zeit skeptisch, ob ein Clown in einem Pflegeheim mit Demenzkranken sinnvoll und förderlich ist. Bei manchen ist diese Skepsis geblieben. Dies ist, betrachtet man „übliche Aktivitäten" in einem Pflegeheim, nicht verwunderlich. Hinzu kommt, daß der Clown „Neuland" betrat, sich erst selbst in dieser doch sehr schwierigen Situation zurechtfinden und eine eigene Vorgehensweise entwickeln mußte. Durch das Verhalten der Bewohner auf den Clown angeregt, interessierten sich mehr Mitarbeiter als zu Beginn für die Arbeit des Clowns und unterstützten ihn. Für die Bewohner dürfte gelten, daß der Clown eine Bereicherung ihres Alltags ist und zu einer Förderung ihrer Kompetenzen beiträgt. Mag es auch nur ein Augenblick der Fröhlichkeit sein, so kann dieser viel bewirken. Auch eine Seifenblase platzt, doch zuvor verzaubert und erfreut sie das Kind in uns, welches lacht. Dieses Gefühl zerplatzt allerdings nicht. Es bleibt und klingt nach!

Nichts ist schwieriger, als in einer als sehr leidvoll und trist interpretierten Umgebung das Lachen all derer zu vermehren, die dort arbeiten und leben. Zu häufig wird von der Umgebung vermittelt, daß das Lachen dem „Tod-Ernst" und der Würde des Ortes nicht gezieme. Doch wo kein Lachen, da kein Leben. Dieses Leben zu fördern mit all seiner Vielfalt: Das ist die Aufgabe, die der „Geri-Clown" hat! Diese zu unterstützen und auch finanziell zu fördern, sollte „Normale" reizen: „Was wir brauchen, sind ein paar verrückte Leute. Seht euch an, was uns die normalen gebracht haben" (G.B. Shaw).

7. Hilfen für Helfer und Angehörige

„Als sie einmal, jeder mit einer Last von etwa fünfunddreißig Kilo auf dem Rücken, vorsichtig eine „Brücke" überquerten, die aus einem einzigen schmalen, quer über den Fluß gefällten Baumstamm bestand, fiel tatsächlich einem von ihnen ein Witz ein, und er machte mitten auf dem Baumstamm halt, drehte sich um, erzählte ihn den sich hinter ihm stauenden Männern und ging dann weiter, während er und seine Freunde alle auf ihre charakteristisch melodische Art lachten." (Liedloff, 1998).

Wer würde von uns wagen, während eines Kraftaktes zum Lachen inne zu halten? Was wäre es, in einer Behandlung zur Erheiterung beizutragen? Wie sollten unsere Institutionen aussehen? Müssen diese von der Bürde der Altenarbeit zeugen? Wer sagt uns denn, daß nur ernste Worte helfen? Kein Behandlungsprozeß kommt ohne Humor aus. In ihm liegt das, was jeder Mensch und besonders ein Kranker braucht. Unsere Aufgabe ist, diese Fähigkeit zu stützen und zu fördern. Versuchen wir doch einmal, einen Therapieerfolg auch danach zu beurteilen, ob die Humorfähigkeit verbessert wurde.

Die Tabellen 2 und 3 enthalten Tips, wie gerade Helfer aber auch Angehörige von Demenzkranken „etwas Humor" lernen oder diesen stabilisieren können.

1.	Beobachten Sie sich bei „Mißgeschicken": Wie reagieren Sie? Wie die Anderen? Schreiben Sie sich diese auf!
2.	Lesen Sie Sammlungen von humorvollen Geschichten, Witzen etc. und notieren Sie, was zu Ihrer Arbeit in Bezug steht!
3.	Wählen Sie eine Anekdote aus und experimentieren Sie damit! Verbinden Sie die Anekdote mit Ihrer Arbeitswelt und probieren Sie sie an Arbeitskollegen aus!
4.	Denken Sie an humorvolle Antworten, die Sie schon einmal gerne gegeben hätten und geben Sie bei der nächsten Gelegenheit!
5.	Überprüfen Sie, was Sie „humorvoll" finden und nehmen den Arbeitsplatz als „Spielwiese"!
6.	Geben Sie bewußt passende humorvolle Antworten! Zögern Sie nicht! Paßt eine nicht, dann merken Sie sich das und versuchen bei nächster Gelegenheit eine andere Antwort!
7.	Legen Sie sich ein „persönliches Witz- und Humorbuch" an und lesen Sie oft darin!

Tabelle 2: Individuelle Wege zum Humor (n. Blumenfeld u. Alpern 1988)

8. Ausblick

Eine ältere Patientin mit vielerlei Beschwerden erzählt auf meine Frage, ob sie manchmal lache, daß sie es sich zur Aufgabe gemacht habe, andere zu erheitern. Sie gehe im Heim, auch wenn es ihr selber schlecht ginge, fast täglich zu kranken Mitbewohnern, spreche mit ihnen und heitere sie auf. So wäre ihr Leben kein sinnloses Altern. Sie habe eine Aufgabe und könne so auch immer wieder mitlachen und ihre Beschwerden vergessen. Können wir Helfer von ihr nicht lernen?

Humor ist ein wichtiger Baustein im Gesamtbehandlungskonzept eines Demenzkranken. Voraussetzung ist ein offenes, vertrauensvolles, emanzipatorisches Grundklima. Dies ist vermutlich nur bei Mitarbeitern möglich, die über eine „gute Portion Humor“ verfügen. Diese können auch Vorgesetzte durchaus zum Lachen „verführen“, motivieren und „anstecken“. Notwendig ist, daß dem Lachen und dem Humor in jeder Aus-, Fort- und Weiterbildung Raum gegeben wird! „Humorschulung“ sollte Pflicht werden! Eine Vielzahl von Möglichkeiten gibt es, damit Helfer ihren Humor pflegen, vermehren und weiter entwickeln können. Es nützt nichts, nur mit Karl Valentin zu lamentieren: „Mögen hätten wir schon wollen, aber trauen haben wir uns nicht dürfen!“.

Humor- u. Witz-Bücher:	• Cartoons, Witz-/Anekdoten-Sammlungen • Autoren z.B.: W. Busch, H. Erhardt, C. Goetz, E. Kishon • K. Valentin, A. Spoerl, E. Roth, I. Shah • Schopenhauer, F. Nietzsche, J. Paul • F. Farrelly, H. Rubinstein, M. Titze, P. Watzlawik
Zeichentrickfilme:	• z.B.: Asterix, Micky Maus, Loriot, Charlie Brown
Kino-Filme:	• z.B.: H. Erhardt, Th. Lingen, Loriot, H. Moser, H. Rühmann, K. Valentin, W. Allen, C. Chaplin, P. Hörbiger, B. Keaton,
Komödien, Burlesken, Operetten, Varietétheater	
Gesellschaftsspiele:	• z.B.: Mensch-Ärgere-Dich-Nicht, „Die lachende Katze“, „Hast du den Kragenknopf“
Therapeutische Aktionen:	• Humor-Supervision, Kreative Gestaltung • „Lach-Runde“, Sketche • Humor-Übungen (provokative und paradoxe) • (Übungs-Programme nach Frank Farrely u. a.)

Tabelle 3: Hilfen zur Förderung des eigenen Humors (n. Hirsch, 2000)

Literatur:

Adler, A. (1926/1966). Menschenkenntnis. Frankfurt a. M.: Fischer.

Benjamin, W., zit. n. Eichelberger, U. (1986). Zitaten-Lexikon. Wiesbaden: VMA-Verlag 437.

Berk, L. S. (1994). New discoveries in psychoimmunology. *Humor & Health Journal*, 3 (6), 1-8.

Berk, L. S. (1996). The laughter-immune connection: New discoveries. *Humor & Health*

Journal, 5 (5), 1-5.

Blake, Qu. (1997). Clown. Hildesheim: Gerstenberg.

Bischofberger, I. (1999). Ein Pflegekonzept Humor. *Die Schwester/Der Pfleger*, 38, 634-636.

Bischofberger, I. (2000). Humor als Pflegekonzept. Referat auf der 12. Arbeitstagung für Psychotherapie im Alter „Heiterkeit und Humor im Alter". Bonn, 2000.

Blumenfeld, E. & Alpern, L. (1988). Smile Connection. Genf: Ariston.

Dührssen, A. (1972). Analytische Psychotherapie in Theorie, Praxis und Ergebnissen. Göttingen: Vandenhoeck & Ruprecht.

Farrelly, F., Brandsma, J. M. (1996). Provokative Therapie. Berlin: Springer.

Foot, H. C., Chapman, A. J. (1976). The social responsiveness of Young children in humorous sitations. In: Chapman, A. J., Foot, H. C. (ed.) Humour and Laughter, Theory, Research and Applications. London: Wiley 187-214.

Freud, S. (1928): Der Humor. In: GW XIV 1970, Frankfurt: Fischer 383-389.

Goffmann, E. (1961). Asyle. Frankfurt a. M: Suhrkamp.

Hille, P., zit. n. Eichelberger, U. (1986). Zitaten-Lexikon. Wiesbaden: VMA-Verlag 351.

Hirsch, R. D. (1993). Humor: ein unbekanntes Heilmittel. In: Kurz, A. (Hrsg.), Angst im Alter. München: MMV 118-138.

Hirsch, R. D. (1998). Humor Management in der Klinik. Vom Samariter zum Profi - vom Profi zum Narren. Vortrag auf dem 3. Internationalen Kongreß „Humor in der Therapie", Basel, 10.-11. Oktober 1998.

Hirsch, R. D. (2000). Humor in der Alterspsychotherapie. In: Bäurle, P., Radebold, H., Hirsch, R.D., Studer, K., Schmidt-Furstoss, U. & Struwe, B. (Hrsg.), Klinische Psychotherapie mit älteren Menschen. Bern: Huber 211-218.

Landau, E. (1974). Kreatives Erleben. München: Reinhardt.

Liedloff, J. (1998). Auf der Suche nach dem verlorenen Glück. München: Beck.

Müller, R. (1995). Die Pflegekraft als Schokolade. Berlin: Ullstein Mosby.

Nietzsche, F.: Also sprach Zarathustra (1883/84). Stuttgart: Kröner, 1975.

Rubinstein, H. (1985). Die Heilkraft Lachen. Bern: Hallwag AG.

Ruch, W. (1990). Die Emotion Erheiterung - Ausdrucksformen und Bedingungen. Unveröff. Habil. Schrift Universität Düsseldorf.

Schmidt-Hidding, W. (1963). Humor und Witz. In: Sprachwissenschaftliches Colloquium Bonn (Hrsg.), Europäische Schlüsselwörter, Band 1. München: Hueber.

Schopenhauer, A.: Gesammelte Werke (1892). Zit. n. Wiener, R. (1996). Der lachende Schopenhauer. Leipzig: Militzke.

Titze, M. (1995). Die heilende Kraft des Lachens. München: Kösel.

Titze, M., Eschenröder, Chr. T. (1998). Therapeutischer Humor. Frankfurt a. M.: Fischer Taschenbuch Verlag.

Geborgenheit als Prinzip der Pflege von Demenzkranken

Stefan G. Schröder

Hintergrund

Vor dem Hintergrund einer global wachsenden Zahl von Demenzkranken und angesichts derzeit noch fehlender Möglichkeiten von Prophylaxe oder gar Heilung der Alzheimer-Demenz scheint es angeraten, sich Gedanken darüber zu machen, welche Prinzipien des Umgangs mit und der Pflege von Demenzkranken in praxisorientierter Weise herausgearbeitet und empfohlen werden können.

Geborgenheit sollte unseres Erachtens einen wesentlichen Fokus der Reflexion pflegerischen Tuns im Zusammenhang mit Demenzerkrankungen darstellen (Schröder & Posner 2000). *Geborgenheit* sollte dabei weniger als Antwort, sondern als Frage verstanden werden (Finke 1963); weniger als Konzept, eher als Prinzip; nicht als Position, vielmehr als Haltung.

In diesem Sinne ist auch der vorliegende Beitrag, anknüpfend an meine beiden Workshops zu diesem Thema am 12. Januar 2000 auf der „Woche der Demenz" des Pflegewissenschaftlichen Instituts der Universität Witten/Herdecke, als Anregung für weitergehende Konzepte und Reflexionen gedacht, keineswegs jedoch als Patentrezept für das komplexe und nicht selten überfordernde Setting, auf das wir bei der Behandlung und Pflege von Menschen stoßen, die an einer Demenz leiden.

Auch sind die hier vorgestellten, im weiteren Sinne als milieutherapeutisch zu bezeichnenden Interventionen als Alternative zu medikamentösen und anderen biologisch fundierten therapeutischen und pflegerischen Optionen anzusehen; vielmehr sollten integrativ und interdisziplinär eine intraindividuell optimale Strategie eruiert und etabliert werden. Nicht-medikamentöse Interventionen sollten allerdings grundsätzlich Vorrang vor medikamentösen haben (vergleiche hierzu auch meinen Buchbeitrag im Abschnitt 1 dieses Bandes).

Die Demenz-Psychopathologie (vgl. die Abbildung 1) lässt sich in eine kognitive und in eine nicht-kognitive Symptomatik dichotomisieren, wie im folgenden näher erläutert.

Demenz – Psychopathologie

nicht-kognitiv	kognitiv
DEPRESSION PSYCHOSE UNRUHE AGGRESSIVITÄT	AMNESIE APHASIE APRAXIE AGNOSIE
VERSTÖRTHEIT	VERWIRRTHEIT

Geborgenheit		
STABILITÄT	AKZEPTANZ	SENSORIK
RITUALE RUHE NAME BIOGRAPHIE	LÄCHELN LOBEN LOCKEN LASSEN	MUSIK HAPTIK FARBEN DÜFTE

Milieutherapie

Abbildung 1: Geborgenheit als Prinzip der Abmilderung dementieller Psychopathologie (Erläuterungen im Text)

Kognitive Demenz-Psychopathologie *(Verwirrtheit)*

Die kognitive Demenz-Symptomatik wird – dem nicht mehr unumstrittenen „kognitiven Paradigma" folgend – bisweilen auch als „primäre" Demenz-Symptomatik angesehen. Im Grunde handelt es sich hierbei um die gesamte Palette neuropsychologischer Störungen, von denen einige zentrale in der Abbildung aufgeführt sind: *Amnesie* (Gedächtnisstörung), *Aphasie* (Probleme der Sprachproduktion und des Sprachverständnisses), *Apraxie* (durch eine Hirnfunktionsstörung erworbene Ungeschicklichkeit im Umgang mit Dingen des täglichen Lebens) sowie schließlich *Agnosie* (Unfähigkeit, einen wahrgenommenen Gegenstand richtig zuzuordnen). Insgesamt bezeichnen wir die kognitive (neuropsychologische) Gestörtheit auch als *Verwirrtheit.*

Nicht-kognitive Demenz-Psychopathologie *(Verstörtheit)*

Demgegenüber umfasst die sogenannte nicht-kognitive Demenz-Psychopathologie diejenigen Symptome, die auch als „psychiatrisch" im engeren Sinne zu bezeichnen sind (Schröder 1998).

Für die Pflegenden ist sicherlich die *Unruhe* häufig das Hauptproblem (Teri, Larson & Reifler 1988). Bei den Alzheimerkranken ist die Unruhe nicht selten am späten Nachmittag und frühen Abend besonders ausgeprägt (sogenanntes „Sundowning"; vgl. Wenzel & Schröder 1998); bisweilen geht sie bis in die Nacht hinein, so dass Schlafstörungen der Betroffenen und der pflegenden Angehörigen hieraus resultieren können (Pollak & Stokes 1997).

Etwa ein Drittel der Demenzkranken leidet an einer *Depression* (Haupt, Kurz & Greifenhagen 1995), deren genaue Ursache im Einzelfall meistens nicht sicher auszumachen ist. Prinzipiell kann das Erleben der eigenen Demenzerkrankung zu erlebnisreaktiven Depressionen führen; Depressionen können allerdings auch direkt durch den neuronalen Untergang in diesbezüglich relevanten Kerngebieten induziert werden (Haupt, Kurz & Greifenhagen 1995); schließlich kann auch eine prämorbide Neigung zu Depressionen (Prädisposition, Diathese, Vulnerabilität) durch desintegrative Vorgänge im Rahmen der Demenzerkrankung demaskiert werden (Lauter & Dame 1991).

Depressive Syndrome im Rahmen dementieller Erkrankungen werden leider häufig nicht adäquat behandelt, weder pharmako-, noch psychotherapeutisch. Dies hängt zum einen damit zusammen, dass eine Depression, die im Laufe einer Demenzerkrankung auftritt, schwerer zu diagnostizieren ist als eine Depression kognitiv unbeeinträchtigter älterer Menschen. Eine Antriebsstörung im Sinne einer Apathie beispielsweise wird diagnostisch nicht selten als genuines Demenz-Symptom interpretiert, nicht jedoch als Zeichen von Resignation. Zum anderen besteht bei vielen Professionellen ein allgemeiner therapeutischer Fatalismus bezüglich Demenzerkrankungen. Eine solche Haltung ist hier speziell irrational und unethisch (vergleiche den Beitrag von Klie in diesem Band), weil die Studien, die die Therapie depressiver Syndrome im Rahmen dementieller Erkrankungen untersucht haben, zum Schluss gekommen sind, dass die Depressionsbehandlung von Demenzkranken ebenso gute Erfolge zeitigt, wie die Depressionsbehandlung von nicht-dementen Seniorinnen und Senioren.

Psychotische Phänomene sind bei dementiellen Erkrankungen ebenfalls häufig, ca. ein Drittel aller Demenzkranken leidet darunter. An psychotischen Phänomenen sind in erster Linie *paranoide Ängste* zu nennen. Die Erkrankten sind dann der unkorrigierbaren Überzeugung, schikaniert und bedroht zu werden.

Auch *Sinnestäuschungen* (Halluzinationen) können vorkommen, die dann zumeist optischer Natur sind oder auch mehrere Sinnesgebiete gleichzeitig betreffen (sogenannte szenische Halluzinationen). Solche Halluzinationen haben nicht selten ephemeren Charakter, so z. B., wenn eine alzheimerkranke Frau behauptet, dass im Wohnzimmer mehrere Personen gesessen hätten, die kurz darauf verschwunden seien, obwohl die Wohnung eindeutig abgeschlossen gewesen sei. Verdächtigungen der Demenzkranken, diesen Eindringlingen könnte ein Nachschlüssel ausgehändigt worden sein, führen dann nicht selten zu Verwicklungen und Streitigkeiten mit den Familienangehörigen. *Illusionäre Verkennungen* sind weitere relevante psychotische Phänomene, die bei Demenzkranken nicht selten auftreten (Förstl, Almeida, Owen et al. 1991). Im Rahmen des sogenannten *Capgras-Syndroms* werden dabei bekannte Personen nicht mehr erkannt; selten kommt es auch zur umgekehrten Art der Personenverkennung, nämlich dass unbekannte Personen als bekannte angesehen werden (*Fregoli-Syndrom*, benannt nach einem italienischen Verwandlungskünstler).

Auch andere illusionäre Verkennungen können auftreten, z.B. das sogenannte Fernseh-Zeichen („*TV-sign*"), das darin besteht, dass die betroffenen Patienten Fernsehbilder als real und daher unter Umständen bedrohlich erleben, z.B. wenn ein Feuer im Fernsehen zu sehen ist. Möglicherweise hängt auch die erschwerte Diskrimination von belebten versus unbelebten Dingen, die von einigen Autoren (z.B. Mauri, Daum, Sartori et al. 1994) bei Alzheimerkranken herausgearbeitet wurden, mit der Neigung der Erkrankten zu illusionären Verkennungen zusammen.

Als letzten exemplarischen Punkt nicht-kognitiver Demenz-Psychopathologie sei die *Aggressivität* von Demenzkranken erwähnt, sei sie verbal (Cohen-Mansfield, Werner & Marx, 1990) oder gar tätlich. Aggressivität stellt für die Umwelt ein großes Problem dar. Sie ist statistisch signifikant mit psychotischen Erlebnisweisen verknüpft (Gormley, Rizwan & Lovestone 1998). Häufig ist sie als Endstrecke von Unruhe (Agitiertheit) anzusehen. Allerdings kommt es in einem erschreckend hohen Prozentsatz auch zu Gewalt gegen Demenzkranke, wie erst in den letzten Jahren allmählich bekannt wurde. Solche Gewalt der Umwelt ist in der Regel als Zeichen von Hilflosigkeit zu werten, bisweilen aber auch als Racheakt nach Umkehr von Machtverhältnissen (vgl. den Beitrag von Grond in diesem Band). Insgesamt bezeichnen wir (vgl. die Abbildung) den nicht-kognitiven Anteil dementieller Psychopathologie als *Verstörtheit*.

Geborgenheit

Geborgenheit (vgl. Abbildung) steht auf folgenden drei Säulen: *Stabilität* (auch als Sicherheit oder Konstanz zu bezeichnen), *Akzeptanz* (auch als Liebe zu bezeichnen) und *Sensorik* (Förderung sinnlicher Erfahrung).

Stabilität

Feste, ritualisierte Tagesabläufe geben den Demenzkranken das Gefühl von Sicherheit und Vertrautheit. Wiederkehrende Elemente der Tagesstruktur, wie z. B. gemeinsames Musizieren nach dem Frühstück, sind dazu besonders angetan. Dabei darf jedoch keine Überforderung auftreten. Vielmehr sollten aktive Phasen von Ruhepausen gefolgt sein, die dem Demenzkranken ermöglichen, sich zu entspannen und zu regenerieren.

Nachdem bei den Alzheimerpatienten die Fähigkeit, neue Informationen im Gehirn abzuspeichern, weitgehend erloschen ist, ist es von immenser Bedeutung, sich darüber im Klaren zu sein, dass der Erkrankte in aller Regel nach kurzer Zeit vergessen hat, mit wem er es gerade zu tun hat. Das sogenannte Ultrakurzzeit-Gedächtnis oder Fluoreszenzgedächtnis funktioniert allerdings zumeist noch recht gut, so dass das aktuelle Geschehen für einen Zeitraum von etwa 30 bis 90 Sekunden noch behalten werden kann. Oft entsteht im zwischenmenschlichen Miteinander mit Demenzkranken nach wenigen Minuten ein gewisses Unbehagen seitens der Demenzkranken, weil diese nicht mehr wissen, wer man ist. Daher empfehlen wir, den Namen der Betroffenen etwa alle zwei bis fünf Minuten zu wiederholen. So weiß die erkrankte Person, dass sie selbst namentlich bekannt ist und daher die anwesende Person kein Fremder ist. Die Tatsache, dass die oder der Erkrankte den Namen des Gegenüber nicht memorisiert, wirkt zumeist wenig bedrohlich auf die Erkrankten, da es sich ja dabei um ein weitverbreitetes Alltagsphänomen handelt („Wie war doch gleich Ihr Name?“). Die Kenntnis der Biographie der Betroffenen im Sinne der pflegewissenschaftlich bedeutsamen „Re-Historisierung“ scheint uns ein weiterer wichtiger Faktor zu sein, um das Erleben von *Stabilität* zu erzeugen (vergleiche auch den Beitrag von Bosch zu „Vertrautheit“ in diesem Band).

Akzeptanz

Akzeptanz, das Annehmen der Betroffenen in ihrem „So-Sein“, stellt letztlich einen Ausdruck von Liebe dar (vergleiche auch den Beitrag von van der Kooij in diesem Band). Loslassen und Zulassen scheinen hier wesentlich zu sein. Als Beispiel sei das unablässige Ein- und Ausräumen einer Wäschekommode genannt, die zwar eine gewisse Störung für die Umwelt darstellen dürfte, jedoch keine wesentliche Beeinträchtigung oder gar Bedrohung; so kann die mit dieser Tätigkeit verbundene Beschäftigung durchaus positiv eingeschätzt werden, wenn man die Bewertung als „sinnlos" unterlässt.

Besonders konfrontationsgefährdet sind erfahrungsgemäß Situationen, in denen die Pflegeperson die demenzkranke Person an einen anderen Ort bringen (Transfer) oder zu einer Tätigkeit oder Mithilfe anhalten will. Hierbei hat es sich in der Praxis gezeigt, dass nicht das „Ziehen" oder „Schieben" des Betroffenen Erfolg verspricht, sondern vielmehr eine Art „Locken". Hierbei kreiert man eine Art „Vakuum", wobei durchaus auch Notlügen erlaubt sind. Man schafft einen gewissen Anreiz in der betreffenden Richtung und geht der betroffenen Person etwas voran, so dass ein „Sog" entsteht, ein „Fahrwasser", in dem die demenzkranke Person dann nicht selten relativ konfliktfrei zu lenken ist. Wenn eine demenzkranke Person beispielsweise dabei ist, durch eine Türe zu entweichen, gelingt es nicht selten mit Hilfe höflicher Ansprache (eventuell sogar mit Hilfe einer „Notlüge") die Situation zu entschärfen („Dahinten werden wir zum Kaffee erwartet" oder der „Kuchen ist doch bereits bezahlt, den wollen sie sich doch bestimmt nicht entgehen lassen"). Systematische Beobachtungen und Trainings in diesem Feld werden durch die sogenannte „Validation" vertieft (s. entsprechenden Beitrag von Richard in diesem Band).

Die Anerkennung (das Loben) der Demenzkranken fällt dann nicht schwer, wenn man nicht die objektive, normative Leistung, sondern die subjektive Leistung im Zusammenhang mit der aktuellen Kompetenz berücksichtigt. Bei Aussprechen von Anerkennung sollte allerdings beachtet werden, dass der Demenzkranke nicht „infantilisiert" werden darf, indem für den Betroffenen unverständliche Komplimente ausgesprochen werden. Ein übertriebenes Lob angesichts des Zerkleinerns von Gemüse bei einer schwer Demenzkranken, die sich selbst für gesund und haushaltspraktisch versiert hält, könnte beispielsweise von der betroffenen Person infantilisierend erlebt werden.

Nachdem sich die Demenzkranken in Ermangelung verlässlicher Gedächtnisfunktionen stärker auf die aktuellen Gegebenheiten abstützen müssen, bekommen die Ausdrucksqualitäten der Umgebung eine besondere Bedeutung, hier vor allem die Mimik der Mitmenschen. Ein authentisches und empathisches Lächeln ist für die Demenzkranken – wie für alle Menschen - wohltuend, zumal ihre affektive Resonanz (ihr emotionales Mitschwingen) häufig gar nicht oder nur wenig beeinträchtigt ist.

Sensorik

Eine gewisse Beeinträchtigung der Sinnesorgane, z.B. im Rahmen der Altersschwerhörigkeit oder des Grauen Stars, ist im Alter nicht selten. Gleichwohl haben viele Alzheimerkranke ein intaktes Sensorium, so dass ein lebhafter Austausch möglich ist.

Hierbei ist die Bedeutung von *Musik* nicht zu unterschätzen. Immer wieder haben wir erlebt, dass über Musik frühere Erinnerung aktiviert, subkortikale Hirnregionen angesprochen und in dieser bahnenden Situation unerwartete geistige Leistungen vollbracht werden können. Selbstverständlich ist es wichtig, den individuellen Musikgeschmack der Betroffenen zu respektieren, was im Sinne einer beruhigenden Wirkung aktuell auch wissenschaftlich erforscht und abgesichert ist (Gerdner 2000). Die Integration von Musik in den pflegerischen Alltag ist hierbei die eine Seite, die andere besteht in der Weiterentwicklung spezifischer musiktherapeutischer Vorgehensweisen, die dann durchaus auch das aktive Musizieren beinhalten dürften.

Zentral wichtig sind auch die haptischen Funktionen, also das Erleben von *Berührung* über die Sinnesrezeptoren des größten Organs unseres Körpers, der Haut. Im Rahmen der Basalen Stimulation ist dieser Zugangsweg für Demenzkranke erschlossen worden (Bienstein & Fröhlich 1991). Auch rhythmische Massagen und andere, mehr alltägliche Formen des Berührens und Berührtwerdens, sind hier zu nennen.

Optische Sinnesreize können - z.B. durch farbige Seidenschals oder Blumen – zu einer Steigerung der Lebensfreude und der Aktivität führen, was punktuell bereits eingesetzt wird, unseres Wissens aber noch nicht systematisch erforscht ist.

Obwohl bei Alzheimerkranken leider öfter schon in frühen Stadien der Erkrankung (durch Degeneration des entorhinalen Kortex) der Riechsinn leidet, ist doch die Mehrzahl der Alzheimerkranken olfaktorisch (über das *Riechen*) erreichbar. Blumen, Nahrungsmittel und duftende Essenzen (z.B. ätherische Öle) können bemerkenswerte atmosphärische Veränderungen hervorrufen.

Fazit

Geborgenheit sollte ein wesentliches Prinzip bei der Pflege von dementiell erkrankten Menschen darstellen. *Geborgenheit* ist im zwischenmenschlichen Kontakt auf folgende drei Säulen gestützt: Stabilität, Sinneswahrnehmungen und Liebe.

Literatur

Bienstein, C. & Fröhlich, A. (1991). Die basale Stimulation in der Pflege. Düsseldorf: Verlag Selbstbestimmtes Leben.

Cohen-Mansfield, J., Werner, P. & Marx, M. S. (1990). Screaming in nursing home residents. *Journal of the American Geriatric Society,* 38, 785-792.

Finke, J. (1963). Vom Wesen der Geborgenheit. *Nervenarzt, 34,* 61-66.

Förstl, H., Almeida, O. P., Owen, A. M. Burns, A. & Howard, R. (1991). Psychiatric, neurological and medical aspects of misidentification syndromes: A review of 260 cases. *Psychological Medicine,* 21, 905-910.

Förstl, H., Burns, A., Cairns, N., Luther, P., Lantos, P. & Levy, R. (1992). Organische Grundlagen depressiver Symptome bei der Alzheimer-Demenz: Ergebnisse einer prospektiven Untersuchung, Literaturübersicht. *Nervenarzt,* 63, 566-574.

Gerdner, L. (2000). Effects of individualized versus classical "relaxation" music on the frequency of agitation in elderly persons with Alzheimer's disease and related disorders. *International Psychogeriatrics,* 12, 49-65.

Gormley, N. M., Rizwan, R. & Lovestone, S. (1998). Clinical predictors of aggressive behaviour in Alzheimer's disease. *International Journal of Geriatric Psychiatry,* 13, 109-115.

Haupt, M., Kurz, A. & Greifenhagen, A. (1995). Depression in Alzheimer's disease: Phenomenological features and association with severity and progression of cognitive and functional impairment. *International Journal of Geriatric Psychiatry,* 10, 469-476.

Lauter, H. & Dame, S. (1991). Depressive disorders and dementia: the clinical view. *Acta Psychiatrica Scandinavica* (Suppl.), 366, 40-46.

Mauri, A., Daum, I., Sartori, G., Riesch, G., Birbaumer, N. (1994). Category-specific semantic impairment in Alzheimer's disease and temporal lobe dysfunction: A comparative study. *Journal of Clinical and Experimental Neuropsychology,* 16, 689-701.

Pollak, C. P. & Stokes, P. E. (1997). Circadian rest-activity rhythms in demented and nondemented older community residents and their caregivers. *Journal of the American Geriatrics Society,* 45, 446-452.

Schröder, S. G. (1996). *Psychopathologie und Therapie der Alzheimer-Demenz unter netzwerktheoretischen Aspekten.* In M. Lasar (Hrsg.), Netzwerktheorie – Möglichkeiten für die psychiatrische Wissenschaft. Lengerich, Berlin, Düsseldorf, Riga, Wien, Zagreb: Pabst 83-95.

Schröder, S. G. (1999). *Psychopathologie der Demenz. Symptomatologie und Verlauf dementieller Erkrankungen.* Habilitationsschrift. Medizinische Fakultät der Ruhr-Universität Bochum (Publikation im Schattauer-Verlag Stuttgart 2001).

Schröder, S. G. & Posner, W. (Hrsg.): *Geborgenheit. Ein Lesebuch - nicht nur für Menschen in sozialen Berufen* (Publikation voraussichtlich im Verlag Vandenhoeck & Ruprecht Göttingen 2001).

Teri, L., Larson, E. B. & Reifler, B. V. (1988). Behavioral disturbance in dementia of the Alzheimer's type. *Journal of the American Geriatric Society,* 36, 1-6

Wenzel, G. & Schröder, S. G. (1998). Tagesrhythmik psychomotorischer Unruhe bei Demenz. *Nervenarzt,* 69 (Suppl.), 127.

Tierische „Co-Therapeuten“ im Einsatz: Verbesserung der Lebensqualität im Alter

Ines Jonas

Haustiere haben für viele alte Menschen eine große Bedeutung. In Deutschland sind etwa 1,5 Millionen Hundehalter und 1,8 Millionen Katzenbesitzer über 60 Jahre alt. Daneben gibt es unzählige Seniorenhaushalte, in denen Vögel, Fische, Kaninchen und andere Kleintiere gehalten werden.

Denn Tiere sorgen für Beschäftigung und Bewegung, vermitteln Lebensfreude und Lebensqualität. Viele Träger und Mitarbeiter(innen) von Alten-Einrichtungen haben diese positiven Effekte inzwischen erkannt. Sie setzen Vierbeiner und Vögel ganz bewußt ein: zum Beispiel als Bereicherung des Alltags sowie als tierische „Co-Therapeuten“.

Die hilfreichen Beziehungen zwischen (alten) Menschen und ihren Tieren und die sogenannte „pet-facilitated-therapy“ (deutsch: „tiergestützte Therapie“) sind in den Vereinigten Staaten, in Großbritannien und Australien seit den 60er und 70er Jahren Gegenstand vieler wissenschaftlicher Beobachtungen und Arbeiten. In Deutschland wurde man erst ab 1980 auf diesem Gebiet aktiv. So ist es kein Wunder, dass immer wieder ausländische Studien herangezogen werden, um die Wirksamkeit einer „tiergestützten Therapie“ zu belegen – wobei dieser Begriff nicht etwa als Therapie durch Tiere, sondern als solche, die durch Tiere erleichtert wird, zu verstehen ist. So weiß man inzwischen, dass gerade verwirrte, alte Menschen besonders auf non-verbale und sinnlich erfassbare Reize, wie zum Beispiel das Fell eines Tieres, reagieren.

Mit diesen Aspekten haben sich im Dezember 1997 auch Experten und Praktiker(innen) aus den Niederlanden, der Schweiz, Österreich, Großbritannien und Deutschland auf der Fachveranstaltung: „Der Einfluß von Tieren im Leben älterer Menschen: Soziale, präventive, therapeutische und rehabilitative Effekte“ in Bonn auseinander gesetzt. Die zweitägige Tagung fand im Rahmen des vom KDA initiierten Pflegenetzwerkes „GeroCare“ statt (1).

Dabei unterschied Prof. Dr. Erhard Olbrich von der Universität Erlangen-Nürnberg in seinem Beitrag (2) zwischen gesundheitlichen, kognitiven, emotionalen und sozialen Effekten, die sich im Zusammenleben mit Tieren einstellen können. Olbrich beschäftigt sich seit vielen Jahren intensiv mit Mensch-Tier-Beziehungen und ist auch Mitverfasser der KDA-Broschüre „Ein Plädoyer für die Tierhaltung in Alten- und Pflegeheimen" (3).

Gesundheitliche Effekte

Der Umgang mit Tieren, insbesondere mit Hunden, trägt durch die notwendige Bewegung zum Training von Muskeln und Gelenken bei. Eine australische Untersuchung aus dem Jahr 1992 habe zudem gezeigt, dass Tierbesitzer geringere gesundheitliche Risikofaktoren (Blutfettwerte und Blutdruck) aufweisen und seltener an Herz-Kreislauf-Leiden erkranken als Menschen ohne Tiere. Schließlich sorgen Tiere nicht nur für mehr Bewegung, sondern geben ihren Besitzern auch das Gefühl, (wieder) gebraucht zu werden. All das wirkt sich stabilisierend auf die psychische Befindlichkeit und die gesamte körperliche Verfassung aus.

Kognitive Effekte

Tiere wirken sich positiv auf die Vigilanz, das heißt auf die Wachheit des Bewußtseins eines Menschen aus. Wenn ein Hund beispielsweise durch die Gänge eines Altenheims läuft, werden die Menschen zu Aktivitäten angeregt. Das Tier wirkt als „kognitiver Katalysator". Es wird zu einem attraktiven Gesprächsstoff und zieht die Aufmerksamkeit der Bewohner auf sich. Zudem kommt diesen häufig in der Begegnung mit einem Tier die Erinnerung an frühere, glückliche Phasen in ihrem Leben zurück und sie blühen im Umgang mit dem Vierbeiner regelrecht auf.

Emotionale Effekte

Die regelmäßige Anwesenheit von Tieren kann Depressionen entgegen wirken beziehungsweise diese verringern. Tiere tragen oft zur Stimmungs-Verbesserung bei: Sie motivieren Menschen zu kleinen Spielchen und bringen sie zum Lachen. Die Kommunikation mit einem Tier ist empathisch. Das rational „Vernunft-Kontroll-gesteuerte" Denken kann für eine Zeitlang ausgeschaltet werden. Tiere strahlen Wärme aus und fördern die körperliche und geistige Entspannung. Sie vermitteln Trost durch Berührungen, die gerade ältere Menschen oft sehr vermissen.

Soziale Effekte

Das Gefühl der Isolation, mit dem viele Senioren zu kämpfen haben, kann durch die Anwesenheit eines Tieres verringert werden. Zum einen wird es selbst oft zum Sozialpartner, ist aber besonders deshalb von Bedeutung, weil es Kontakte zu anderen Menschen einfach erleichtert. Das Tier wird zum „sozialen Katalysator", denn durch seine Anwesenheit ergibt sich automatisch immer ein Gesprächsstoff und damit ein einfacher, unkomplizierter Gesprächseinstieg.

Was auch sehr wichtig ist: Besonders Hunde, aber auch andere Tiere, reagieren auf jede an sie gerichtete Lebensäußerung, aber nicht auf Äußerlichkeiten. In den Augen seines Tieres ist der Halter ein „König". Durch diesen so genannten „Aschenputteleffekt" wird ein gesteigertes Selbstwertgefühl hervorgerufen.

Brigitta Letitzki und Sabine Reiter, Mitarbeiterinnen des Niederösterreichischen Hilfswerks, berichteten über ihre Arbeit in der Region Waldviertel. Dort werden Tiere, die in den Wohnungen von Hilfe- und Pflegebedürftigen leben, in die Hauskrankenpflege mit einbezogen. Tiere seien dabei so etwas wie die „Helfer für die Helfer", insbesondere für diejenigen, die sich durch die ständige Konfrontation mit Leid und Tod hilflos und überfordert fühlen. Von solchen Gefühlen unbelastet, begegneten Tiere ihren Besitzern mit Zuneigung, Treue und konstant „guter Laune". Das wirke auf Pflegekräfte und Angehörige oft geradezu ansteckend und entlastend.

Nicht mit den Tieren von Pflegebedürftigen, sondern mit ihrem eigenen Hund arbeitet Christine Kleinert von der Diakonie-Sozialstation Erlangen-West, die auf der Veranstaltung über ihre Erfahrungen berichtete. Ihre Labradorhündin Alice sei bei allen Einsätzen dabei und würde sich besonders auf die Verfassung eines 90jährigen Klienten positiv auswirken. Denn durch den Hund habe der Mann, der ansonsten keine Besuche erhält, zumindest ein wenig Körperkontakt. Der Hund ließe sich streicheln und bringe ihn in fröhliche Stimmung.

Und von einer anderen – verwirrten – Pflegebedürftigen werde die Diakonie-Mitarbeiterin nur dann erkannt, wenn die alte Frau den Hund sieht.

In den Niederlanden hat die Fachgruppe „Klinische Psychologie und Gesundheitspsychologie" der Universität Utrecht 1997 eine Pilotstudie durchgeführt, die die Wirkung des Einsatzes von Tieren auf die Lebensqualität von

Alzheimer-Patienten in Pflegeheimen aufzeigen sollte. Marie-Jose Enders-Slegers von dieser Fachgruppe berichtete, dass sich durch den Tiereinsatz die psychische Befindlichkeit der Bewohner(innen) verbesserte: Sie waren weniger depressiv und ruhelos. Besucher im Heim empfanden die Atmosphäre entspannter als vorher und fanden schneller Anknüpfungspunkte für eine Kommunikation mit den Bewohner(innen).

Auch Tagungsteilnehmerin Andrea Brinker von der „Tagespflege Noah" aus Soest berichtete über ihre Erfahrungen im Einsatz von Hündin Aki. Aki habe eine besondere Aufgabe: Sie stelle die Verbindung zu den Tagespflege-Gästen her, die verwirrt sind und nur schwer auf menschliche Ansprache reagierten. Andrea Brinker erklärte dazu, dass desorientierte alte Menschen täglich erlebten, wie sehr ihre Alltagskompetenzen schwinden und wie sie sich immer weniger in ihrer Umgebung zurecht finden würden. Das mache sie unsicher. Im Zusammensein mit Aki dagegen hätten die Betroffenen wieder Erfolgserlebnisse. Denn Aki sei wie jedes andere Tier noch mehr als die Pflegebedürftigen selbst von Unterstützung abhängig, der Hund müsse gefüttert und gebürstet werden und er verlange seine Streicheleinheiten. All das könnten ihm auch die verwirrten Tagespflege-Gäste geben. Dadurch erlebten sie sich wieder als kompetent und seien auch für weitere Aktivitäten mehr zugänglich.

Literaturhinweise:

1. Jonas, I. (1998). Hündin Alice kommt bei Hausbesuchen immer mit. Tiere als Co-Therapeuten in der Altenpflege – GeroCare-Workshop des KDA. *Pro ALTER,* 2, 31-33. 7,- DM
2. Kuratorium Deutsche Altershilfe (1998). Der Einfluß von Heimtieren auf das Leben älterer Menschen. *GeroCare-NewsLetter,* 7/98. 7,- DM
3. Kuratorium Deutsche Altershilfe (1998). Ein Plädoyer für die Tierhaltung in Alten- und Pflegeheimen. Köln. 3,- DM

Alle Publikationen sind erhältlich beim:
KDA-Versand
An der Pauluskirche 3
D-50677 Köln
Fax: 0221/9318476
E-Mail: versand@kda.de

Aus der Arbeit mit einem Therapiehund bei dementen Menschen im Alten- und Pflegeheim

Ein Erfahrungsbericht aus Haus Bickenalb in Zweibrücken

Ingo Reiss

Einen Hund im Altenheim, das gibt es mittlerweile schon öfter. Viele Bewohner sind den Umgang mit einem Hund aus dem häuslichen Bereich gewohnt. Das Tier ersetzt oft den Partner. Es wird in unserer Zeit einzelnen Bewohnern gestattet, ihr vertrautes Haustier in das Heim zu bringen, stellenweise wird dies bereits begrüßt. Der Heimvertrag regelt die Versorgung des Tieres sowie den Verbleib des Tieres nach dem Ableben des Heimbewohners. Ansonsten könnte die Aufnahme von Tieren im Heim problematisch werden, da je nach Größe des Altenheimes sehr schnell ein zoologischer Garten entstehen kann.

80 % unserer Bewohner sind dement. Meine Kolleginnen und ich versuchen immer wieder, den Durchbruch zum dementen Bewohner zu schaffen und in seine Welt zu gelangen – ein sehr selten gelingendes und oft dem Zufall anheim gestelltes Wirken. Bei gesicherter Diagnose organisch bedingter Demenz können selbst unsere Validationsanwender keinen Zugang finden (die Bildungseinrichtung des Landesvereines für Innere Mission unterhält ein eigenes Schulungszentrum zur Validation nach Feil). In diesen Situationen kommt es für uns darauf an, neue Wege in der Begegnung mit kommunikativ schwierigen Bewohnern zu gehen: Wir probierten den Einsatz der Hündin „Senta“ im Heim. Grundsätzlich wollten wir bei unseren Bewohnern vor allem das Gefühl verstärken: *„hier in diesem Heim bin ich zu Hause, selbst der Hund ist da, mit dem ich reden kann - geduldiger Zuhörer, den ich streicheln kann - er hält still, zeigt Wohlempfinden, ist immer ehrlich - keine falsche Reaktion, freundlich entgegenkommend. An trüben Tagen bringt er Licht, Sonne in das Heim“*. Diese Intention bewahrheitete sich. Mit dem Hund gelingt es, Brücken in die Welten dementer Bewohner zu bauen.

Unser Hund ist eine zwei Jahre alte Golden Retriever- Labrador Mischlingsdame, ein charakterstarkes, geduldiges und intelligentes Tier. Mit Hilfe einer

Hundetrainerin für Begleithunde von Behinderten bereiteten wir das Personal des Altenheimes auf den Umgang mit Senta vor. Eine Liste mit den üblichen Befehlen für den Hund wurde ausgelegt. Manche Bewohner hatten Vorbehalte, eventuell bedingt durch frühere schlechte Erfahrungen mit Hunden wie „ich wurde als Kind gebissen" oder „der Hund ist nicht sauber". Hygienische Bedenken konnten durch Vorlage einer wissenschaftlichen Arbeit, in der auch die Grenzen des Zuganges zum Bewohner durch den Heimhund aufgezeigt wurden, beruhigt werden. Die Kritiker haben mittlerweile ihre Vorbehalte abgelegt und verstehen, daß die Mehrheit der Bewohner sich über das Tier, das allen gehört, freuen. Die spontanen Besuche, die von Senta selbständig unternommen werden, rütteln öfters die schleichende Lethargie einzelner Bewohner auf.

Der Hund hat zur Zeit einen Einsatz, der um 8.00 Uhr beginnt und um 16.00 Uhr endet. Die Arbeit mit dementen Bewohnern ist auf eineinhalb Stunden beschränkt. Nachts ist der Hund selten im Heim. Am Wochenende hat er „frei". Senta arbeitet als meine Partnerin in der Betreuung unserer Bewohner. Es kostet Zeit und damit Geld, wenn wir beide aktiv sind. Bei 42 Bewohnern gelingt diese Arbeit bei maximal drei bis fünf Betroffenen. Die Ausbildung von Senta ist noch nicht abgeschlossen. Der Hund könnte mehr leisten, aber es fehlt an geschulter Begleitung.

Manchmal erreicht der Hund einen Zugang, der selbst durch Validation nicht zu erreichen ist. Es zeigt sich deutlich, daß der Hund die Pflege dementer Bewohner tatsächlich unterstützt. Blutdrucksenkung, Pulsberuhigung, Atemfrequenz und allgemein normalisierende Wirkungen sind zu beobachten. In einem Videofilm haben wir diese Wirkungen festgehalten: ein Beispiel ist eine schwerst demente Frau, die im Alltag komplett in ihrer Welt lebt, mimisch und mobil schwerst eingeschränkt ist. Hier wirkt Senta als kognitives Medium, das Sprache und Mobilität in nicht vermutetem Maße auslöst. Ähnliches wird in ersten Studien aus den USA aus der Arbeit mit psychiatrisch erkrankten Menschen berichtet.

Im Film ist weiterhin zu sehen, daß die Kommunikation gezielt in vollständigen Satzbildern orientiert zum Tier gelingt, sobald die visuelle Ebene, d.h. Bewohnerin und Hund erblicken sich, erreicht ist. Die taktile Kommunikation gibt den letzten Anstoß zu einem runden Bewegungsbild aus der embryonalen Grundhaltung der Bewohnerin heraus. Eine deutlich verlängerte aggressionsfreie Zeit folgt der Begegnung mit dem Hund. Krankengymnastische Übungen zur Kontrakturprophylaxe, die sich an den Behandlungszyklus mit dem Hund anschließen, verlaufen nachweisbar optimaler. Diese Behandlungserfolge lassen sich, sobald die Tagesstrukturierung für die Bewohnerin eingehalten wird, beliebig wiederholen. Es handelt sich also im Resultat um geplante, reproduzierbare und langfristig aufhellende, aktivierende Maßnahmen, die das Krankheitsbild Demenz erheblich mindern können.

Heimleitung und Pflegedienstleitung müssen Ihre Arbeit gegenüber den Kostenträgern transparent machen. Es fehlt an Studien in deutschen Alten- und Pflegeheimen, um die Arbeit mit dem Therapiehund auf sichere Füße zu stellen. Der Landesverein für Innere Mission in der Pfalz als Träger des Altenheimes fördert die Arbeit mit Senta, indem er den Unterhalt des Hundes sichert und hinter der neuen Idee des Therapiehundes steht. Wir konnten durch verschiedene Presseberichte eine Patin für den Hund gewinnen, die durch einen monatlichen Betrag und beim Aufkommen von größeren Tierarztrechnungen ihre Solidarität für unsere Arbeit zeigt. Die Stadt Zweibrücken verzichtet nach der Darstellung unserer Arbeit auf die Hundesteuer. Die formelle Unterstützung hat aber hier ihr Ende. Demnächst soll über den Träger, der noch weitere Altenheime unterhält, ein Antrag an die Pflegekassen gestellt werden. Es geht um die Beibehaltung und den Ausbau der Therapiearbeit mit dem Hund. Für uns ist mit der geplanten Antragstellung erneut die grundsätzliche Frage, welchen Stellenwert die Pflege alter Menschen in der Gesellschaft einnimmt, aufgeworfen.

Unser Fazit aus den gemachten Erfahrungen ist: wenn wir die Altenpflege nicht in zweckrationalem Handlungsmuster sondern als subjektivierendes Handeln erleben, dann paßt die Arbeit mit dem Therapiehund hinein. Gehen wir einen interaktiven, dialogischen Gang mit unseren Bewohnern, so ist die Arbeit mit dem Therapiehund eine Bereicherung.

Literatur

Böhle, F., Brater, M., Maurus, A. (1997). Pflegearbeit als situatives Handeln. *Pflege*, 10, 18-22

Böhm, E. (1990). Verwirrt nicht die Verwirrten. Bonn: Psychiatrie Verlag.

Hirsch, A. M. (1997). Psychologie für Altenpfleger, Bd. II Kommunikative Kompetenz. München: MMV Medizin Verlag.

Geißler, R. (1996). Die Sozialstruktur Deutschlands. Opladen: Westdeutscher Verlag.

Greiffenhagen, S. (1991). Tiere als Therapie. München: Droemer/Knaur.

Schneider, H. D. et al. (1999). Führungsaufgaben im Alten- und Pflegeheim. Heidelberg: Roland Asanger Verlag.

Teil III: Konzeptionelle Umsetzung

„Wie soll ich den Rest dieser Reise ins Ungewisse überstehen, ohne einen Menschen zu haben, der mich durch dieses Labyrinth begleitet, ohne den Händedruck eines Mitreisenden, der mein Bedürfnis, etwas wert zu sein, wirklich versteht? Heute dürste ich geradezu nach Verständnis, nach zärtlicher Berührung und unbekümmertem Lachen."

Aus: McGowin, D. F. (1994). Wie in einem Labyrinth.
München: Droemersche Verlagsanstalt Th. Knaur Nachf., S.141.

Organisationsentwicklung in Altenheimen am Beispiel des Reginenhauses in Hamm – ein Erfahrungsbericht

Johannes Kochanek

Einleitung

Seit elf Jahren arbeite ich nun mit alten Menschen in Altenheimen, neun Jahre davon als Heimleiter in zwei verschieden Altenheimen. Seit fast fünf Jahren leite ich das Reginenhaus in Hamm-Rhynern, ein kleines Altenheim für 51 Bewohner.

Meine berufliche Tätigkeit als Religionspädagoge und später als Heimleiter wurde geprägt von den Erfahrungen in der Kirchlichen Jugendarbeit. Das „Sehen – Urteilen – Handeln“ oder demokratischer „Sammeln – Beraten – Beschließen“ wurde zu einer Grundstruktur meines Denkens und Handelns.

Bei meinen Bemühungen um den Einzelnen und die Gruppe haben mich die vom Pastoraltheologen Paul Michael Zulehner geprägten Begriffe für die Grundbedürfnisse des Menschen stark beeinflußt. Die Schlüsselbegriffe lauten: *Name*, *Macht* und *Heimat*. Der Mensch möchte bekannt sein, er möchte einen Namen haben in einer Gemeinschaft, er möchte Macht haben, das meint hier nicht etwas Negatives, etwas Böses, sondern er möchte etwas tun können, er möchte sinnvoll handeln können, sich in den Dienst der Gemeinschaft stellen. Und er möchte eine vertraute Umgebung, eine Heimat haben, ein Stück Land, einen Ort, einen Garten, ein Haus, eine Umgebung, in der er sich geborgen und sicher fühlt.

Diese Grundbedürfnisse sind für mich besonders maßgebend und exemplarisch lebensnotwendig für die Pflege von Menschen mit Demenz. Es gibt Phasen im Leben, wo wir vielleicht das eine oder andere Grundbedürfnis oder die eine oder andere Lebensaufgabe vernachlässigen, aber gerade im Alter, in der Phase des Lebensresümees und bei demenzkranken Menschen müssen Grundbedürfnisse und Lebensaufgaben nachgeholt werden dürfen.

Ziel dieses Artikels ist es das Beispiel eines Praxisbezugs für die Organisationsentwicklung von Altenheimen zu geben, da es notwendig ist, die Theorie durch die Praxis zu erden.

Nun bin ich kein Betriebswirt, keine Pflegefachkraft, bin auch kein Sozialarbeiter, schon gar kein Wissenschaftler, aber ich komme von Außen in den Schutzraum Altenheim mit den eben genannten Handlungsschritten „Sammeln – Beraten – Beschließen“ im Gepäck. Und dieser Außenzugang ist oft hilfreich für mich, daß ich mich nicht verstricke in den Berufsanteilen, die schon im Altenheim vorrätig sind: Pflege, Sozialarbeit, Verwaltung, Hauswirtschaft. Von Außen kommend kann ich mir den Blick offen halten für die Organisationsentwicklungsschritte, die eine Einrichtung machen muß, ganz besonders eine Einrichtung in kirchlicher Trägerschaft.

Meine beruflichen Anteile gehen der Frage nach, warum führt Kirche, warum gibt es in kirchlichen Gemeinden solche sozialen Einrichtungen, was veranlaßt die Kirche dazu, diese Aufgaben zu übernehmen, mit welcher Berechtigung? Warum kann Kirche das besser als andere Träger? Dieser Artikel will keine Antwort auf die Fragen geben, sondern den Weg zu einer Antwort zeigen.[1]

Sehen – Sammeln

Der Beginn meiner Anstellung als Heimleiter im Reginenhaus war von den Vorerfahrungen meiner ersten Stelle in der Altenarbeit geprägt worden. Dort hatte ich viele Erwartungen gar nicht abgeklärt, hatte ziemlich blauäugig die Stelle angetreten. Jetzt wollte ich im Reginenhaus darauf achten, daß es klare Vereinbarungen gibt und daß es auch möglich ist, konzeptionelle und bauliche Veränderungen durchzuführen. Ich hatte in der Kirchengemeinde St. Regina einen Träger gefunden, der das bewußt auch wollte. Es war klar, daß das Haus nur überleben konnte, wenn es einschneidende Veränderungen und konzeptionelle Neuorientierungen gab. Das Altenheim mußte ein Stück heraus geführt werden aus der Rolle des Armenhauses, hin zu einer kompetenten Pflegeeinrichtung wie es den heutigen Anforderungen entsprechen soll.

Die beste Öffentlichkeitsarbeit vollzieht sich über menschliche Kontakte.

Eine Vorstellungsrunde war nach meinem Dienstantritt sehr wichtig. Also habe ich mich bei den wichtigen Personen in der Gemeinde, den Kirchenvorstandsmitgliedern, Politikern, Firmeninhabern, Vereinsvorständen, aber auch bei den

[1] Dieser Beitrag ist das überarbeitete Manuskript des Vortrages vom 12.01.2000 anläßlich der Projektwoche Demenz an der Universität Witten/Herdecke.

Heimbewohnern, Mitarbeitern und Angehörigen vorgestellt.

Ich habe eine richtige Tingeltour durch Rhynern unternommen und viele Menschen im Heim aber auch außerhalb des Heimes besucht. Gleichzeitig war es mir wichtig mit den Ämtern Kontakt aufzunehmen, mit den Verantwortlichen in der Stadt, dem Sozialamt, dem Gesundheitsamt und natürlich auch mit den Kollegen, den Heimleitern in den anderen Altenheimen.

Ich wollte bei diesen Gesprächen deutlich machen, ich halte mit nichts hinterm Berg, man kann mit mir zusammenarbeiten, ich möchte etwas verändern und ich habe in den Gesprächen auch mitgeteilt was ich verändern möchte. Das hatte zur Folge, daß man mir ein Stück Vertrauen schenkte und mir Vertrauensvorschuß gewährte.

Mitwirkung, Mitbestimmung und Transparenz sind die stärksten Anreizfaktoren.

Ein zweiter Schritt in der Organisationsentwicklung war der Teamaufbau. Bei meiner Einstellung hatte ich von vornherein vereinbart, ich will diesen vielfältigen Anforderungen nicht alleine genügen, das kann man nur als Team gewährleisten. Um nach Innen und nach Außen, den Pflegenden und den anderen Mitarbeitern, eben allen, gerecht werden zu können, bildete sich ein Team, bestehend aus der Hauswirtschaftsleitung, der Pflegedienstleitung, der Verwaltungsleitung und mir als Heimleiter, zuständig für die konzeptionelle Entwicklung, Außenvertretung und den gruppenübergreifenden sozialen Dienst.

Eine zweite Struktur, die im Reginenhaus aufgebaut werden mußte, war eine Kommunikationsstruktur. Es gab keine Übergaben, keine Mitarbeitergespräche. Es mußte sichergestellt werden, daß alle Informationen an alle Stellen des Hauses gelangten. Alles was die Heimbewohner betraf, mußte den Mitarbeitern mitgeteilt werden. Es setzte eine große Transparenz voraus, ein Umdenken, daß viele Dinge angesprochen werden konnten, worüber man vorher nicht sprach. Vertrauensbildende Maßnahmen bei allen Beteiligten waren sehr wichtig.

Der dritte Schritt in dieser Organisationsentwicklung betraf die Einrichtung von Mitwirkungsorganen. Es gab noch keine Mitarbeitervertretung. Sie ist aufgebaut worden. Der Heimbeirat ist neu gewählt worden und inzwischen gibt es auch einen Angehörigenbeirat. Es sollte eine feste Tages- und Wochenstruktur entstehen, die den Bewohnern, vor allen Dingen den Demenzkranken, immer wiederkehrende Angebote bereitstellen sollte. Das schafft eben Heimat, weil das Vertrautheit mit sich bringt. So wurden regelmäßige Betreuungsangebote sichergestellt.

Eine soziale Einrichtung muß eine Einladungskultur pflegen, wenn sie nicht zu einem Ghetto werden will.

Im nächsten Schritt habe ich die Vereine und Gruppen im Stadtbezirk von A – Z besucht. Von der Seniorengemeinschaft, über Kolping, über die Altenstube. Ich war bei den Landfrauen, in der ev. Frauenhilfe. Eigentlich war ich bei allen Vereinen zu Gast und habe über diesen Veränderungsprozeß im Reginenhaus gesprochen.

Ein weiterer Schritt war, daß ich als Vertreter des Reginenhauses in Gremien und Arbeitsgruppen Mitglied wurde. Ich habe mich von der Arbeitsgemeinschaft der Hammer Altenheime in verschiedene Arbeitsgruppen schicken lassen: Der runde Tisch vom Gesundheitsamt und die Arbeitsgruppe gerontopsychiatrische Versorgung. Dann sollte eine Expertengruppe „Beschwerdestelle" aufgebaut werden, in der ich mitgearbeitet habe, wie auch im Arbeitskreis Qualitätssicherung vom „Runden Tisch". Natürlich habe ich dann begonnen, Besuchergruppen einzuladen. Allen, ob Parteien oder Frauengruppen, aber auch kommunalen Gruppen habe ich unser Haus gezeigt, habe gleichzeitig auf die Mißstände aufmerksam gemacht und wieder über unsere Veränderungsprozesse gesprochen. Ziel dieser Öffnung war es, Berührungsängste abzubauen und Gastfreundschaft und Transparenz zu dokumentieren, aber auch Erwartungen zu „sehen".

Die Mitarbeiter sind das größte Kapital einer sozialen Einrichtung.

Als dieser Einstiegsteil vorüber war, habe ich eine Mitarbeiterbefragung durchgeführt bei den Mitarbeitern des Hauses. Ich habe gefragt nach Werten und Intentionen für ihre Arbeit im Reginenhaus. *Ich habe erkannt, daß eine Einrichtung nur so gut sein kann wie die Summe der Intentionen und Motive ihrer Mitarbeiter.* Das bedeutet, daß die Werte und Intentionen der Mitarbeiter eine Einrichtung ausmachen und das Kapital einer Einrichtung sind.

Wenn das nicht viel ist, dann kann ich von Außen noch so viel predigen und verlangen, dann kann das Pflegeversicherungsgesetz, der Bischof, der Pfarrer, der gesamte Kirchenvorstand, von dem Haus erwarten was sie wollen; wenn das nicht den Werten der Mitarbeiter entspricht, dann ist das gar nichts. Denn die Werte und Intentionen bestimmen unser Handeln mit den alten Menschen. Meine Vorstellung war, nicht von Außen anzufangen, was ist das Reginenhaus, was soll es sein, sondern ich fange im Herzen der Einrichtung an, nämlich bei den Werten und Intentionen, beim Wertgefühl der einzelnen Mitarbeiter.

Die Frage nach den Werten und Intentionen waren natürlich versteckte Fragen innerhalb eines Fragebogens, der viele Fragen umfaßte, z.B. auch das berufliche Weiterkommen und die Zufriedenheit im Haus. Diese Intentionen habe ich dann anonymisiert und allen wieder vorgestellt. Es waren über 100 Antworten und es war sehr erstaunlich, welche Reaktionen bei den Mitarbeitern hervorgerufen wurden. Viele waren neugierig, welche Wertvorstellungen die Kollegen über eine gute Arbeit hatten und wie vielfältig diese waren. Diese Werte überhaupt kennenzulernen war ein Gewinn. Die Mitarbeiter sagten: *„Das haben wir uns noch nie gegenseitig mitgeteilt."*

Wir haben in der Zeit sehr häufig die Geschichte erzählt von den Bauarbeitern, die einen Dom bauen: Der eine behaut Steine, der zweite ebenfalls, der dritte auch und sie werden einzeln gefragt: *„Was tust du da?"* Der erste sagt: *„Ich verdiene Geld."* Der zweite sagt: *„Ich behaue einen Stein, das siehst du doch."* Der dritte sagt: *„Ich baue einen Dom"* und zeigt auf das Wachsen dieser Kathedrale.

Mit diesen drei Typen von Mitarbeitern hat es jede Einrichtung, jeder Arbeitgeber zu tun. Es gibt Mitarbeiter, die arbeiten für das Geldverdienen. Und das muß auch reell und legitim sein dürfen. Es gibt auch welche, die sagen, ich habe im Moment nichts anderes, ich mache die Arbeit die mir jetzt hier aufgetragen ist, das Steine-Behauen. Es gibt aber auch Mitarbeiter, die das Ganze sehen, die sagen, ich möchte an der Vollendung der Lebensgeschichte alter Menschen teilhaben.

Alle drei Mitarbeitergruppen müssen miteinander arbeiten können. Das gibt manchmal Spannungen und Reibereien. Der das „Ganze" möchte, der die Vollendung der Lebensgeschichte möchte, der ist auch bereit, eine halbe Stunde länger zu arbeiten. Er denkt ins Vorhinein, er überprüft und guckt, er denkt sich aus, was kann dem Bewohner für morgen schon wichtig sein, für übermorgen. Aber wir brauchen auch die anderen Typen. Die sind ebenfalls nötig für unser Haus. Und sie sind Realität. Natürlich hat die Atmosphäre, das Miteinander Einfluß auf die Größe dieser drei verschiedenen Gruppen.

Wir haben diese anonymisierten Werte den Mitarbeitern vorgestellt und jeder durfte aus diesen vielen Antworten die wichtigsten zehn heraussuchen. Und diese zehn haben wir dann wieder allen vorgestellt. So erhielten wir einen Wertkonsens. Die wichtigsten hatten wir von den unwichtigeren getrennt. Über diese Arbeit wie über alle vorangegangenen Schritte, ganz klar, erfolgte eine Pressearbeit.

Bei den Mitarbeitern haben wir das Bewußtsein geschärft: Dieser Wertkonsens, das macht uns als Reginenhaus aus. Das sind wir. Und nichts anderes.

Nicht die alte „Bruchbude“ in der wir arbeiten, nicht die schlechten Bäder, die furchtbaren sanitären Anlagen, sondern wir sind das, was wir als Wertkonsens erarbeitet haben, das stellen wir dar. Inzwischen ist diese alte „Bruchbude“ abgerissen worden und durch ein neues, zweckmäßiges, modernes Haus ersetzt worden.

Beraten – Urteilen

Wir haben uns natürlich weiter gefragt: Wenn wir das sind, was dieser Wertkonsens sagt, was ist dann in Zukunft unser Weg? Wo wollen wir als Einrichtung hin?

Eine Konzeption kann nur gelingen, wenn sie einen Prozess wiederspiegelt, an dem wirklich alle beteiligt sind, die am Auftrag der Einrichtung partizipieren.

Und da war eben der Zeitpunkt gekommen, wo wir eine Unternehmensberatung beauftragt haben. Gemeinsam mit den ehrenamtlichen Mitarbeitern, den Vorsitzenden der Caritaskonferenz, den Kirchenvorstandsmitgliedern, auch außenstehenden Beobachtern, haben wir nun mit Hilfe der Unternehmensberatung auf der Grundlage des Wertkonsenses ein Leitbild entwickelt. Ich habe in der Situation gerne die Leitung abgegeben an die Unternehmensberatung. Diese sollte dem Konflikt zwischen den Interessen der Mitarbeiter und den Interessen der Heimleitung vorbeugen. An diesem Workshop zur Erarbeitung unseres Leitbildes, haben sich z.B. auch Bewohner in den Arbeitsgruppen beteiligt. Manchmal wurden sie müde, haben sich zurückgezogen, aber sie sind dann auch wiedergekommen. Das fertige Leitbild wurde zur Grundlage für eine Dienstvereinbarung in Absprache mit der MAV. Das Leitbild sollte für unsere Einrichtung Weg und Ziel zugleich sein, danach sollte in Zukunft gearbeitet werden. Das Leitbild wurde in regelmäßigen Trendbewertungen von allen verschiedenen Gruppen, den Ehrenamtlichen, den Heimbewohnern, den Angehörigen und unseren Mitarbeitern nach dem Schulnotensystem bewertet.

Ein Leitbild darf niemals nur die Situation widerspiegeln, sondern muss Zukunftsperspektiven und Visionen beinhalten.

So haben wir als Leitungsteam des Hauses sehr schnell ein Steuerungsinstrument zur Hand gehabt. Das hat uns z.B. bei einer Benotung der Leitsätze mit einer Drei oder einer Vier ermöglicht, diese schwierigen Situationen mit Hilfe von Supervision und Fortbildung zu bearbeiten.

Diese regelmäßigen Trendbewertungen waren natürlich sehr umständlich und aufwendig. Wir haben sehr schnell gemerkt, daß die Zusammenarbeit schlecht bewertet wurde. An zweiter Stelle der schlechten Benotungen stand die Dementenpflege. Als Ergebnis dieser Bewertungen haben wir für die Mitarbeiter z.B. Supervision und Fortbildungen in Integrativer Validation angeboten. So konnten Konflikte im Miteinander geklärt werden. Im weiteren Verlauf der Prozeßentwicklung wollten wir eine stärkere Absicherung und Umsetzung des Leitbildes durch eine feste Betriebsstruktur. Diese Trendbenotungen oder -bewertungen waren einfach zu unsicher. Wir entschieden uns, eine Pflegesystemimplementierung vorzunehmen. Es gibt feste Betriebsstrukturen für Altenheime und über 150 verschiedene Organisationssysteme für Einrichtungen, die festigen und sichern, wie in den Häusern gearbeitet wird.

Wir haben dann einen Fortbildner gewinnen können, der uns in vier Wochen innerbetrieblicher Fortbildung folgende Inhalte vermittelt hat:

- Das Pflegeversicherungsgesetz,
- Ganzheitlichkeit, wie jeder von uns gepflegt werden möchte,
- Vorstellung von Pflegemodellen und Pflegesystemen (hier haben wir allerdings eine Vorauswahl getroffen),
- Vorstellung des Pflegesystems von Frau Prof. Krohwinkel.

Beschließen – Handeln

Was beeindruckt, ist das Management, die persönliche Ausstrahlung, die Vielseitigkeit, die Offenheit einer Einrichtung, die Bereitschaft zur Partizipation, die ganzheitliche Angebotsstruktur, die Infrastruktur.

In der dritten Woche fiel die Entscheidung, wieder unter Mitwirkung aller schon erwähnter Gruppen, unsere Arbeit zukünftig nach dem Pflegesystem von Frau Krohwinkel zu organisieren. Über diesen Prozeßschritt haben wir natürlich wieder Öffentlichkeitsarbeit initiiert und unsere Beziehungsarbeit nach Außen weiter unterstützt und ausgebaut.

Inzwischen kauften und entwickelten wir eine EDV-gestützte Pflegedokumentation (Computer, Lesestifte). Dadurch war es uns möglich die erbrachten Leistungen bewohnerbezogen zu erfassen, als auch den Pflegeprozeß darzustellen. Dabei war es uns sehr wichtig, im Sinne von Frau Krohwinkel nicht immer die Defizite aufzuführen, sondern von dem auszugehen, was ein Bewohner noch kann und danach die Pflegeplanung auszurichten.

Die Implementierung dieses Pflegesystems dauert noch bis heute an. Zur Zeit legen wir die hauswirtschaftlichen Standards, also die einzelnen Module in den Arbeitsabläufen des Hauses und die Verfahrensanweisungen für die Qualitätsüberprüfung fest. Für die Überprüfung der Pflegestandards haben wir einen Qualitätszirkel gegründet, in dem auch ehrenamtliche Mitarbeiter mitwirken, die von unserem Fortbildner auf diese Aufgabe vorbereitet wurden.

Parallel zur Implementierung haben wir natürlich auch unsere baulichen Veränderungen vorangetrieben. Es war erst nur eine Modernisierung und Erweiterung geplant. Aber wir haben es geschafft, daß der Landschaftsverband sich für einen Ersatzneubau entschieden hat. Diese Entwicklung war ein langer, auch politischer Kampf. Daß wir in der Stadt Hamm auch Anerkennung fanden und trotz des Konkurrenzkampfes sogar vor den anderen die Bedarfsbestätigung bekamen und in die Prioritätenliste des Landschaftsverbandes aufgenommen wurden, lag nicht zuletzt an der Öffentlichkeitsarbeit über unsere Konzeptentwicklung.

Wir haben, wie gesagt, den Ersatzneubau genehmigt bekommen und der erste Bauabschnitt ist fertig. Für die Bewohner ist es um vieles besser geworden, für sie fehlen nur noch die Aufenthaltsräume. Für uns Mitarbeiter ist es nicht viel besser geworden, weil wir natürlich noch keine geeigneten Arbeitsräume, z.B. für die Pflegedokumentation haben. Das wird alles im zweiten Bauabschnitt fertiggestellt werden. Wir bekommen dann zu den 51 Heimplätzen zusätzlich fünfzehn vollstationäre Plätze dazu plus fünf eingestreute Kurzzeitpflegeplätze und sechs Tagespflegeplätze im Erdgeschoß des zweiten Bauabschnitts. Nebenan haben wir sechs heimverbundene Seniorenwohnungen gebaut, die wir zur Zeit als Übergangswohnungen für unsere Heimbewohner nutzen.

Nach zwei Jahren Pflegesystemimplementierung haben wir eine Überprüfung der Entscheidung durchgeführt und Frau Prof. Krohwinkel selbst eingeladen und mit ihr in einer innerbetrieblichen Fortbildung sehr interessante und intensive Tage verbracht. Sie hat auf das Reginenhaus einen starken Einfluß ausgeübt, war ein bestärkender Impuls für uns und sehr wohltuend.

Rückblickend betrachtet bin ich jetzt, nachdem wir Frau Krohwinkel persönlich kennengelernt haben, ganz besonders froh, daß wir uns für ihr Pflegesystem entschieden haben. Sie entspricht zutiefst unserem christlichen Gedankengut, nämlich das Gute im Menschen zu fördern und nicht immer auf die Defizite zu schauen, sondern die vorhandenen Fähigkeiten zu sehen.

Ein Prozeß der Veränderung ausgehend von den Intentionen der Mitarbeiter wird zur Demokratisierung der Einrichtung führen, wenn in allen Schritten eine hohe Transparenz hergestellt wird.

Inzwischen haben wir uns entschlossen einen Qualitätszirkel für die Dementenpflege zu installieren. Wir haben zwanzig Mitarbeiter, zehn ehrenamtliche und zehn hauptamtliche, zum sogenannten DCM-Verfahren (Dementia Care Mapping) ausgebildet. Das ist eine Überprüfungsmöglichkeit der Dementenpflege, entwickelt an der Universität Bradford, und basiert auf Beobachtungskriterien. Es sind also ehrenamtliche wie hauptamtliche Mitarbeiter, die die Pflege, den Kontakt, das Beziehungsgeschehen zu den Demenzkranken überprüfen und bewerten und anschließend in einem Feed-back- Gespräch mit den Bezugspflegekräften deutlich machen, wann der Bewohner sich wohl gefühlt hat, was ihm gut tat. Von diesem Gespräch ausgehend soll eine Veränderung in der Pflegeplanung vorgenommen werden. Die Ergebnisse sollen Verbesserungen bringen in der Dementenpflege aber auch im Fortbildungsangebot für die Mitarbeiter. Wir wissen durch das Dementia-Care-Mapping, in welchen Bereichen unsere Mitarbeiter Defizite haben. Deshalb bieten wir weiterhin ein dreigliedriges Angebot in Integrativer Validation, Nonverbaler Kommunikation mit Demenzkranken, sowie Basaler Stimulation und Kinästhetik an.

Zufriedene ehrenamtliche Mitarbeiter sind die besten Multiplikatoren.

Bei uns im Reginenhaus ist es so, daß wir die ehrenamtlichen Mitarbeiter wie hauptamtliche behandeln, nur das wir sie nicht bezahlen können. Bezogen auf die Fortbildung und die Arbeitsplatzbestimmung soll sich jeder Ehrenamtliche aussuchen dürfen was er tun möchte und soll dafür auch ausgebildet werden. Das bedeutet, daß alle genannten Fortbildungsangebote für alle Mitarbeiter gleichermaßen gelten. Unser Haus wird mittlerweile von ca. 80 ehrenamtlichen Mitarbeitern unterstützt; die Tätigkeitsbereiche strukturieren sich in Besuchsdienste, Betreuungsangebote und der Qualitätssicherung. Jeder Bereich hat eine/n eigene/n Sprecher/in.

Vor eineinhalb Jahren haben wir auch einen Förderverein gegründet. In diesem Förderverein sind unsere ehrenamtliche Mitarbeiter beitragsfreie Mitglieder. Sie können also mitbestimmen, wofür das Geld ausgegeben wird, können Vorschläge einbringen, müssen aber keinen Beitrag bezahlen. Das war für mich das geringste Entgegenkommen für die Mitarbeit. Ich würde viel lieber sehen, daß man durch ehrenamtliche Mitarbeit Rentenansprüche erwirbt oder andere Vergünstigungen bekommt. Aber das ist im politischen System eben noch nicht möglich.

In Zusammenarbeit mit der Caritas-Konferenz gibt es inzwischen auch einen Kreis pflegender Angehöriger. Ich denke, es ist wichtig, wenn man Bewohner aus Platzmangel nicht aufnehmen kann, daß man sich weiter für sie interessiert und sie begleitet, gemeinsam Sorge trägt auch für die Belastung der pflegenden Angehörigen.

Die originäre Grundaufgabe einer sozialen Einrichtung allein reicht nicht aus, die öffentliche Meinung positiv zu beeinflussen.

Als weitere Perspektive planen wir ein Fachteam für PR-Arbeit zu engagieren. Dieses soll uns beratend zur Seite stehen und mit uns gemeinsam, von einer Logo-Entwicklung, über Prospekte, über Öffentlichkeitsarbeit ein Gesamtpaket für eine vernünftige Öffentlichkeitsarbeit unseres Hauses erstellen.

Weiter haben wir Kontakt mit der Universität Münster aufgenommen. Dort gibt es ein Institut, das uns behilflich sein soll in der Kostenrechnung all unserer Leistungen. Sie wissen, daß wir vor der Pflegeversicherung dachten: Wir arbeiten und hinterher schauen wir, was es kostet. Und wenn wir nicht auskommen, dann jammern wir und klagen und bekommen noch einen Aufschlag auf den Tagessatz und dann ist es gut. Das ist durch die Pflegeversicherung nicht mehr möglich. Wir müssen prospektiv ins Vorhinein sagen was unsere Leistungen kosten. Das sind wir sozialen Einrichtungen in kirchlicher Trägerschaft nicht gewohnt. Wir schämen uns, das zu sagen. Aber wir müssen es tun. Wir müssen betriebswirtschaftlich handeln. Und deshalb möchten wir gerne eine Beratung in Anspruch nehmen, die uns hilft, vorsorgend, prospektiv, unsere Kosten zu errechnen. Ich möchte entsprechend unserer Prozeßentwicklung jeden Mitarbeiter mit einbeziehen.

Ein weiteres aktuelles Vorhaben ist die Teilnahme an einem Kurs für die Erstellung eines gerontopsychiatrischen Konzeptes. Sie wissen, daß gerontopsychiatrisch veränderte Bewohner in der Pflegeversicherung bei der Einstufung immer noch nicht würdigend genug beachtet werden. Wir möchten gern mit Hilfe eines Konzeptes an die Pflegekasse treten und vermitteln: Das tun wir und das möchten wir auch bezahlt bekommen.

Eine Zwischenbilanz

Rückblickend kann ich sagen, daß wir in den vergangenen fünf Jahren viel erreicht haben. Welche Veränderungen bzw. Verbesserungen sind nun durch diesen Prozeßweg entstanden?

- wir haben so gut wie keine Mitarbeiterfluktuation;
- durch uns als Hausgemeinschaft haben die Bewohner ein stärkeres Gemeinschaftserleben. Vor Jahren saßen Bewohner drei Stunden lang nebeneinander und sprachen kein Wort miteinander. Dies hat sich gewandelt und verändert. Unser Leitbild war die Ursache. Daß wir vorwiegend aus dem Stadtbezirk aufnehmen, wirkt sich auf die Heimbewohner positiv aus. Viele Bewohner kennen sich schon seit langer Zeit oder von früher. Es gibt Bewohner, die sogar schon zusammen im Kindergarten waren;
- wir haben kaum Bewohner mit Weglauftendenz;
- es gibt wenig Aggressionen und kaum Gewaltbereitschaft;
- das Reginenhaus hat inzwischen eine hohe Meinung in der Öffentlichkeit, das wird über die vielen ehrenamtlichen Mitarbeiter sichtbar;
- das Reginenhaus ist vom Armenhaus zu einer kompetenten sozialen Einrichtung der Altenpflege verwandelt worden.

Der Berufsalltag bietet jedoch noch genug Schwachstellen; Erfahrungen, die man braucht, um nicht die Hände in den Schoß zu legen, um weiter zu arbeiten, Perspektiven, Ziele zu haben. Unsere weiteren Perspektiven sind die geplante Tagespflegeeinrichtung, die Kurzzeitpflege und das Servicewohnen in den Seniorenwohnungen.

Zukunftsvisionen

Wir möchten gerne, nach der Fertigstellung des Ersatzneubaus, mit Senioren und interessierten Multiplikatoren der Altenarbeit zusammenarbeiten im Sinne einer „Akademie für das Leben“. Wir möchten im Rahmen dieser Akademie das Know-how unserer Einrichtung in die Öffentlichkeit transportieren, z.B. Ernährungsberatung, spezielle Pflegetips, Coronar-Sport, Stoma-Beratung, Seniorenreisen, Wohnanpassung und Seniorenberatung. Wir möchten in Bildungsveranstaltungen Menschen erreichen, die älter werden, dazu gehören wir alle. Das übergeordnete Motto der Gesprächskreise soll lauten: *„Wie kann ich mein Leben sinnvoll gestalten im Alter, wie möchte ich leben wenn ich älter bin, wie möchte ich gepflegt werden, wenn ich alt bin?“* Dieses Angebot soll nicht nur für den Stadtbezirk Rhynern, sondern ausnahmsweise über die Grenzen hinaus offen sein.

Das Fernziel dieser „Akademie für das Leben“ soll sein, daß wir Menschen ermutigen möchten, über ihr Alter nachzudenken. Sie anzuregen, Kontakte zu knüpfen mit Menschen, die bereit sind sich dem Thema Alter zu stellen, die Lust haben, etwas Neues zu versuchen und sie zu begleiten, alternative Wohnformen und Wohnprojekte zu planen und auszuprobieren. Wir haben erkannt: Das Altenheim, wie wir es jetzt bauen, ist sicherlich nicht für alle Zukunft das adäquate Mittel, um im Alter zu leben. Immer bevorzugter ist das sogenannte Betreute Wohnen, die Seniorenwohnungen oder das Service-Wohnen. Das sind eigentlich eher Wohnformen der Zukunft bis hin zu Wohnprojekten, wo sich Menschen, die sich als Freundeskreis gefunden haben, zusammentun und sagen: So möchten wir im Alter zusammen leben und wir wollen das jetzt realisieren. Auf dem Weg dorthin möchten wir mit unserem Know-how als Einrichtung helfen und begleiten.

Es ist nicht unser Bestreben, uns beständig zu vergrößern und in immer mehr „Betten“ zu investieren. Wir glauben, daß irgendwann auch unser Altenheim ein Auslaufmodell sein wird. Vielleicht notwendig für schwere Pflege, vielleicht für Sterbende. Es wird immer wichtig sein, daß es solche Häuser wie das Reginenhaus gibt. Aber das Gros der älter werdenden Menschen möchte im Alter anders leben.

Was hat mein Beitrag über Demenzkranke in stationären Einrichtungen damit zu tun? Ich denke es ist wichtig, daß demenzkranke alte Menschen in einer geordneten Struktur leben, die von außen wohlwollend betrachtet wird. Das ist unser Ziel. Daß demenzkranke alte Menschen im kirchlichen Raum Heimat finden, daß sie dort aufgehoben sind und daß wir ortsnah anbieten. Das ist etwas sehr Schönes, wenn man weiß, im Alter, da gibt es einen Ort, da am Reginenplatz, um die Kirche herum, da werde ich mal sein, und da werde ich gepflegt werden. Das schafft Sicherheit und Vertrauen und ich denke, das ist Aufgabe der Kirche.

Demenz – „Aspekte der Pflege“

Irmgard Göschel

Ich möchte mit zwei erlebten Situationen aus dem ambulanten und stationären Bereich mein Referat[1] beginnen.

Das Familiensilber ist gestohlen!

Wilhelm sucht seit Tagen die Schubladen in der Küche und im Esszimmer ab, jedoch ohne Erfolg. Das Familiensilberbesteck ist nicht auffindbar. Der Tisch wird deshalb mit den alten Löffeln und Gabeln gedeckt, die Lenchen früher zum Kochen benutzte. Lenchen ist eine Alzheimerkranke, senil, dement, macht Unsinn, will immer nach Hause zu ihrer Mutter in Bad Münder am Deister. Sie erkennt die jetzige Wohnung, in der sie mit ihrem Mann seit 32 Jahren wohnt, nicht als ihr zu Hause an. Mit viel Phantasie muss Wilhelm versuchen, sie am Weglaufen zu hindern. „Das kostet Kraft, von morgens bis abends und auch nachts, wenn Lenchen wach wird,“ sagt Wilhelm. Wegen der Leute und Kinder will er sie bei sich behalten, solange es geht. - Aber wie lange noch? -

Lenchen und Wilhelm haben sehr viele Jahre Tanzturniere mitgemacht, deshalb legt er oft Hugo Strassers Platten mit Tango, Walzer und Cha Cha Cha - Musik auf. Die Musik wirkt oft Wunder, Lenchen dreht sich im Takt. Jeden Dienstag hatte Wilhelm eine Haushaltshilfe und gleichzeitig war der Waschtag eingeplant. Die Wäsche sortiert er gemeinsam mit Lenchen und füllt diese in die Maschine. Das Waschpulver rein und los ... Aber es funktioniert nicht, denn in den beiden Waschpulverschubfächern liegt fein und sorgfältig sortiert das Familiensilber.

Inzwischen lebt Lenchen aufgrund einer rasch fortschreitenden Symptomatik im Pflegeheim. Aus pflegetechnischen Gründen hat man Lenchen die langen Haare abgeschnitten, die sie auf Tanzveranstaltungen als edlen Knoten getragen hat. Wegen der motorischen Unruhe sitzt sie nun vorwiegend im Hochlehnersessel mit Fixiertischchen. Da sie sich beim Essen angeblich immer verschluckt, wurde ihr eine breiige Kost verordnet.

[1] Dieser Beitrag ist das überarbeitete Manuskript des Vortrages vom 12.01.2000 anläßlich der Projektwoche Demenz an der Universität Witten/Herdecke.

Wilhelm ist schwer an Krebs erkrankt und ich hoffe, dass meine Bekannte Lenchen M. durch die Krankheit beschützt wird, damit sie ihr Elend nicht bewusst erfasst.

Stationäre Situation: der Frankfurter Vorort „Rödelheim“

Frau M. lebt in einer Pflegeabteilung in einem Frankfurter Altenheim. 120 m lange gerade Flure – schrecklich, ohne Nischen und Rückzugsmöglichkeiten. Der einzige Vorteil gilt dem Personal: Totaler Überblick, um die Aktivitäten der Dementen zu beobachten. Frau M. bewegt sich mit einem Rollator über den Gang. Sie ist allen bestens bekannt, da ein Dauerbrenner-Satz „Frollein, wo geht es hier nach Rödelheim?“ ihr den Spitznamen „Frollein“ beschert hat. Frau M. spricht jeden mit diesem Satz an. Die Antworten der Befragten sind teils beruhigend: „Gleich wird es dunkel, sie sollten heute nicht mehr nach Rödelheim fahren“ und „Ich könnte sie morgen evtl. mitnehmen.“

Oder aber nichts als Ausreden, alle wollen die Dementen mit Ausreden beruhigen, um selber ihre Ruhe zu haben. Oder ist es auch Hilflosigkeit von den Befragten? Ich wurde am Tag, als ich eine Arbeitsanalyse erstellte, ebenfalls von Frau M. befragt. Meine Antwort war: „Es tut mir leid, ich weiß nicht wo Rödelheim ist, ich komme aus Dortmund.“ Meine Antwort genügte ihr offensichtlich, denn sie ließ mich kommentarlos stehen. Noch ca. eine Stunde hörte ich die Frau über den Flur wandern, bis sie erneut bei mir stehen blieb und fragte: „Frollein, wo geht es hier nach Rödelheim?“ Antwort: „Es tut mir leid, ich weiß nicht wo Rödelheim ist, ich komme aus Dortmund.“ Fr. M. erwiderte sehr spontan und energisch: „Das hast Du vorhin schon gesagt, dass Du aus Dortmund bist. Du musst nicht alles zweimal sagen!“

Da fragt sich jeder, „wo fängt Demenz an, wo hört sie auf?“ Egal: Verhalte Dich so, als sei der Kranke normal. Nimm ihn immer ernst.

Wer kennt nicht die vielen Demenzkranken, die auf den Fluren der Pflegeabteilungen ratlos, unruhig, hilflos, auch schreiend den Alltag stören? Sie gelten als aggressiv, streitsüchtig, enthemmt. Die Akzeptanz der orientierten Bewohner ist sehr niedrig, man lehnt diese Kranken ab, verjagt sie, maßregelt sie und will sie am liebsten in die Verrücktenanstalt verlegen. Da gilt es für das Pflegepersonal, Betreuungsformen zu schaffen, die dem Kranken das Leben noch lebenswert gestalten.

Wenn das Gedächtnis weniger wird

Bei dieser Erkrankung gehen Zellen des Gehirns zugrunde; das hirnorganische Psychosyndrom tobt in dem Teil des Gehirns, wo unser Juwel „Menschsein“ angesiedelt ist. Wollen wir den Kranken verstehen, müssen wir uns Wissen über die Krankheitsentwicklung, die Stadien und Symptome, aber auch über die Biographie aneignen.

Betreuung in den Familien

In Dortmund habe ich vor ca. acht Jahren die „Alzheimer-Selbsthilfe-Gruppe“ für pflegende Angehörige ins Leben gerufen. Die betroffenen Familien haben die Möglichkeit, jeden Dienstleistungsdonnerstag ihre Kranken in eine Altenbegegnungsstätte zu bringen, damit sie an einem Nachmittag in der Woche frei haben. Dies ist natürlich nur der kleinste Tropfen auf den heißen Stein. Alle 14 Tage trifft sich abends eine Selbsthilfegruppe, um Alltagsprobleme zu bereden. Durch die Angehörigen erfahre ich, wie groß die Pflege- und Betreuungsprobleme in der Familie sind. Ich kann diese Angehörigen gut verstehen, wenn sie verzweifelt, wütend, hilflos und isoliert mit dem Kranken 24 Stunden zu Hause sitzen.

Welche Hilfen sind notwendig?

Die Pflegenden benötigen Hintergrundwissen über die Krankheit, um die Verhaltensweisen der Kranken nicht als Boshaftigkeit, Aggressivität und Schikane zu bewerten:

- Sie brauchen Informationen über die Wirkung und Nebenwirkung von Medikamenten.
- Sie müssen Selbsthilfegruppen aufsuchen, um ihre Erlebnisse mit anderen besprechen zu können.
- Sie müssen lernen, sich selber zu schützen, damit das eigene Verhalten und Reagieren nicht zu viel Kraft und Nerven kosten.
- Es hilft den Angehörigen über Validation (annehmen, akzeptieren, ernstnehmen) mit dem Kranken zu kommunizieren.

Ich kann sehr gut verstehen, wenn die Endstation „Einweisung ins Pflegeheim“ heißt.

Stationäre Betreuung

Am 22.08.1983 habe ich als Heimleiterin eines kommunalen Pflegeheims eine provisorische Betreuung für demente Bewohner aufgebaut. Es handelte sich um die Station 5. Eine Pionierarbeit, die 1990 mit dem 1. Altenpflegepreis belohnt wurde.

Die Station 5 zeichnete sich besonders dadurch aus, dass sie mit einfachsten Mitteln entstanden ist. Es gab eine Tagesbetreuung von 7.00 - 20.30 Uhr an sieben Tagen in der Woche, einen Gruppenraum in einer ehemaligen Kirche. Sie ist für die Betreuung der schwierigen Dementen eingerichtet worden, die auf den Stationen eine zusätzliche Belastung bedeuteten. Es gab dafür kein zusätzliches Personal, sondern wurde durch Umgestaltung der Arbeitsorganisation von den Stationen bereitgestellt.

Auf den Stationen haben sich in den letzten dreizehn Jahren sehr gute andere Betreuungsmodelle entwickelt. Es gibt z.B. kleine und große zentrale Gruppen und homogene, geschlossene Abteilungen usw.

Das Personal wurde besonders in einer gerontopsychiatrischen Fachausbildung ausgebildet und eingestellt. Die Pflegeversicherung stellt in ihrer jetzigen Form einen Einbruch in die bisher entwickelten Betreuungskonzepte dar, da in ihrer Begutachtung die Demenz nicht berücksichtigt wird. Dementierende leiden in der Regel nicht primär unter Symptomen und Einschränkungen in den vier Kategorien Waschen und Kleiden, Bewegen, Essen und Trinken und Ausscheiden. Die Folge sind Wut und Zorn beim Personal. Betreuer werden entlassen und aus Trotz werden Betreuungsformen wieder begraben und der Demente versteht die Welt nicht mehr.

So darf es nicht weitergehen!

Jetzt ist es wieder einmal Zeit, wie 1983, über das vorhandene Personal und deren Zeitkontingent nachzudenken, wie man die Dementen trotz ungünstiger Einstufung im Pflege- und Betreuungsalltag begleiten kann. Der hirnleistungsgestörte alte Mensch braucht einen „guardian angel" über 24 Stunden. Dies erinnert an die kontinuierliche Begleitung von Kleinstkindern. Hier gilt es das Personal zu motivieren, Bewusstsein für die Krankheit zu schaffen und Mut zu machen. Der Mitarbeiter muss erleben, dass Umgang mit Altersverwirrten erfolgreich sein kann. Innerhalb der Abteilungsabläufe ist das Leben für senil-demente Menschen außergewöhnlich schwierig, da orientierte Bewohner keine Akzeptanz für diese Krankheit aufbringen können oder wollen.

Grundsatzüberlegungen beim Aufbau von aktivierenden gerontopsychiatrischen Tagesgruppen in Pflegeeinrichtungen

Ich erlaube mir, die Ergebnisse langjähriger Dementenbetreuung an den Anfang zu stellen. Es ist uns trotz kontinuierlicher Betreuung nicht gelungen, die schreckliche Krankheit aufzuhalten, aber die kontinuierliche Zuwendung hat es möglich gemacht, Psychopharmaka auf ein Minimum zu reduzieren, Fixiergurte wegzuwerfen und Schlafmittel überflüssig werden zu lassen durch eine aktive Tagesablaufgestaltung und einer daduch garantierten Durchschlafphase in der Nacht. Verschlossene Türen konnten geöffnet werden.

Im Folgenden nenne ich einige Kriterien, die bei der Vorplanung zu beachten sind.

Das Raumprogramm

Für eine adäquate Betreuung benötigt man Gruppenräume von ausreichender Größe mit guter Beleuchtung und Belüftung. Die Toilettenanlagen sollten sich in der Nähe befinden. Es ist sinnvoll über den Zugang zu einer Gartenanlage zu verfügen, um dem Bedürfnis nach ausreichender Bewegung und frischer Luft gerecht werden zu können. Bei schlechtem Wetter sollten geeignete Flurbereiche für Bewegungsmöglichkeiten vorhanden sein.

Die Raumausstattung

Die Minimalanforderungen für eine Raumausstattung sollte eine Küchenzeile ohne Spülmaschine, jedoch mit einer Doppelspüle beinhalten, sowie Schränke zur Unterbringung von Materialien. Es ist gut, wenn die Tische eine robuste Arbeitsplatte aufweisen und die Stühle bequem und altengerecht sind, damit man an ihnen das Essen vorbereiten oder sich beschäftigen kann. Das Vorhandensein von Radio, Plattenspieler, Kassettenrecorder oder Fernseher bietet mehrere Optionen für eine Tagesgestaltung.

Die Gruppengröße

Die Größe der Gruppen sollte 20 - 25 Bewohner nicht überschreiten.

Grundsätzliche Betreuungsprinzipien

Jegliche Betreuung dementer alter Menschen muss sich davor hüten, zu einer Überversorgung zu werden, die letztendlich in einer körperlichen Entmündigung endet. Leitgedanke muss die Förderung nicht vorhandener geistiger und körperlicher Fähigkeiten aus dem Langzeitgedächtnis sein. Beispiele dafür sind die Ausführung von hauswirtschaftlichen Tätigkeiten, tägliches „aus der Zeitung vorlesen", Tagesdatum und Uhrzeit benennen und das Wetter schildern.

Pflegeangebote müssen sich an den noch vorhandenen Restfähigkeiten des einzelnen Bewohners orientieren und zu einem lebenspraktischen Training führen, wie Körperpflege, Ankleiden, Kontinenztraining.

Bei allen Mahlzeiten, die in der Gruppe eingenommen werden, muss die Selbständigkeit beim Schmieren von Broten, Auffüllen von Speisen, Schneiden von Fleisch, Essen mit Messer und Gabel, sowie die Einnahme von Getränken geübt und gefördert werden. Auch die Herstellung von Mahlzeiten für die Gruppe in Verbindung mit hauswirtschaftlichen Tätigkeiten, wie Gemüse putzen, kochen, backen gehört mit zur Anregung der geistigen und körperlichen Fähigkeit.

Tagesabläufe

Vor Beginn der Gruppeneröffnung sollte sich das Team über die Tagesstruktur Gedanken machen, das Grobraster beinhaltet das Einnehmen der Mahlzeiten. Unter intensiver Beobachtung der Kranken mit ihren Restfähigkeiten wird der Tag allmählich mit anderen Aktivitäten gefüllt.

Weitere therapeutische Angebote

In Anlehnung an einen Wochenplan werden weitere therapeutische Angebote einen sinnvollen Einsatz finden. Die Anwendung einfacher Werktechniken, die nicht den Anspruch einer qualifizierten Beschäftigungstherapie haben, wie schneiden, reißen, kleben, malen, Umgang mit Modellier- und Knetmasse dienen der Förderung der Feinmotorik. Die Anfertigung von Raumschmuck lässt teilhaben an der Vorbereitung von Festen, die jahreszeitlich bedingt auch die zeitliche Orientierung fördern. Bewegungsübungen in Form von gezielter Gymnastik, Tänzen, Sitztänzen, die durch ihre spielerische Rhythmik der Sensibilisierung der Sinnesorgane und der Körperwahrnehmung dienen. Durch Liederraten, Singen und Musizieren mit Orff'schen Instrumenten werden das Altgedächtnis angesprochen und gefördert. Kreis- und andere Gruppenspiele dienen der Lebensfreude und steigern die sozialen Kontakte. Rate-, Schreib- und Tischspiele, der Umgang mit Zahlen und Bleistift fördern die Sprache und das Verständnis für die nächste Umgebung.

Gespräche mit aktuellen Bezügen, wie Themen aus der Tageszeitung, jahreszeitliche und örtliche Gegebenheiten sollen zur zeitlichen und örtlichen Orientierung beitragen. Die Wochenpläne helfen den Pflege- und Betreuungsmitarbeitern sich für den Umgang mit Altersverwirrten gut und entsprechend vorzubereiten.

Medizinische Ziele

Sie seien hier nur in aller Kürze genannt. Zu erwähnen sind die Reduzierung oder der Abbau von Psychopharmaka und Schlafmitteln, die Erhöhung der Flüssigkeitszufuhr, die Verbesserung von Sensibilität und Motorik, die Steigerung der Kreislaufstabilität durch Kneipp´sche Anwendungen und das Toilettentraining für inkontinente Bewohner.

Personelle Erstbesetzung

Mitarbeiter sollen sich freiwillig nach ihren eigenen Fähigkeiten für die Betreuungsgruppe entscheiden. Langfristig angestellte Beziehungstherapeuten, wie examinierte Altenpflegerinnen, Krankenschwestern sollten auf dem Dienstplan stehen. Ich bin jedoch der Meinung und kann dies aus der Erfahrung bestätigen, dass jeder freiwillige Helfer auch ohne Ausbildung in der Lage ist, sich mit diesen Kranken auseinander zusetzen, wenn er von seinem Bewusstsein Bereitschaft dazu zeigt.

Fortbildung und Supervision

Regelmäßige externe und hausinterne Fortbildungen mit entsprechenden Themen erscheinen notwendig. Regelmäßige Supervision mit dem gesamten Team erleichtert die Arbeit.

Angehörigenarbeit

Die Bildung eines Angehörigenbeirates, der Besuch und die Beteiligung der Angehörigen in der Gruppe ist wichtig, notwendig und erwünscht.

Betreuungszeit

Meine Erfahrung hat gezeigt, dass nicht alle Versuche in der Betreuung dementer Bewohner erfolgreich sind. Ich habe drei Vorversuche ausprobiert.

Der erste Versuch bestand aus einer integrativen Betreuung auf den Wohnbereichen, der zweite umfasste die Verlegung aller Dementen auf zwei Etagen im Heim. Erst die dritte Variante, der Aufbau einer Betreuungsgruppe separat, außerhalb der Wohnbereiche an 365 Tagen von 7.00 – 20.30 Uhr, konnte durch die kontinuierliche Betreuung Zufriedenheit für die orientierten Bewohner, Mitarbeiter, Angehörigen und die Dementen erreichen.

Leistungsvergleich vollstationäre Versorgung Demenzkranker (LVVD)

Peter Dürrmann

Einleitung

In der öffentlichen Auseinandersetzung um den Versorgungsaufwand von Demenzkranken finden sich zunehmend Stellungnahmen und Forderungen, die zum Teil erheblich voneinander differieren und geeignet erscheinen, eine sachgemäße Lösung des Problems auf politischer Ebene zu erschweren. Worauf stützen sich Zahlen von 80 % Demenzkranken in Pflegeeinrichtungen, für die Leistungsverbesserungen gefordert werden, oder die Angaben jährlicher Mehrkosten von 1,2 bis 2,5 Milliarden DM?

Verdeutlicht sich hier, daß in Deutschland nach wie vor ein Mangel an repräsentativen Untersuchungen hinsichtlich des Betreuungsbedarfes und der tatsächlichen Kosten für die Versorgung von Demenzkranken in Pflegeeinrichtungen besteht? Daß weiterhin gesicherte Nachweise über die Häufigkeit von Menschen mit Demenz in Heimen fehlen, weil u.a. zu wenig Fachärzte die Versorgung durch die angestammten Hausärzte begleiten? – Erschwert wird diese Diskussion zusätzlich durch die Forderung, für alle dementiell Erkrankten die Leistungen zu verbessern, obwohl ein konkreter Bedarf für einen erhöhten Betreuungsaufwand in erster Linie nur für die Gruppe der mobilen Demenzkranken mit ausgeprägten Verhaltensauffälligkeiten besteht.

Der erste Teil dieses Beitrages[1] diskutiert die Ergebnisse der LVVD- Studie. Im zweiten Teil wird die Ausgestaltung der Einstufungspraxis und die Aufstellung von Pflegeklassen auf dem Boden jüngster Rechtsprechung vorgestellt.

[1] Dieser Beitrag ist das überarbeitete Manuskript des Vortrages vom 11.01.2000 anläßlich der Projektwoche Demenz an der Universität Witten/Herdecke

1. Vorstellung der LVVD- Studie

Mit dem „Leistungsvergleich vollstationäre Versorgung Demenzkranker" haben 13 Pflegeeinrichtungen, die engagiert in der Dementenbetreuung tätig sind, eine Studie durchgeführt, deren Ergebnisse Pflegeheime und Kostenträger in die Lage versetzen soll, über einen Leistungskatalog Versorgungsleistungen für mobile Demenzkranke mit ausgeprägten Verhaltensstörungen, deren Effekte sowie den dafür benötigten Zeitaufwand nebst Kosten und der erforderlichen Qualifikation des Personals differenziert zu ermitteln und darzustellen.

1.1. Bedarfslage

Die Studie stützt sich hinsichtlich der Prävalenz von Demenzerkrankungen u.a. auf einen fortgesetzten Fachaustausch mit der Deutschen Expertengruppe Dementenbetreuung (DED) sowie auf derzeit zugängliche epidemiologische Daten. Aktuell leben in Deutschland in 8.403 zugelassenen Pflegeeinrichtungen 473.000 Bewohner, die Leistungen nach dem SGB XI erhalten. Der Anteil demenzkranker Bewohner darf mit durchschnittlich ca. 50 %, bei steigender Tendenz, also rund 236.500 Personen als angemessen berücksichtigt gelten.

Für den Anteil der mobilen Demenzkranken mit ausgeprägten Verhaltensstörungen benennt die DED einen Wert von 10-20 % aller Demenzkranken in unseren Pflegeeinrichtungen. Legt man mit 20 % den maximalen oberen Anhaltswert bei der Berechnung zugrunde, beziehen sich die Ergebnisse des vorliegenden Leistungsvergleiches auf einen Personenkreis von ca. 50.000 Betroffenen. Bei diesen Angaben sind regionale Besonderheiten oder mögliche Spezialisierungen von Heimen nicht berücksichtigt. Zum Vergleich: In den 13 Einrichtungen, die an der Studie teilgenommen haben, leben 1.204 Bewohner. Von diesen sind 575 (47,7 %) dementiell erkrankt oder anders gesagt: obwohl sich diese Häuser überwiegend auf Demenzkranke spezialisiert haben, liegt deren Anteil „nur" bei 47,7 % (575 Bewohner).

1.2. Verlauf

In den teilnehmenden Einrichtungen wurde im Frühjahr 1999 durch externe Fachkräfte eine Pflegezeitstudie mit zwei Erhebungszeiträumen (IST/SOLL-Phase) durchgeführt. Die wissenschaftliche Begleitung und Auswertung erfolgte durch das Biometrische Zentrum für Medizin und Statistik der Universität Göttingen. Die Erfassung hatte zum Ziel, den notwendigen Versorgungsaufwand Demenzkranker unter sachgemäßen Rahmenbedingungen (Konzept, Personalstärke, Schichtfolge etc.) zu erfassen. Die dabei berücksichtigungsfähigen Bewohner oblagen festgelegten Zugangsvoraussetzungen (siehe „praktische Umsetzung"). Basis für die Zeiterfassung ist ein 150 Maßnahmen umfassender Leistungskatalog mit folgenden Kategorien:

1. Verrichtungen gemäß § 14 SGB XI
2. Maßnahmen der Medizinischen Behandlungspflege
3. Einzelfallbezogene Betreuung bei Verhaltensstörungen
4. Maßnahmen zur Beziehungsgestaltung: Integrative Validation (IVA)
5. Tagesstrukturierung
6. Milieutherapeutische Maßnahmen, untergliedert in: direkte Leistungen (Einzel- und Gruppenangebote), indirekte Leistungen
7. Sterbebegleitung
8. Indirekte (Pflege-) Leistungen

1.3. Diskussion der Ergebnisse der Studie

1.3.1. Zeitwerte für die Versorgung mobiler Demenzkranker

Nach den bisherigen Auswertungen beläuft sich der tägliche Mehraufwand in der Versorgung von mobilen Demenzkranken mit ausgeprägten Verhaltensauffälligkeiten auf durchschnittlich 45 Minuten pro Tag. Dieser verteilt sich in Prozent (Basis 48,06 Min.) wie folgt auf die nachstehenden Kategorien:

- Zusätzliche Indirekte Leistungen	16 %
- Einzelfallbezogene Maßnahmen	56 %
- Beziehungsgestaltung	19 %
- Milieutherapeutische Maßnahmen	9 %

Hierbei handelt es sich nicht um einen Zeitwert, welcher bei der Einstufung der Pflegebedürftigkeit im Sinne des § 14 Abs. 4 SGB XI bzw. § 68 Abs. 5 BSHG berücksichtigt werden soll. Die 45 Minuten stellen einen Anhaltswert für Vergütungsverhandlungen dar. Ferner für die Pflege eine Orientierung, um im Rahmen von Einstufungen mit dem MDK die Versorgungsleistungen darzustellen, die nicht zu den anerkannten Verrichtungen zählen. In Verbindung mit den standardisierten Maßnahmen des Leistungskataloges läßt sich somit gemäß § 84 Abs. 2 Satz 3 SGB XI die Zuordnung zu einer von der Pflegestufe abweichenden Pflegeklasse vornehmen. Sollte dies weiterhin, wie bei der Kampagne des „Deutschen Verbandes der Leitungskräfte für Alten- und Behinderteneinrichtungen" (DVLAB) 1999 verdeutlicht, an der Weigerung der Medizinischen Dienste sowie der Kostenträger scheitern, muß der rechtliche Anspruch auf ergänzende Hilfen durch Aktivierung des § 68 Abs. 1 Satz 2 BSHG notfalls im Klageverfahren erfolgen (Dürrmann, 1999).

1.3.2. Auswirkungen unterschiedlicher Betreuungskonzepte

Mit einem Anteil von 56 % ist der Zeitaufwand für die Betreuung bei Verhaltensstörungen wie z.B. der Selbst- und Fremdgefährdung (Schlagen, Kneifen, Zwicken, Weglauftendenz usw.), der Entstehung von Gefahr- und Konfliktpotentialen (Essenreste essen, Verteilen von Fäkalien, fremde Sachen nehmen) oder der anhaltenden Unruhe (ständiges ruheloses Umherlaufen, Agitiertheitsphasen) auffallend hoch. Beachtung muß dabei finden, daß die einzelfallbezogenen Maßnahmen bei Verhaltensstörungen außerhalb der anerkannten Verrichtungen zeitlich erfaßt wurden. Es handelt sich deshalb um einen zusätzlichen Versorgungsaufwand, der nicht durch die Pflegebedürftigkeits- und Begutachtungsrichtlinien berücksichtigt wird.

Vor Inkrafttreten des SGB XI war dieser zusätzliche Aufwand an Aufsicht und Begleitung, z.B. für psychisch Kranke zum Schutz vor Eigen- oder Fremdgefährdung, durch den Begriff der „Wartung und Pflege" abgesichert. Er galt bereits als erfüllt, wenn eine Anleitung oder Aufsicht allein notwendig war, ohne daß gleichzeitig tätige Hilfen bei pflegerischen Verrichtungen erforderlich zu sein brauchten (Knopp, Fichtner, 1974).

Interessant ist die Auswertung der Häufigkeit der einzelfallbezogenen Maßnahmen differenziert nach Einrichtungen, die integrativ, segregativ oder mit einer internen Tagesgruppenbetreuung arbeiten (Tab.1). Bei diesem gesonderten Vergleich gab es deutliche Unterschiede bei der Häufigkeitsnennung der Auffälligkeiten. Als integrative Betreuung wurde die Pflege von psychisch gesunden gemeinsam mit psychisch kranken Bewohnern auf einer Wohnebene definiert. Die segregative Betreuung meint homogene Gruppen, in denen nur mobile schwerstdementiell erkrankte Bewohner mit ausgeprägten Verhaltensstörungen aufgenommen werden. In den internen Tagesgruppen von integrativ betreuenden

Heimen sind Demenzkranke (z.B. für die Zeit von 8.00 bis 16.00 Uhr) zusammengefaßt, die nicht ohne besondere Aufsicht und Begleitung auf ihren Wohnbereichen sein können.

Sowohl in den Häusern, die mit einer Tagesgruppe arbeiten, als auch in jenen, die integrativ ihre Bewohner versorgen, wurden einzelfallbezogene Leistungen deutlich häufiger erfaßt als in den homogenisierten Wohneinheiten.

Betreuungsmodell	**Leistung**	**Häufigkeit auf 24 Stunden**	
		Ist-Phase	Soll-Phase
Integrativ	E. 4 *	5,1	4,9
		0,2	0,0
Tagesbetreuung	E. 1 **	8,8	6,9
Vergleich Segregativ		3,0	4,6

*E. 4.: Eingeschränkte Kooperationsfähigkeit **E. 1.: Unterbrechung und Änderung des Pflegeablaufes

Tabelle 1: Vergleich einzelfallbezogener Leistungen

Die Auswertung stützt aus Sicht der Arbeitsgruppe u.a. die Erfahrungen aus dem Hamburger „Modellprogramm stationäre Dementenbetreuung" (1991-1994). Hiernach ist eine Versorgung für den untersuchten Personenkreis in homogenen Gruppen eher geeignet als in integrativen Betreuungsmodellen. Verhaltensauffälligkeiten nehmen ab und die Gesamtbefindlichkeit verbessert sich (Damkowski u.a., 1994; Bruder 1996). Hieraus ließe sich die These ableiten, daß durch eine sachgemäße Betreuung unter Berücksichtigung des segregativen Betreuungsmodells der dargestellte Mehraufwand reduziert werden kann.

Abschließend sei angemerkt, daß immer mehr Einrichtungen diesen Weg in der Betreuung aufnehmen und anhand positiver Erfahrungen Argumente wie z.B. die Segregation führe zwangsläufig in eine vollständige Ausgrenzung, widerlegen. Ferner handelt es sich um nur eine temporäre Versorgung in diesen speziellen Wohnbereichen, die darüber hinaus die Begegnungsmöglichkeiten mit anderen Bewohnern nicht ausschließt. Die Grenzen zwischen integrativer und segregativer Betreuung sollten immer fließend, sich an der Bedürfnislage des Demenzkranken orientierend, gestaltet sein. Des weiteren sei insbesondere bei kleinen Einrichtungen auf die Möglichkeit der Kooperation mit anderen Häusern oder aber der eigenen Spezialisierung hingewiesen.

1.3.3. Indirekte (Pflege-) Leistungen

In Anbetracht der Vielzahl offenkundiger Pflegemißstände einerseits und der Diskussion um das Pflege-Qualitätssicherungsgesetz andererseits war ein wesentlicher Aspekt im Rahmen der Studie die Betrachtung der Struktur-, Prozeß- und Ergebnisqualität. Inwieweit lassen sich die Grundsätze nach § 80 SGB XI unter den gegeben Rahmenbedingungen realisieren?

Bei der Erhebung ist die Annahme, daß in der Betreuung Demenzkranker ein zusätzlicher Mehraufwand an indirekten Leistungen besteht, deutlich bestätigt worden. Die Versorgung Demenzkranker bedarf nicht nur der klassischen Grundkonstanten Pflegeplanung und Pflegedokumentation, sondern weiterer Maßnahmen, die wir mit dem vorhandenen Zeitbudget als nicht vereinbar betrachten. Als zusätzlichen Aufwand in der Versorgung mobiler Demenzkranker mit ausgeprägten Verhaltensstörungen hat die Arbeitsgruppe folgende Aspekte herausgearbeitet:

1. Biographiearbeit,
2. Angehörigenarbeit,
3. regelmäßige, zusätzliche Visiten mit einem Neurologen/Psychiater,
4. Beobachtung des Bewohners,
5. Fallbesprechungen,
6. besondere Aufnahmeverfahren,
7. Zusatzbedarf an Fort- und Weiterbildung sowie
8. kontinuierliche Konzeptentwicklung und Anpassung.

Der täglich zusätzliche Aufwand wurde mit durchschnittlich 16 % des Mehraufwandes von 45 Minuten beziffert.

1.3.4. Milieu- und Beziehungsgestaltung

Das Validieren im Vorübergehen stellt die am häufigsten dokumentierte Maßnahme in der Erfassung dar. Auch validierende Einzelgespräche und validierende Maßnahmen in Kriseninterventionen sind sehr stark erfaßt worden.

Wir sehen hierin bestätigt, daß eine angemessene gefühlsorientierte Haltung und Kommunikationsform eine unerläßliche Basis für die Arbeit mit Demenzkranken ist. Eine sachgemäße Grundhaltung ist zudem die Basis für die Milieugestaltung. Im Rahmen der Durchführungsphase stellte sich heraus, daß viele Leistungen aus diesem Bereich sehr einrichtungsspezifisch sind. Sie stehen in einem direkten Zusammenhang mit den Kompetenzen der Mitarbeiter (Musik, Kochen, Singen etc.). Grundsätzlich ließen sich die positiven Effekte der milieutherapeutischen Maßnahmen und damit deren Notwendigkeit durchweg belegen. Die Bewohner verhielten sich bei bestehenden tagesstrukturierten Angeboten in der Tendenz ausgeglichener und unauffälliger. Zum Teil wurde von einer verbesserten Stimmung berichtet. Besondere Bedeutung wurde dem Singen von Liedern und dem Erzählen von Geschichten beigemessen. In einigen Fällen wurde von einer deutlichen Verbesserung insbesondere bei der Einschlafsituation berichtet. Der Anteil am dargestellten Mehraufwand liegt bei 28 %.

1.3.5. Personalschlüssel

Für die sachgemäße Betreuung der untersuchten Demenzkranken wurde ein Betreuungsaufwand von ca. 3 Stunden pro Tag pro Bewohner ermittelt.

Bei einem Wohnbereich mit 20 Betreuten bedeutet das einen Personalschlüssel für den Bereich Pflege und Betreuung von 1 : 1,5 unter Berücksichtigung einer Ausfallzeit von 20 %. Der Nachtdienst ist hierin anteilig mit einem Stellenanteil von 0,9 (0,75 Stelle + 15 % Vertretung) enthalten. Die durchgängige Besetzung des Bereiches mit einer Pflegekraft während der gesamten Nachtzeit ist nicht erforderlich. Die Nettoarbeitzeit wurde bei den Berechnungen mit 203,45 Tagen bei einer 38,5 Stunden (5-Tage-Woche) = 1.567 Stunden angenommen. Es gelten die Bestimmungen der HeimpersV. Der soziale Dienst ist in den 45 Minuten Mehraufwand nicht berücksichtigt.

1.3.6. Sozialpolitische Gestaltungsmöglichkeiten

Bei der Bewertung der Kosten für die Realisierung des notwendigen Betreuungsaufwandes müssen die länderspezifischen Gegebenheiten berücksichtigt werden. Bereits während der Studie war festzustellen, daß selbst innerhalb der Gruppe die bestehenden Personalstärken (abgeleitet aus dem zur Verfügung stehenden Budget) erheblich differierten.

Als Orientierungswert gehen wir davon aus, daß zur Sicherstellung der Leistung durchschnittlich ca. 3,5 zusätzliche Stellen auf 20 Bewohner notwendig sind. Nach Auswertung der rund 20.000 Beobachtungsaspekte der Studie unter dem Aspekt, wer welche Maßnahme in der Versorgung erbracht hat, halten wir dabei die nachstehend aufgeführte personelle Gewichtung für angemessen.

Kalkulatorische Annahme des jährlichen Mehraufwandes bei einem Musterhaus mit 20 leistungsberechtigten Demenzkranken	
Personalbedarf	45 Minuten x 20 Bewohner x 365 Tage = 328.500 Minuten: 60 = 5475 Stunden : 1567 Stunden = **3,5 zusätzliche Mitarbeiter**
Personalkosten (Durchschnittswerte)	75.000 DM für eine ex. Pflegefachkraft x 2 MA + 50.000 DM für eine Pflegehelferin x 1,5 MA **225.000 DM Gesamt**
Ermittlung der Kosten pro Tag pro Bewohner	225.000 DM: 20 Bewohner: 365 Tage = **30,82 DM**
Kalkulatorische Annahme der Jahresaufwendungen für die leistungsberechtigten Demenzkranken in vollstationären Pflegeeinrichtungen	
	30,82 DM x (max.) 50.000 Bewohner = 1.541.000 DM pro Tag x 30,42 Tage = **46.877.220 DM** pro Monat. **562.526.640 DM** jährlich

Tabelle 2: Kalkulatorische Annahme

Der Mehraufwand in der Versorgung der leistungsberechtigten Demenzkranken würde sich nach dieser Kalkulation mit Durchschnittswerten aus dem von uns – mit Unterstützung der BFS-Service GmbH in Köln – durchgeführten Betriebsvergleich bei **30,82 DM** pro Tag pro Bewohner bewegen. Im Jahr belaufen sich die Ausgaben auf **562.526.640 DM**. Diese unserer Einschätzung nach als angemessen zu charakterisierenden Eckwerte ergeben sich aus den aufgeführten Kalkulationen in Tab. 2.

1.3.7. Vergütungsvereinbarungen

Basis für die Vergütungsverhandlungen müssen die sachgemäßen und notwendigen Versorgungsleistungen sowie deren Qualität sein. Hierüber sollte die Preisfindung für leistungsgerechte Entgelte stattfinden. Diesen Rahmen hat der Gesetzgeber mit § 85 SGB XI ff. und § 93 BSHG ff. deutlich geregelt, indem er auf den Inhalt, Umfang und die Qualität von Leistungen und deren Vergütung abzielt.

Ein gelungenes Beispiel, wie die Pflegeselbstverwaltung aus Kostenträgern und Leistungserbringern funktionieren kann, ist die Vereinbarung in Hamburg über die besondere stationäre Dementenbetreuung. Hier konnten sich die Beteiligten auf einen Mehraufwand von 30 Minuten pro Tag pro Bewohner einigen. Der Personenkreis ist weitgehend identisch mit dem aus der hier vorgestellten Studie. Grundlage für die Hamburger Vereinbarung ist eine fachlich fundierte Leistungsbeschreibung sowie eine klare Definition des zugangsberechtigten Personenkreises, der mit 750 Betroffenen eingegrenzt wurde. Der Vereinbarung ging zudem ein langer Entwicklungsprozeß voraus, in welchem das Modellprogramm zur stationären Dementenbetreuung eine wichtige Rolle gespielt hat. In Anlehnung an diese Vereinbarung schlagen wir folgende Regelung zur Vergütung des Mehraufwandes von mobilen, schwerstdementiell erkrankten Menschen vor:

1. Bei den Leistungen des Mehraufwandes handelt es sich sämtlich um Tätigkeiten, die unter den Geltungsbereich des SGB XI fallen. Bei den Vergütungsverhandlungen ist der dargestellte Mehraufwand von durchschnittlich 45 Minuten pro Bewohner als besonderer Versorgungsaufwand einzubeziehen und im Versorgungsvertrag gemäß § 72 ff. SGB XI. zu verankern.

    1.1. Die Kosten für den Mehraufwand werden zusätzlich zu dem mit der Einrichtung vereinbarten Pflegeentgelt gezahlt, wenn die Zugangsvoraussetzungen durch das Pflegeheim erfüllt und der Bewohner anspruchsberechtigt ist. Eine Umverteilung der Kosten auf alle Bewohner der Einrichtung ist zu verhindern. Grundsatz: Differenzierung statt Pauschalierung.

    1.2. Bei den Leistungen des Mehraufwandes handelt es sich um notwendige Versorgungsaufgaben und nicht um Komfortleistungen oder Zusatzmaßnahmen im Sinne des § 88 SGB XI.

2. Die Sozialhilfeträger sind mit in die Leistungspflicht zu nehmen.

1.3.8. Praktische Umsetzung

Leistungsberechtigt sind nur Demenzkranke, die festgelegte Zugangsvoraussetzungen erfüllen. Wir schlagen hier in Anlehnung an die Hamburger Vereinbarung und unsere Studie vor (die Überprüfung der Zugangskriterien erfolgt durch den MDK):

A. Abklärung der Diagnose Demenz durch einen Facharzt, Durchführung des Uhrentestes, des Mini-Mental State (MMS) sowie der modifizierten Cohen-Mansfield Agitation Inventory (CMAI). Letztere um die Verhaltensauffälligkeiten zu dokumentieren. Beim Mini-Mental-State dürfen als Zugangsvoraussetzungen nicht mehr als 9 Punkte erreicht werden.
Die Anwendung der benannten Inventare zur Schweregradeinschätzung von Demenzkranken kann selbstverständlich auch von Pflegefachkräften erlernt und umgesetzt werden.

B. Grundsätzlich sollte die Pflegestufe II. oder III. vorliegen.

C. Die Demenzkranken müssen mobil sein (ausgeprägter Bewegungsdrang), so daß die angebotenen milieutherapeutischen Maßnahmen angenommen werden können.

1.3.9. Voraussetzungen für Pflegeeinrichtungen

1. Bestehendes Konzept für die Dementenbetreuung

2. Regelmäßige Betreuung durch einen Facharzt

3. Eine an den Bedürfnissen von Demenzkranken ausgerichtete Wohn- und Lebenswelt (Grundsätze der Milieutherapie)

4. Implementierte Arbeitsmethoden: Ansatz zur Beziehungsgestaltung, Basale Stimulation sowie mindestens ein Ansatz aus dem Bereich kreative Therapien (Mal-, Musik-, Ergo- und Kunsttherapie)

Nach Abschluß entsprechender Pflegesatzverhandlungen müssen die Pflegeeinrichtungen innerhalb eines angemessenen Zeitraumes nachweisen, daß sie die vorgestellten Leistungen zur Betreuung des Mehraufwandes Demenzkranker erbringen. Zusätzlich ist zu beachten, daß der Mehraufwand nur solange zu vergüten ist, wie auch die Verhaltensauffälligkeiten bestehen. Wird der Demenzkranke z.B. immobil, entfällt ein wesentliches Moment zur Begründung des erhöhten Aufwandes.

1.4. Perspektiven

Mit einer zweiten Studie, für die derzeit eine finanzielle Förderung beantragt ist, streben wir eine Verbreiterung des Datenmaterials zur Überprüfung der bisherigen Daten und der hieraus abgeleiteten Ergebnisse und Annahmen an. Folgende Fragen werden dabei im Mittelpunkt stehen:

1. Welchen Einfluß haben die unterschiedlichen Betreuungsmodelle (integrativ, segregativ und Tagesbetreuung) auf Verhaltensauffälligkeiten bei mobilen, schwerstdementiell erkrankten Bewohnern?
2. Wie wirkt sich eine sachgemäße Beziehungsgestaltung (Kommunikationsform) im Umgang mit Demenzkranken aus?
3. Läßt sich aus den Fragen 1. und 2. erkennen, ob bei einer sachgemäßen Betreuung nach einem bestimmten Betreuungsmodell und einem angepaßten Milieu langfristig mit einem gleichbleibenden Personalbestand eine bessere Pflegequalität umsetzbar und der Mehraufwand reduzierbar ist?

2. Einstufungen und die Bedeutung der Pflegeklassen

Unabhängig von Vergütungsvereinbarungen besteht für Pflegeeinrichtungen durch die Optimierung von Einstufungen in eine Pflegestufe die Möglichkeit, das für die Personalkosten zur Verfügung stehende Budget zu erhöhen.

Unstrittig – wie dargestellt – ist, daß die gedeckelten Leistungen des SGB XI nicht ausreichen, um den Mehrbedarf für die Pflege und Betreuung von Demenzkranken zu finanzieren. Der enggefaßte Pflegebedürftigkeitsbegriff des Pflegeversicherungsgesetzes beschränkt die Leistungsmöglichkeiten ausschließlich auf den Umfang des Pflegebedarfs bei jenen gewöhnlich und regelmäßig wiederkehrenden Verrichtungen, die § 14 Abs. 4 SGB XI benennt. Diese restriktive Auslegung des anerkennungsfähigen Hilfebedarfs ist inzwischen auch durch die Rechtssprechung unterstrichen worden (Bundessozialgericht, Urt. v. 27.08.98 - B 10 KR 4/97 R).

Pflegeprofessionellen wird die Selektivität des Pflegebedürftigkeitsbegriffes immer wieder bei der Einstufung von mobilen Demenzkranken verdeutlicht. Entsprechend der Begutachtungsrichtlinien (BRI) bei den Grundzügen zur Feststellung der Pflegebedürftigkeit heißt es: „Eine allgemeine Beaufsichtigung, die über die Sicherung der definierten Verrichtungen (auch zur Vermeidung von

Eigen- und Fremdgefährdung bei diesen) hinausgeht, z.B. bei umtriebigen Dementen oder geistig Behinderten, ist bei der Feststellung des Hilfebedarfs nicht zu berücksichtigen" (MDS, 1997). Die Folgen sind bekannt. Pflegeeinrichtungen erbringen Versorgungsleistungen, die nicht angemessen vergütet werden.

Welche Möglichkeiten bestehen aber nun, um abweichend von den anerkannten pflegerischen Leistungen des SGB XI den Mehraufwand für die gerontopsychiatrische Versorgung darstellen und abrechnen zu können?

Mit § 84 Abs. 2 Satz 3 hält das SGB XI eine Öffnungsklausel vor, die der zum Teil erheblichen Diskrepanz zwischen der Einstufung von **mobilen schwerstdementiell erkrankten Menschen mit ausgeprägten Verhaltensstörungen** durch den Medizinischen Dienst der Krankenkassen (MDK) und dem tatsächlich notwendigen Gesamtversorgungsaufwand dieses Personenkreises bei einer operativen Umsetzung gerecht werden könnte (Klie, Schmidt, 1998). **Demnach kann z.B. ein Demenzkranker in einer von der Pflegestufe abweichenden Pflegeklasse eingruppiert werden, wenn dies nach der gemeinsamen Beurteilung des MDK und der Pflegeleitung notwendig ist.**

2.1. Aktuelle Situation

Die dargestellte Öffnungsklausel findet derzeit bundesweit keine Anwendung. Dies ist einerseits durch Unkenntnis in den Einrichtungen zu erklären, andererseits wird die Zuordnung zu einer Pflegeklasse zum Teil kategorisch vom MDK mit dem Hinweis verweigert, daß keine bundeseinheitlichen Ausführungsbestimmungen bestünden. Gelang es dennoch, in Einzelfällen eine Pflegeklasse zu vereinbaren, verweigerte schließlich der Sozialhilfeträger die Kostenübernahme für die festgelegten Betreuungsmaßnahmen.

Zu dieser Entwicklung ist festzustellen, daß der § 84. Abs. 2 SGB XI nach wie vor gilt. In Verbindung mit dem vom SGB XI abweichenden Pflegebedürftigkeitsbegriff des BSHG § 68 Abs. 1 Satz 2 („ ... oder die der Hilfe für andere Verrichtungen als nach Abs. 4 bedürfen") ergibt sich zudem eine mögliche Leistungsverpflichtung des Sozialhilfeträgers.

2.2. Aufstellung einer Pflegeklasse

Grundvoraussetzung für die Zuordnung zu einer Pflegeklasse ist die Notwendigkeit, gerontopsychiatrische Pflege und Betreuung bezogen auf den Einzellfall darstellen und begründen zu können. Hierzu muß eine fachlich fundierte Pflegeplanung und -dokumentation, die die Maßgaben des SGB XI mit den Vorgaben der BRI verknüpft, vorhanden sein. Unerläßlich ist zudem das Vorhandensein einer fachärztlichen Diagnose der Demenz. Des weiteren sollte durch das Pflegepersonal mittels geeigneter Testinventare (z.B. der Cohen-Mansfield Agitation Inventory, CMAI) eine Verhaltensbeobachtung durchgeführt worden sein.

Wichtig: Die Leistungen dürfen nicht im Zusammenhang mit den unter § 14 Abs. 4 SGB XI genannten Verrichtungen stehen. Es bedarf einer deutlichen Abgrenzung des Mehraufwandes bei der Dokumentation. Läuft z.B. eine demenzkranke Bewohnerin während der morgendlichen Grundpflege plötzlich (oder häufiger) aus dem Bad und die Pflegekraft muß sie erneut zurückführen, so ist dieser Aufwand relevant für die Einstufung. Er steht im Zusammenhang mit den anerkannten Verrichtungen des SGB XI. Die Häufigkeit der zusätzlichen Hilfeleistungen richten sich nach der Art und Schwere der Verhaltensstörungen im Rahmen der Demenzerkrankung, den Bedürfnissen, dem Empfinden sowie den spezifischen Erlebnissichten des Bewohners. Hier kann u.a. die Biographiearbeit wertvolle Hinweise liefern.

Bei dem nachstehenden Beispiel (Tab. 3) beträgt der täglich nicht berücksichtigte existentielle Mehraufwand in der Betreuung von Herrn Z. durchschnittlich 62 Minuten. Da dieser Betreuungsaufwand für den Bewohner im Rahmen der ganzheitlich aktivierenden Pflege existentiell notwendig ist, besteht für die erbrachten Leistungen ein gesonderter Vergütungsanspruch. Diesen gilt es mittels der Zuordnung zu einer Pflegeklasse durchzusetzen.

Als Empfehlung für die Praxis: Sollte der MDK eine entsprechende Zuordnung zu einer Pflegeklasse verweigern, bitten sie um eine schriftliche Bestätigung. Alternativ können sie den Sachverhalt, sofern eine zweite Mitarbeiterin anwesend ist, protokollieren und somit sichern.

Tatsache ist, solange bei Einstufungen trotz Bedarf keine von der Pflegestufe abweichende Pflegeklasse vereinbart wird, findet eine sachgemäße Einstufung nicht statt. Der individuelle, existentiell notwendige Gesamtversorgungsaufwand des Bewohners wird nicht berücksichtigt und der Versuch, einen möglichen Leistungsanspruch nach § 84 Abs. 2 Satz 3 SGB XI zu realisieren, vorenthalten.

Auffälligkeit / Symptome	Maßnahmen	Häufigkeit der Störung	Täglicher Zeitaufwand*
1. Unterbrechung des Pflegeablaufes: • Suchen nach dem Zimmer, • Eigentum wird vermißt, • Schränke ausgeräumt	Einzelfallbezogene Maßnahmen: • Einfühlsames Gespräch (z.B. Integrative Validation), • zusätzliche Begleitung und Aufsicht	8 x pro Tag	16 Minuten
2. Gefahr und Konfliktpotentiale: • Verbale Äußerungen gegenüber Mitbewohnern, • lautes Schreien	• Flexible Krisenintervention, • einfühlsames Gespräch, • Streit schlichten	2 x pro Tag	6 Minuten
3. Anhaltende Unruhe: • Phasenweise ruheloses Umherlaufen (auch in andere Zimmer)	• Begleiten, Versuch Ruhephasen zu schaffen (Snoezelen, Basale Stimulation) oder • gezieltes Wandern mit dem Bewohner im Garten	In der Regel zwischen 16.00-18.00 Uhr 1 x pro Tag	20 Minuten
4. (Siehe Punkt 1.- 3.) • Beständiges Suchen ..., etc.	• Zielgerichtete Reizpotenzierung (meint u.a. Antriebe wie Ordnungssinn etc. kanalisieren und Ressourcen wecken): • Biographieorientierte Angebote wie Beschäftigung mit Handwerkszeug aus dem Arbeitsleben oder alten Haushaltsgeräten als Tagesstrukturierung	2 x pro Tag	20 Minuten
		Gesamtbedarf: 62 Minuten	

*Die Zeitwerte stellen ein individuelles Beispiel dar. Hierbei handelt es sich nicht um Durchschnittsanhaltswerte aus dem Leistungsvergleich.

Tabelle 3: Fallbeispiel zur Berechnung des existentiellen Mehraufwands

Das Bundessozialgericht in Kassel hat in einem aktuellen Urteil vom 10.02.2000 diese Auffassung in vollem Umfang bestätigt. In der Urteilsbegründung heißt es: „Der Grundrechtsschutz der Leistungserbringer läßt deshalb bei verfassungskonformer Anwendung der Öffnungsklausel in § 84 Abs. 2 Satz 3 SGB XI nur die Auffassung zu, daß die Zuordnung eines Pflegebedürftigen zu einer Pflegeklasse letztlich von dem vom Pflegeheim abzudeckenden Versorgungsaufwand im Einzelfall und nicht von der Pflegestufe abhängt, der der Pflegebedürftige zugeordnet ist". Da im vollstationären Bereich der Aufwand für die Behandlungspflege sowie der sozialen Betreuung bei Einstufungen nicht berücksichtigt wird, sei für die von § 14 Abs. 4 SGB XI abweichenden Verrichtungen „gemäß § 68 Abs. 1 Satz 2 BSHG die Leistungspflicht des zuständigen Trägers der Sozialhilfe gegeben" (Bundessozialgericht, Urt. v. 10.02.2000 - B 3 P 12/99 R).

Mit diesem Urteil dürften sich die Bestrebungen des Bundesministerium für Gesundheit, die Pflegeklassen „bei nächster sich bietender Gelegenheit ganz aus dem Gesetz zu streichen" (Hausschild, 1999), angesichts der vom BSG für notwendig befundenen verfassungskonformen Auslegung äußerst schwierig gestalten.

Literatur

Bruder, J. u. a. (1996). Das Hamburger Modellprogramm „Stationäre Dementenbetreuung" und seine Auswirkungen auf ärztliches und pflegerisches Handeln. In: Wächtler, C. (Hrsg.), Demenz. Die Herausforderung. Singen: Ramin.

Damkowski, W., Seidelmann, A. und Voß, L. (1994). Evaluation des Modellprogramms stationärer Dementenbetreuung in Hamburg. Behörde für Arbeit, Gesundheit und Soziales (Hrsg.), Hamburg.

Dürrmann, P. (1999). Die Bedeutung der Pflegeklassen. *Altenheim,* 5, 30-33.

Hauschild, R. (1999). Geld wird immer knapper. Fallen Demenzkranke dem Sparhaushalt des Bundes zum Opfer? Fachgespräch. *Heim & Pflege*, 8, 347-349.

Klie, Th., Schmidt, R. (1998). SGB XI - Reformbedarf und Entwicklungsperspektiven. Stellungnahme Deutsche Gesellschaft für Gerontologie und Geriatrie / Fachbereich IV.

Knopp, Fichtner (1974). Bundessozialhilfegesetz. Kommentar, 3. Aufl. München.

Medizinischer Dienst der Spitzenverbände der Krankenkassen (MDS) (1997). Richtlinien der Spitzenverbände der Pflegeklassen zur Begutachtung von Pflegebedürftigkeit nach dem XI Buch des Sozialgesetzbuches, 1. Aufl., Essen.

„Wege aus dem Labyrinth der Demenz"

Beratung, Unterstützung und vernetzte Hilfen für Angehörige von Demenzkranken durch die Alzheimer Beratungsstelle Bochum

Christel Schulz

Pflegende Angehörige erfahren in den letzten Jahren zunehmend Aufmerksamkeit in der Sozial- und Gesundheitspolitik. Seinen Höhepunkt fand diese Tatsache in der Verabschiedung des Pflegeversicherungsgesetzes 1995.

„Die Pflege und Betreuung eines demenzkranken älteren Menschen ist im hohen Maße kräftezehrend, körperlich, geistig, seelisch, materiell, strukturell und zeitlich belastend" (Dirksen, Matip, Schulz 1999).

Diese Angehörigen nehmen in der Gruppe der pflegenden Angehörigen eine besondere Stellung ein. Sie sind häufig depressiv und stellen eine Hochrisikogruppe für die Einnahme von Psychopharmaka dar.

Beratung ist vielschichtig und mehr als Unterstützung bei den Pflegeaufgaben. Individuelle, intrapsychische, psychosoziale und vor allem Beziehungsaspekte der Familie und Umwelt müssen berücksichtigt werden. Das zentrale Element der psychosozialen Beratung sind die ausführlichen Gespräche, die über die Sachfragen hinausgehen, um eine ganzheitliche Entlastung zu realisieren. Viele Belastungsaspekte lassen sich nicht nur auf die objektiven Belastungsfaktoren in der Pflege zurückführen, sondern sind zu einem großen Teil auch abhängig von der subjektiv erlebten Belastung und Bewertung des einzelnen Pflegenden. Das heißt, das Spektrum der Beratung reicht von präventiver Informations- und Aufklärungsarbeit bis hin zu intensiver psychosozialer, zum Teil auch psychotherapeutischer Beratung und Krisenintervention.

1. Angehörigenberatung

Angehörigenberatung ist in den meisten Fällen **Altenberatung**, da viele ältere Menschen als Pflegende einen Partner oder ein Familienmitglied versorgen. Die Unterstützung älterer Menschen ist ein wichtiges Merkmal des Beratungsprozesses. Ältere Angehörige suchen Hilfe aufgrund eines aktuellen Versagens ihrer Lebenskompetenz und nur in Einzelfällen aufgrund ihrer psychischen Gesundheit. Bestimmte Einschränkungen oder Probleme können nicht mehr bewältigt werden, Hilfebedürftigkeit wird offensichtlich. Der alte Mensch ist bzw. sieht sich als gesund und erhält in dem Berater einen Dialogpartner in einer symmetrischen Beziehung. Oberstes Ziel des Beratungsprozesses ist, das Lösungs- und Bewältigungsvermögen des alten Menschen zu verbessern. Geduld und Zeit des Beraters im gemeinsamen Nachdenken und Suchen müssen sich der „Langsamkeit der Seele" des alten Menschen anpassen (vgl. Bruder, 1997).

Der spezifischen Situation von Angehörigen dementiell erkrankter Menschen muß eine gezielte Angehörigenberatung Rechnung tragen. Die Vielzahl der Fragen, Entscheidungen und Belastungen, mit denen Angehörige und Pflegende oft schon zu Beginn einer dementiellen Erkrankung konfrontiert sind, erfordern ein spezielles Beratungsangebot für diese Zielgruppe. Eine weitere Differenzierung der Beratung ist im Blick auf die beiden großen Gruppen der pflegenden (Ehe-) Partner und der pflegenden (Schwieger-) Kinder sowie der Enkel zu nennen. Den besonderen Bedürfnissen, Lebenswelten und der gemeinsamen Beziehungsgeschichte des Angehörigen und des Erkrankten muß in der Beratung Rechnung getragen werden.

Neben der ganzheitlichen Betrachtung einer Pflegesituation muß Beratung sich immer auch an den Besonderheiten des Pflegeprozesses orientieren. Angehörige suchen in unterschiedlichen Situationen, in unterschiedlichen Phasen einer Pflege Beratung. Die Anfangsphase einer familiären Pflege birgt andere Probleme als die Krise in einer schon länger andauernden Pflege. Vor allem Veränderungen, die die Pflegebeziehung betreffen, z.B. wenn der Pflegebedürftige den langjährigen Partner nicht mehr erkennt, sind für Angehörige schwer zu verarbeiten. Demenz läßt sich als kritisches Lebensereignis kennzeichnen, nicht nur für den Erkrankten. Immer sind die Familie und das soziale Umfeld von der Krankheit betroffen (vgl. Fricke, 1997). Demenz ist mehr als ein medizinisches Problem, es hat zahlreiche sozial- und gesundheitspolitische Aspekte.

1.1 Spezifische Ziele der Angehörigenberatung

Im Rahmen der Beratung von Angehörigen von Demenzkranken lassen sich unterschiedliche Ziele herausstellen:

- Information und Wissen über die Krankheit und deren Verlauf, Akzeptanz und Bewältigung der Krankheit und der vorhandenen Defizite
- Verständnis für den Erkrankten (Persönlichkeitsveränderungen und Konflikte)

- Vermittlung von flankierenden Hilfen in der Pflege des Erkrankten (Case-Management)
- Möglichkeit zur Aussprache (über die Belastung reden und „klagen“ dürfen)
- Förderung der emotionalen Entlastung von beeinträchtigenden Gefühlen anhand spezifischer Themen (Pflegebeziehung, Erwartungen, Entscheidung zur Pflege, Motivation)
- Unterstützung bei Veränderungen durch die Pflege (Rollenwechsel, Lebensplanung, eigene Tagesstruktur, Familie und Umgebung)
- Klärung der individuellen Ressourcen und des Netzes der familiären und anderer sozialer Unterstützung
- Hinweis auf unterstützende Hilfen und Entlastungsangebote von professionellen Diensten
- Psychosoziale begleitende Betreuung und/oder Beratung bei Krisen und Veränderungen als „Coaching“, im Sinne von Schulung und Konfliktmanagement
- Motivation zur Selbstpflege und Ermutigung zur Inanspruchnahme von notwendigen Hilfen

1.2 Inhalte der Angehörigenberatung

Die Inhalte der Angehörigenberatung von Familien mit Demenzkranken beziehen sich auf den **Pflegeprozess** (zu Beginn einer Pflege, während einer langjährigen Pflege, in einer Krise und zum Ende einer Pflege) und richten sich nach den unterschiedlich starken Belastungssituationen des Angehörigen (Pflegebeziehung, Rollenveränderungen, familiäre Unterstützung und soziales Umfeld). Inhalte von fallbezogenen Erstberatungen sind folgende:

- Informationen über die Krankheit, den Krankheitsverlauf und den Umgang mit der Erkrankung in der Familie
- Aufzeigen von Möglichkeiten zur Differential-Diagnostik, Behandlung und Therapie
- Hinweise auf sinnvolle Beschäftigungs- und Betreuungsmöglichkeiten zu Hause
- Informationen über sozial- und versicherungsrechtliche und finanzielle Fragen (SGB XI, Betreuungsrecht, usw.)
- Psychosoziale Unterstützung der Angehörigen bei der Akzeptanz und Bewältigung der Krankheit
- Abklärung der Pflegesituation (welche Belastungen und welche Ressourcen sind vorhanden) und Unterstützung bei der Organisation der Pflege

- Informationen über unterschiedliche Entlastungsmöglichkeiten für Pflegende und Angebote für Erkrankte

Angehörigenberatung kann als einmalige Beratung stattfinden oder sich über eine zeitlich beschränkte Dauer von mehreren Beratungsterminen bis hin zu längerfristigen, manchmal mehrjährigen Begleitungen gestalten. Das Angebot ist von den Bedürfnissen der Pflegenden abhängig und orientiert sich an dem Ziel einer unterstützenden Partnerschaft. Besonders in langjährigen Beratungen/Begleitungen verschieben sich die Inhalte der Beratungsarbeit verstärkt auf psychosoziale Inhalte, wie Pflegebeziehung, Auseinandersetzung mit Themen wie Abschiednehmen und Sterben, Aggressionen und Umgang mit Krisen. Bei einschneidenden krankheitsbedingten Veränderungen (Inkontinenz, Eßstörungen, wahnhaftem und aggressivem Verhalten) sind jedoch auch wieder gezielte Informationen und Aufklärung notwendig.

In unserer Praxis der Beratung von pflegenden/betreuenden Angehörigen von dementiell erkrankten Menschen finden sich unterschiedliche methodische Ansätze, die meistens kombiniert angeboten werden.

1.3 Methodische Ansätze

- Informationsvermittlung und Aufklärungsarbeit
- Psychosoziale Beratung und Begleitung mit dem Schwerpunkt Biographie, Pflegebeziehung und Selbstpflege des Angehörigen
- Konkrete Hilfestellungen im Rahmen der Einzelfallhilfe oder des Case-Managements
- Psychotherapeutische Elemente aus der Verhaltenstherapie, Familientherapie und der kognitive Problemlösungsansatz

1.4 Inhalte der Angehörigenberatung

Die inhaltliche Arbeit ist primär klientenorientiert. Der **psychosoziale Beratungsansatz** verfolgt vielfältige Zielsetzungen, die von der Weitergabe von Informationen über die Vermittlung praktischer Hilfestellungen bis hin zur psycho- und sozialtherapeutischen Hilfe bei der Bewältigung von emotionalen Problemen und Konflikten reichen. Die Beratung orientiert sich am Einzelfall, d.h. an der Biographie und den spezifischen Lebensumständen des Klienten. Sie setzt je nach Problemlage unterschiedliche Beratungsschwerpunkte und sollte bei Bedarf als zugehende Beratung erfolgen (vgl. BAGA-Standards, 1992). Im

Rahmen der psychosozialen Angehörigenberatung wird eine intensive Problem- und Zielanalyse vorgenommen (vgl. Gunzelmann, 1997). Zur **Problemanalyse** gehört das Eingehen auf die augenblickliche Pflegesituation mit der objektiven Belastung (diagnostische Abklärung wichtig), der subjektiven Belastung, den bisher unternommenen Bewältigungsversuchen, den vorhandenen Unterstützungsressourcen und den Barrieren zur Inanspruchnahme von Hilfen. In dem weiteren Beratungsschritt der **Zielanalyse** geht es darum, in einem gemeinsamen Prozeß mit dem Angehörigen das gewünschte und notwendige Ziel (vgl. spezifische Ziele) herauszuarbeiten. Grundlage für das Gelingen ist das Erleben des Angehörigen, daß er im Mittelpunkt der Beratung steht. Die gemeinsame Sorgearbeit des Beraters und des Pflegenden beinhaltet dabei sowohl die Pflege des Erkrankten als auch die Selbstpflege des Angehörigen.

Für die **Vermittlung praktischer Hilfen** bietet sich die Arbeit des Case-Managements an. Dies ist notwendig, wenn komplexe Problemsituationen wie bei einer Demenzerkrankung vorliegen. Es zeichnen sich längerfristige, zeitintensive Probleme ab, mehrere Professionen müssen zusammenarbeiten, unterschiedliche Kostenträger sind anzusprechen. Die Betroffenen fühlen sich überfordert aufgrund von Krisen oder angesichts eines unüberschaubaren Marktes. Im Rahmen eines Unterstützungsmanagements geht Case-Management über die Beratung hinaus und organisiert ein Hilfenetz für Betroffene.

Unterstützungsmanagement hat zum Ziel, Betroffene und Angehörige zu befähigen, sich die vorhandenen Ressourcen zu erschließen und einen selbstbestimmten Zugriff auf Dienste und Hilfen zu ermöglichen. Es ist prozeßhaft angelegt. Die einzelnen Schritte gehen von der Einschätzung der Situation (Assessment), Planung, Durchführung, Begleitung (Kontrolle), Evaluation bis hin zur nachgehenden Kontrolle. Neben der Aufdeckung von Versorgungslücken, der Initiierung von neuen notwendigen Hilfeprojekten, der sozialpolitischen Motivation zur Schaffung eines Verbundsystems ist diese Methode geeignet, die Effektivität und Effizienz sozialer Beratungsarbeit aufzuzeigen (vgl. Ribbert-Elias u.a., 1996).

Angehörigenberatung kann an unterschiedlichen Themen ansetzen, um zu entlasten. Eine neuere Untersuchung weist auf die Effekte von gezielter Hilfe und Intervention in der psychosozialen Angehörigenberatung hin. Die Bedeutung von einzelnen Belastungsfaktoren für das psychische und physische Wohlbefinden der Pflegenden, wie Rollen- und Beziehungskonflikte wird hier sehr deutlich. Der Unterstützungswert von Beratung und die Vermittlung von praktischen Hilfen für eine positive Pflege findet in dem hohen Selbstwertgefühl und der Aufrechterhaltung der häuslichen Pflege seinen Niederschlag (vgl. Zank/Schacke, 1998).

Die Untersuchung zur familiären Pflege demenzkranker Menschen weist auf spezifische Belastungsdimensionen für das Wohlbefinden der Pflegenden und die Stabilität der häuslichen Pflegesituation hin. Für die Lebenszufriedenheit der Pflegenden haben subjektiv empfundene Rollenkonflikte eine herausragende Bedeutung. Je stärker die Pflege mit eigenen Bedürfnissen (konkurrierenden Rollenerwartungen, Familie, Beruf, Sozialbeziehungen) kollidiert, desto geringer ist die Lebenszufriedenheit. Subjektive Belastungen durch Defizite des Erkrankten wirken sich auf die affektive Befindlichkeit aus (Depressivität, Ängstlichkeit, Feindseligkeit). Wenn eigene Ressourcen zunehmend erschöpft sind, bzw. der „Erfolg" der Pflege als gering eingeschätzt wird, desto wahrscheinlicher ist die Heimunterbringung des Erkrankten innerhalb des nächsten Jahres. Dabei geben Pflegende selbst am häufigsten Überforderung und eigene gesundheitliche Probleme für den Zusammenbruch der häuslichen Pflege an.

Pflege durch Angehörige kann jedoch nicht nur als Belastung, sondern auch als Herausforderung angesehen werden. Bei einer positiv erlebten Pflege steht die objektive Belastung (durch den kognitiven Abbau) mit dem Selbstwert des Pflegenden in einem Zusammenhang. Aus zusätzlichen Anforderungen und Verantwortlichkeiten des Angehörigen für den Pflegebedürftigen können sich auch neue Quellen der Selbstbestätigung ergeben.

Psychosoziale Angehörigenberatung unterstützt Pflegende bei der Gestaltung der Pflegeaufgabe. Beratung wirkt entlastend, motivierend und präventiv. Im Rahmen der Selbstpflege der Angehörigen schützt sie das Familiensystem vor Überforderung.

Im Rückblick der sechsjährigen Beratungserfahrungen der Alzheimer Beratungsstelle Bochum haben sich vielfältige Ergänzungen und zusätzliche Hilfsangebote ergeben. Dies auf der Basis der Angehörigenberatung und verbunden mit der Erkenntnis: **Beratung allein genügt nicht**. Folgende Angebote und Hilfen haben sich in der Alzheimer Beratungsstelle bewährt:

1. Angehörigengruppen (u.a. Trauergruppe)
2. Betreuungsgruppen für Demenzkranke
3. HUFA (Häusliche Unterstützung für Alzheimer Familien; Einsatz ehrenamtlicher Helfer)
4. Alzheimer Ambulanz
5. Teamberatungen und Fallbesprechungen in Alten- und Pflegeheimen
6. Projekte, z.B.: Tanzcafé, Alzheimer Gottesdienste, Freizeiten für Angehörige und Kranke

Im folgenden möchte ich anhand eines praktischen Beispiels die Möglichkeiten und Grenzen einer Angehörigengruppe skizzieren.

2. Angehörigengruppen der Alzheimer Beratungsstelle Bochum

Die erste Angehörigengruppe der Alzheimer Gesellschaft Bochum e.V. wurde im Jahre 1993 durch den damaligen Vorstandsvorsitzenden (Arzt beim sozialpsychiatrischen Dienst der Stadt Bochum), der Leiterin (Altenpflegerin) einer Tagespflegeeinrichtung und einer Dipl.-Sozialpädagogin, beschäftigt im sozialtherapeutischen Dienst eines privaten Alten- und Pflegeheims, initiiert. Alle drei Kollegen waren immer wieder mit der Frage beschäftigt, welchen Raum und welche Struktur Angehörige benötigen, um die vielfältigen Belastungen und seelischen und körperlichen Probleme mit anderen, ähnlich betroffenen Angehörigen zu besprechen und nach geeigneten Lösungen zu suchen. So wurde die erste Angehörigengruppe von der Alzheimer Gesellschaft konzipiert und angeboten, in Kooperation mit der Tagespflegeeinrichtung „Am Puls“. Von ausschlaggebender Bedeutung war die hochgradige Belastung einer pflegenden Ehefrau, die mit ihrem Mann keine sozialen Beziehungen außerhalb der Familie pflegen konnte.

Frau T., 75 J., 48 Jahre mit Herrn T., 81 J., verheiratet, 2 Kinder (leben in Berlin und am Niederrhein). Herr T. ist fortgeschritten alzheimerkrank und sehr schwierig im Umgang. Er war Stellwerkmeister bei der Bundesbahn, er hatte die Signale zu setzen und entschied, im wahrsten Sinne des Wortes, wo es lang ging. Und nun diese Krankheit, mit ihren Unruhezuständen, den nächtlichen Störungen, das ständige „Anneliese, wo bist Du?“ Sie berichtete in mehreren Gesprächen gegenüber dem Arzt, daß sie nicht mehr könne, daß sie niemanden habe, der ihr glaube oder gar verstehe, warum die Situation unerträglich sei. Immer höre sie „Der Vater ist am Telefon doch ganz nett!“ oder „Ihr Mann ist doch noch so rüstig, wie zügig er spazierengehen kann ... !“ Die Nachbarn loben Herrn T., weil er den Müll in den Keller bringt; daß Frau T. ihn immer wieder in den zweiten Stock heraufholen muß, da er den Weg nicht selbständig findet, wissen sie nicht.

Sie schämt sich, zu erzählen, daß ihr Mann in allen Ecken der Wohnung uriniert, ohne die Hose herunterzuziehen, daß er sich dann weigert, die Hosen zu wechseln, daß ihr Mann sie nicht alleine auf die Toilette gehen läßt, daß er nachts zehnmal und mehr aufsteht, seine Aktentasche und die Thermosflasche sucht und zur Arbeit will. Wenn sie versucht ihm klarzumachen, daß noch Nacht sei, er bitte die Rolladen unten lassen solle, nicht so laut sein dürfe, da die

Nachbarn noch schlafen, dann werde er laut und sehr gemein. Beschimpfe sie mit den unflätigsten Worten, die sie in fast 50jähriger Ehe nie von ihm gehört habe und manchmal schlägt und tritt er sie. Sie zeigt dem Arzt ihre Oberarme, auf denen viele blaue Flecken zu sehen sind, an den Oberschenkeln hat sie mehrere Hämatome. Der Arzt legt ihr im Verlauf der Gespräche nahe, daß sie zukünftig ihren Mann nicht mehr zu Hause pflegen könne, es wäre das Beste, ein Heim für ihn zu suchen. Das hatte Frau T. auch schon von ihren Kindern gehört und wollte sie nicht. Ihr Mann und sie blieben zusammen. Eher würde sie sich und ihn umbringen. Aber das könne sie nicht tun.

In dieser Situation kommt Frau T. in die soeben gegründete Angehörigengruppe. Sie schließt ihren Mann ein, damit er nicht wegläuft und kommt völlig angespannt und mit schlechtem Gewissen. Ihrem Mann hat sie erzählt, sie gehe zum Arzt, da könne er nicht mit. Die ersten 5 - 6 Treffen der Angehörigengruppe sind geprägt von Frau T. Sie redet ununterbrochen, kann kaum zuhören und wird gelegentlich von Weinkrämpfen geschüttelt. Einige Teilnehmer kommen gleich zu Anfang nicht wieder, sie können die Schilderungen von Frau T. nicht ertragen und sie wollen nicht hören, wie sich die Alzheimer Krankheit entwickeln kann. Bei den verbleibenden Teilnehmern entwickelt sich Vertrauen, Frau T. freut sich am regelmäßigen Zusammensein, sie fängt an zuzuhören, nimmt die Problematik der anderen Angehörigen wahr und bringt ihren Mann irgendwann einfach mit, weil sie ihn nicht mehr einschließen mag. Im Laufe der Jahre nimmt Frau T. an den verschiedenen Angeboten der Alzheimer Beratungsstelle teil, sie gibt ihren Mann gelegentlich in die Kurzzeitpflege und fährt zur Kur oder in Urlaub, nutzt das Angebot der Therapeutischen Gruppe beim DRK und später das der Tagespflege. Im Herbst des vergangenen Jahres hat sie mit ihrem Mann am betreuten Urlaub in Boltenhagen an der Ostsee teilgenommen (Träger: Landesarbeitsgemeinschaft der Alzheimer Gesellschaften NRW).

Trotz aller immer wiederkehrender Ermahnungen von Seiten ihrer Kinder oder des Hausarztes oder auch der Krankenhausärzte und Pflegefachkräfte bei den gelegentlichen Krankenhausaufenthalten ihres Mannes, sie solle ihn ins Heim geben, lebt sie beharrlich mit ihm in häuslicher Gemeinschaft. Zwischenzeitlich ist sie mit ihm in eine betreute Seniorenwohnanlage in die Nähe ihres Sohnes gezogen.

Dieses Beispiel macht deutlich, wo die Möglichkeiten, aber auch wo die Grenzen einer Angehörigengruppe liegen. Für Frau T. war die Angehörigengruppe sozusagen ein „Sprungbrett" zu verschiedenen Entlastungsmöglichkeiten. Den anderen Teilnehmern, die gleich zu Anfang die Gruppe verließen, blieb diese Erfahrung eventuell verwehrt, da sie nicht genügend Raum für ihre Schilderungen erhalten haben und sich vielleicht nicht ausreichend angenommen fühlten.

Die oben beschriebene Angehörigengruppe war einer der verschiedenen Bausteine, die letztendlich zur Einrichtung der Alzheimer Beratungsstelle führten.

Bei der zur Zeit bestehenden Angehörigengruppe handelt es sich um eine Gruppe mit 10 Teilnehmern, die nunmehr seit über zwei Jahren die Gruppe regelmäßig besuchen. 50 % der Teilnehmer sind Männer, 50 % Frauen. 70 % dieser Angehörigen sind pflegende Ehepartner, 20 % Kinder (Tochter/Schwiegertochter), 10 % andere Bezugspersonen. Sie bringen zum Besuch der Angehörigengruppe 8 Kranke mit, die zeitgleich betreut werden. Die Alzheimerkranken sind mittelschwer bis schwer erkrankt, alle sind nach dem Pflegeversicherungsgesetz als pflegebedürftig anerkannt und befinden sich in Pflegestufe II oder III.

Der Austausch zwischen den Angehörigen z.B. über mögliche Entlastung bei der Körperpflege ist weitaus wirkungsvoller als ein Gespräch mit einer Fachberaterin, die Entlastungsmöglichkeiten „schmackhaft" machen will. Trotz der Problematik, dass die bestehenden ambulanten Pflegedienste häufig nicht kompetent sind in der Pflege Demenzkranker und nach den Vorgaben (Zeitkorridoren) des Pflegeversicherungsgesetzes nicht ausreichend Zeit haben, um einen Demenzkranken adäquat zu pflegen, ist die Tatsache, dass ein Pflegedienst verläßlich Tag für Tag, auch an den Sonn- und Feiertagen, zur Verfügung steht, von großem Wert. Solch eine Erfahrung in der Angehörigengruppe bringt eine Lawine ins Rollen.

So sind Gespräche über Essen und Trinken mit den damit verbundenen Tipps ebenso sinnvoll, wie Möglichkeiten und Grenzen der Tagesgestaltung zu besprechen, wie Erfahrungsaustausch über nächtliche Unruhe usw. Vor allem die frühzeitige Inanspruchnahme eines ambulanten Pflegedienstes für die Körperpflege ist ein Dauerthema in der Angehörigengruppe.

Die körperliche Entlastung findet vor allem durch das Erlernen eines veränderten Umgangs mit dem dementiell erkrankten Angehörigen statt, aber auch durch Hineinnahme bestimmter Pflegetechniken. Der Körper regeneriert sich und neue Kräfte können aktiviert werden.

Gerade in der Gruppenarbeit schaffen es Angehörige, die verwirrten Handlungen ihres Kranken zu erkennen oder gar zu verstehen. So gelingt es, zunehmend die Würde und Gefühle des Demenzkranken zu achten und ihn auf seinem Weg zu begleiten.

Hinsichtlich des Umgangs mit Abschied, Trauer und Tod liegt eine große Verantwortung in der Anleitung und Begleitung der Angehörigengruppe. Trotz aller Fortschritte in der Akzeptanz der Krankheit und einem sich vielleicht ständig verändernden Umgang mit dem Kranken, auch bei Hinzunahme von professioneller und ehrenamtlicher Hilfe: es muss immer wieder Raum und Zeit geben für Klagen, Jammern, Weinen, für all die Trauerprozesse, denen ein Angehöriger ausgesetzt ist. Es gibt für die Pflegenden oft keinen anderen Ort und zumeist auch keine Menschen, wo sie ihre turbulenten und häufig auch „unerlaubten" Gefühle äußern, wo sie auf Verständnis und „Mitleid" (im guten Sinne des Wortes) treffen.

Die verschiedenen Phasen des Trauerprozesses nach Kübler-Ross sind gerade in einer Angehörigengruppe, die über eine längere Zeit besteht, entsprechend zu erkennen und zu begleiten. Hinzu kommt gerade bei alten pflegenden Ehepartnern, dass die eigene Endlichkeit des Lebens immer mehr in den Vordergrund rückt.

Durch den kontinuierlichen Austausch in der Angehörigengruppe der Alzheimer Gesellschaft Bochum seit über einem Jahr und durch die Leitung und Unterstützung der Mitarbeiter der Beratungsstelle, werden erste, kleine Schritte in Richtung „Sich selbst etwas Gutes tun" möglich. Für viele Angehörige ist die Teilnahme an der Gruppe oft der erste Versuch, ihre seit Jahren bestehende soziale Isolation aufzubrechen. Sie kommen wieder raus, haben ein Ziel und freuen sich auf den bevorstehenden Nachmittag.

Vor allem durch das gleichzeitig vorhandene Angebot der Betreuung des Kranken in der Betreuungsgruppe wird wieder ein entspannter Umgang mit sich und anderen Menschen möglich. Auch die ersten zaghaften Kontakte mit einer ehrenamtlichen Betreuungskraft oder Kontakte mit der Tagespflege machen die anderen Angehörigen neugierig und ermuntern sie, ähnliches zu versuchen.

Gerade die Erfahrungen, die Angehörige in einer Angehörigengruppe mit gleichzeitiger Betreuung der Kranken machen, ebnen Stück für Stück den Weg, andere Hilfen einmal auszuprobieren. So können Rückschläge oder negative Erfahrungen in der Gruppe thematisiert werden und werden nicht automatisch auf dem eigenen „Versagenskonto" gebucht. Im Austausch mit anderen Angehörigen wird die eigene Belastung deutlicher erkannt und realistischer eingeschätzt. Im Gespräch heben wir Isolation auf, bedauernde Worte und Mitleid entspringen dem Erleben eines anderen betroffenen Angehörigen und kommen von Herzen.

In einer weiteren Angehörigengruppe, der „Trauergruppe“ kommen einmal monatlich Menschen zusammen, die ihren demenzkranken Ehepartner oder die Mutter durch den Tod verloren haben. Hier ist Raum für das endgültige Abschiednehmen, unterstützt durch Gespräche, Entspannungsübungen, Trauerrituale, Lachen und Weinen.

Wege aus dem Labyrinth der Belastungen und Anforderungen müssen immer wieder neu gesucht und gefunden werden. „Damit die Seele nicht kaputt geht“ – wie es eine pflegende Angehörige einmal äußerte.

Die psychosoziale Angehörigenberatung ist ein notwendiger und unverzichtbarer Grundbaustein in der Arbeit mit älteren Menschen. In den Altenhilfestrukturen der Zukunft ist sie unentbehrlich und es ist wünschenswert, daß Angehörigenberatung dauerhaft finanziert und gesetzlich verankert wird.

Literatur

Bundesarbeitsgemeinschaft Alten- und Angehörigenberatung BAGA (Hrsg.), (1992). Standards psychosozialer Beratung von alten Menschen und Angehörigen. Bonn.

Bruder, J. (1997). Wünsche und Bedürfnisse dementiell Erkrankter und derer Angehöriger. Beitrag zum 2. Gütersloher Gerontopsychiatrischen Symposium. Gütersloh.

Dirksen, W., Matip E.-M., Schulz, C. (1999). Wege aus dem Labyrinth der Demenz. Münster: Alexianer-Krankenhaus.

Fricke, L. (1997). Demenz in der Familie, Charakteristische Problemfragen pflegender Angehöriger, Beratungs- und Unterstützungsmaßnahmen. In: Der ältere erkrankte Mensch, 3. Geriatrie Forum Vechta, Vechta.

Ribbert-Elias, J., Kamps-Link, M., Rothland, S. (1996). Qualitätsstandards für die Arbeitsform des Case-Managements. *Soziale Arbeit*, 5.

Zank, S., Schacke, C. (1998). Zur familiären Pflege demenzkranker Menschen: Die differentielle Bedeutung spezifischer Belastungsdimensionen für das Wohlbefinden der Pflegenden und die Stabilität der häuslichen Pflegesituation. *Z. Gerontolog. Geriatrie*, 31.

Der Zorgkompas - Pflegekompaß

Ein Einschätzungsinstrument zur Feststellung der Belastung pflegender Angehöriger

Brigitte Hagenhoff

In den Niederlanden entwickelten Marco Blom und Mia Duijnstee 1993 ein Instrument zur Einschätzung der Belastung pflegender Angehöriger. 1996 erschien das Assessmentinstrument unter dem Titel „Zorgkompas" in den Niederlanden. Die deutsche Ausgabe liegt seit 1999 unter dem Titel „Wie soll ich das nur aushalten" vor. Im Geleitwort zur deutschen Ausgabe schreibt Christel Bienstein:

„Es war mehr als an der Zeit, daß das Augenmerk der Pflegenden auf die Menschen gerichtet wurde, die tagtäglich ihre Angehörigen betreuen. Die Anzahl der Menschen, die ohne offiziellen Auftrag die Pflege ihrer Nächsten übernehmen ist bei weitem höher als die Zahl derer, die die Pflege beruflich ausüben. Im Gegensatz zu den beruflich Tätigen, verfügen sie nicht über die Möglichkeit abgelöst zu werden, einen ruhigen Nachtschlaf zu verbringen oder über Freizeit zu verfügen, die frei ist von dem Gefühl eigentlich zur Verfügung stehen zu müssen. Sie sind immer im Dienst." (Blom & Duijnstee, 1999:7)

Hintergründe

Das 1995 in Kraft getretene Pflegeversicherungsgesetz zielt darauf ab, Pflege wieder mehr in die Familien einzubinden. Doch die Zeiten der Großfamilie, im guten wie im schlechten Sinne, sind vorbei. Besonders die zunehmende Zahl der Dementierenden stellt an die Angehörigen hohe Anforderungen. Mit Angehörigen sind in diesem Zusammenhang nicht nur die Familienmitglieder gemeint, sondern ebenso die Menschen im sozialen Umfeld, welche sich für die Pflege und Betreuung persönlich verantwortlich fühlen und diese auch durchführen.

In Deutschland leben ca. 1,2-1,4 Millionen an Demenz Erkrankte; davon 80% zuhause. Die veränderten Rahmenbedingungen und die veränderte gesellschaftliche Wirklichkeit fordert auch von Pflegenden ein anderes Berufsverständnis. Professionell Pflegende rücken traditionell in der häuslichen Pflege den Pflegebedürftigen ins Zentrum ihrer Aufmerksamkeit. Nicht die häusliche Pflegesituation oder gar der pflegende Angehörige werden fokussiert. Nicht selten werden pflegende Angehörige als ein verlängerter Arm der beruflich Pflegenden betrachtet: was Angehörige tun können, muß die Gemeindeschwester nicht tun und wie was zu tun ist entscheidet die Gemeindeschwester! Pflegende Angehörige erleben dies als Instrumentalisierung ihrer Person, einen Eingriff in ihre Autonomie und ihr Selbstbestimmungsrecht, was weitreichende Konsequenzen hat.

Die pflegenden Angehörigen können mit unterschiedlichen Problemen konfrontiert werden. Dies variiert von ganz praktischen Fragen zur Pflege und zum Umgang mit dem Dementierenden bis zu den Schwierigkeiten mit der psychischen Verarbeitung des langsam fortschreitenden Kontaktverlustes und des nahenden Abschiedes. Meistens kommen mehrere Probleme zusammen. Ständig droht Überbelastung.

Von der Belastung zur Überbelastung

Schaut man einmal im Duden Herkunftswörterbuch nach, so findet man, daß der Begriff „Belastung" auf „Last" zurückzuführen ist. Der Begriff „Last" bezieht sich hauptsächlich auf das, was ein Mensch zu *tragen* hat, wofür er *aufkommen* muß oder was einen Menschen *seelisch bedrückt.* Diese allgemeine Definition auf die Pflege Dementierender übertragen trifft alle „belastenden" Ebenen.

Bei fortschreitender Demenz kann der Betroffene körperlich so hinfällig sein, daß er im buchstäblichen Sinne *getragen* werden muß. Für pflegende Angehörige kann das eine physische Belastung darstellen.

Bei der Leistungsanerkennung im Pflegeversicherungsgesetz stellt die Pflege und Betreuung von Dementierenden eine Lücke dar. Das kann zur Folge haben, daß für Hilfe von außen unter Umständen die Angehörigen selbst *aufkommen* müssen. Das kann zu finanziellen Belastungen führen oder dazu, daß Hilfe dann nicht in Anspruch genommen wird.

Die oft gravierenden Persönlichkeitsveränderungen der Dementierenden können auf die Angehörigen *seelischen Druck* ausüben. Dies ist eine Belastung über die zu sprechen oft schwer fällt, weil doch zwischen dem Hilfebedürftigen und dem pflegenden Angehörigen eine Beziehung besteht. Die augenscheinlichsten Belastungen sind (Blom & Duijnstee, 1999:19-33):

- Einschränkung des sozialen Lebens
- Anschlag auf die eigene Gesundheit
- Finanzielle Probleme
- Zunehmende Abhängigkeit des Dementierenden

- Unvorhersehbares und gefährliches Verhalten des Dementierenden
- Fortschreitende Beeinträchtigung des Gedächtnisses des Dementierenden
- Veränderung der Beziehung/Partnerschaft
- Mangelndes Verständnis und Anerkennung von anderen (Familienmitglieder/ Freunde)
- Verlust einer gemeinsamen Zukunft

Überbelastung entsteht, wenn die Last nicht mehr zu tragen ist. Marco Blom und Mia Duijnstee machen darauf aufmerksam, *„...daß viele pflegende Angehörige nicht mehr die jüngsten sind, und viele Töchter und Söhne, die die Pflege auf sich nehmen, oft außer der Pflege noch anderen Verpflichtungen nachkommen müssen.“* (Blom & Duijnstee 1999, ebd.). Faktoren für Überbelastung sind unter anderem (Borgesius, 1994, in Blom & Duijnstee, 1999:19):

- eine angespannte Beziehung zum Patienten
- die Notwendigkeit den Patienten zu beaufsichtigen
- Zukunftssorgen
- Verschlechterung der eigenen Gesundheit
- Angst vor sicherheitsgefährdendem Verhalten des Patienten.

Mit dem Ausmaß der Belastung bezeichnet man das Verhältnis zwischen der vom Angehörigen zu tragenden Last und seiner Belastbarkeit. Die sich hieraus ergebenden Fragen dienen dazu, ein Verhältnis zwischen den kräftespendenden und den kräfteraubenden Faktoren festzustellen (Blom & Duijnstee, 1999:24)

Die enge Beziehung zwischen dem Dementierenden und dem pflegenden Angehörigen kann motivierend sein, wenn eine Anerkennung der Ist-Situation stattfindet, eine gewisse Distanz und Mitleid eintritt. Durch Mitleid mit dem Dementierenden dreht sich alles um die Pflege – eine andere Beziehung entsteht. Beherrscht die zunehmende Verfremdung das Gefühlsleben, wird die Pflege nur noch aus Pflicht- oder Verantwortungsgefühlen aufrecht erhalten. Einfluß haben auch die Anerkennung und das Verständnis von anderen. Ist sie im ausreichendem Maß vorhanden, beeinflußt sie die Belastbarkeit positiv. Fehlt sie hingegen, schwächt sie die Belastbarkeit. Der Alltag verändert sich mit dem Zunehmen der Demenz. Gelingt es dem pflegenden Angehörigen, sich flexibel darauf einzustellen und ein individuelles Handling zu entwickeln, erhöht das ebenfalls die Belastbarkeit. Das Gefühl, alles unter Kontrolle zu haben, gehört dazu.

Ein weiterer Punkt ist das Erkennen der eigenen Grenzen. Dabei kann ein Austausch mit anderen sehr hilfreich sein, das individuelle Maß der Belastbarkeit herauszufinden.

Belastung ist individuell bestimmt. Andererseits sind die Unterschiede im Empfinden der Belastung durch pflegende Angehörige auf die Unterschiede im Handling, in der Akzeptanz und der Motivation zurückzuführen.

Handhabung und Aufbau des Zorgkompas

Um die Belastung feststellen zu können, werden Antworten auf folgende Fragen verlangt: *„Ist die betreffende Person ausreichend informiert? Erhält sie genügend Hilfe? Wie groß ist die Motivation des Angehörigen, für den Dementierenden zu sorgen? Kann man von Gegenseitigkeit sprechen? Erhält der Angehörige einen materiellen oder ideellen Ausgleich für die Pflege?"*

Bei dem Zorgkompas/Pflegekompaß handelt es sich um einen Interviewleitfaden. Er besteht zum großen Teil aus offenen Fragen. Dies hat den Vorteil, daß diese Fragen zum Reagieren und Weitersprechen einladen. Das Führen des Interviews muß nicht nach diesem festen Schema geschehen. Wenn die Situation es verlangt, darf oder muß man von der Interviewlinie abweichen. Die Schilderung des pflegenden Angehörigen bildet den Ausgangspunkt. Der Aufbau des Zorgkompas ist bewußt so gewählt. Angehörige sind es gewohnt, nach dem Befinden des Dementierenden gefragt zu werden. Ist der „Alltag" erst mal erzählt, das Eis gebrochen und eine vertraute Atmosphäre entstanden, kann langsam ein Bild der Gesamtsituation entwickelt werden. Vertrauen und Respekt vor der Lebenswelt des anderen, sind der Grundtenor des Interviewleitfadens.

Themenbereiche im Pflegekompaß

1. Fragen bezogen auf den Dementierenden
- Krankheitsgeschichte
- seine Kurzbiographie
- Motivation zur Pflege

2. Das Erleben der Pflege
- Hilfe bei den tägl. Verrichtungen
- Probleme mit dem Behalten und Wiedererkennen
- notwendige Aufsicht

3. Fragen bezogen auf den Angehörigen
- körperliche Gesundheit
- andere Aufgaben und Beschäftigungen
- Finanzen, Wohnsituation, soziale Unterstützung

4. Fragen bezogen auf die Zukunft
- Welche professionellen Hilfen werden in Anspruch genommen
- Was geschieht im Krankheitsfalle des pflegenden Angehörigen
- Was kann in der Zukunft zum Problem werden

5. Abrundung des Gesprächs
- Was sind im Moment die größten Probleme?
- Was könnte verändert werden?
- Eigene Anmerkungen und Fragen des Angehörigen zum Gespräch

Fragebeispiele aus dem Pflegekompaß

1. Bezogen auf den Dementierenden
- Wann haben Sie zum erstenmal bemerkt, daß mit Ihrem/Ihrer ... etwas nicht stimmt? Woran haben Sie das gemerkt?
- Können Sie mit Ihren eigenen Worten erzählen, was mit Ihrem/Ihrer ... nicht stimmt?
- Können Sie den Charakter Ihres/Ihrer ... beschreiben? Hat er/sie sich durch die Krankheit verändert?
- Wie kommt es, daß ausgerechnet Sie für Ihren/Ihre ... sorgen? Gab es noch jemand anderen, der die Pflege übernehmen konnte?

2. Erleben der Pflege
- Wie finden Sie es, Ihrem/Ihrer ... zu helfen? Gibt es bestimmte Dinge die Ihnen schwerfallen? Warum?
- Fällt es Ihnen leicht, die Hilfe anderer bei der Pflege Ihres/Ihrer ... zu akzeptieren?
- Finden Sie alles in allem, daß Ihr/Ihre ... viel oder wenig Schwierigkeiten beim Behalten und Wiedererkennen von Dingen hat?
- Welche Probleme belasten Sie am meisten? Und warum?
- Wie gehen Sie mit diesen Problemen um? Haben Ihre Vorgehensweisen Erfolg oder kommen Sie manchmal auch nicht weiter?
- Treten diese Probleme schon lange auf? Welche Verhaltensprobleme Ihres/Ihrer ... stören sie am meisten? Warum?
- Können Sie Ihren/Ihre ... für kurze Zeit allein zu Hause lassen, z.B. um kurz etwas einzukaufen?

3. Bezogen auf den Angehörigen
- Wenn Sie auf die letzten zwei Wochen zurückblicken, können Sie da sagen, daß Sie sich gesund gefühlt haben?
- Leiden Sie unter Schlaflosigkeit, Müdigkeit, Niedergeschlagenheit oder

verminderten Appetit? Wenn ja, wie oft? Und wie lange schon?
- Finden Sie, daß sich ihr Gesundheitszustand durch die Pflege Ihres/Ihrer ... verschlechtert hat?
- Haben sie noch weitere Aufgaben oder Beschäftigungen, die viel Zeit erfordern? Eine Familie oder einen Beruf zum Beispiel?
- Finden Sie, daß Sie genug Zeit für sich haben? Um zur Ruhe zu kommen oder um z.B. Hobbys nachzugehen?
- Haben Sie durch die Krankheit und die Pflege zusätzliche Ausgaben? Führt das zu finanziellen Problemen oder müssen Sie dadurch an anderer Stelle kürzer treten?
- Haben Verwandte und Freunde Verständnis für Ihre Situation? Begreifen sie Ihre Probleme?
- Erhalten Sie von Verwandten und Freunden genug praktische Hilfe bei der Pflege und im Haushalt? Und helfen sie auch bei anderen Dingen? Gehen sie z. B im Haus oder Garten zur Hand oder passen sie schon mal auf den Dementierenden auf?

4. Bezogen auf die Zukunft
- Sind Pflegende von außen an der Pflege Ihres/Ihrer ... beteiligt? (Wenn ja): Von wem erhalten Sie Hilfe?
- (Wenn ja): Sind Sie mit der Hilfe, die Sie erhalten, zufrieden? Möchten Sie gerne andere Hilfe, mehr Hilfe oder auch weniger Hilfe?
- Beherrscht die Pflege Ihr Leben? Sind Sie ständig damit beschäftigt? Nimmt Ihr/Ihre ... Sie sehr in Anspruch?
- Wenn Sie an die Zukunft denken, was denken Sie wird das größte Problem sein, daß auf sie zukommt? Beschäftigt Sie das schon heute?
- Glauben Sie, daß Sie an einen Punkt kommen werden, an dem Sie die Pflege nicht mehr leisten können? Wann denken Sie, wird dies sein?

5. Abrundung des Gesprächs
- Was sind für Sie im Moment die größten Probleme bei der Pflege Ihres/Ihrer ... ?
- Was würden Sie, wenn es nach Ihnen ginge, sofort an Ihrer Situation verändern wollen?
- Haben Sie noch Anmerkungen zu unserem Gespräch oder gibt es noch Dinge die Sie fragen möchten?

Beim Pflegekompaß geht es nicht allein um Informationen und Fakten. Wichtig ist die Frage, wie der pflegende Angehörige selbst die Situation sieht. Es geht darum, daß sich die professionell Pflegenden mit der Erlebniswelt des

Angehörigen verbinden können. Durch die hermeneutische Vorgehensweise entsteht ein Gesprächsraum, in dem Gefühle offenbar werden, Belastungen benannt werden können und Lösungen für pflegerische Probleme gefunden werden können.

Erfahrungen mit dem Zorgkompas/Pflegekompaß

In Deutschland wurde die Anwendung des Zorgkompas im Rahmen des Studiengangs Pflegewissenschaft an der Fachhochschule Osnabrück erprobt. Ausführlich beschrieben ist dieses Innovationsprojekt im zweiten Teil der deutschen Ausgabe des Pflegekompaß. Eine kurze Zusammenfassung der gemachten Erfahrungen in diesem Projekt ist hier angefügt.

„Die Erfahrungen in den Interviews haben gezeigt, daß sich die durch Forschungen in den Niederlanden entwickelten Erkenntnisse zur Be- und Entlastung pflegender Angehöriger von Dementierenden durchaus auf deutsche Verhältnisse übertragen lassen. Hier wie dort stellt die Übernahme der Pflege im häuslichen Bereich für Angehörige ein nicht zu unterschätzendes Gesundheitsrisiko dar. Die Angehörigen schildern, daß sie unter Erschöpfung, Schlaflosigkeit, Nervosität und psychischer Niedergeschlagenheit, unter Rückenproblemen, Migräne, Magenbeschwerden und Blutdruckanstieg leiden. Sie haben Angst, die Pflege wegen solcher Beschwerden nicht mehr leisten zu können. Meist ohne Perspektive wie sich die Situation verbessern ließe, versuchen Angehörige nicht allzu viel an die zukünftigen Aufgaben zu denken. Mit Hilfe des Zorgkompas könnte es in der Zukunft besser möglich sein, ambulante Serviceleistungen an die Wünsche und Bedürfnisse der pflegenden Angehörigen anzupassen." (Bögershausen et al. 1998:45)

Literatur:

Blom, M., Duijnstee, M. (1999). Wie soll ich das nur aushalten? Mit dem Pflegekompaß die Belastung pflegender Angehöriger einschätzen („Zorg-Kompass"). Deutsche Ausgabe Schnepp, W. (Hrsg.). Bern: Eicanos/Huber.

Borgesius (1994). Hulpverleners en familie. Partners in de zorg. Een handreiking voor hulpverleners in de GGZ. Assen: Van Gorkum.

Bögershausen, St., Büscher, A., Hejda, M., Horn, A., Schemann, J. (1998). Der Zorgkompas. *Forum Sozialstation*, 92, 43-45.

Duden (1963). Herkunftswörterbuch. Mannheim: Bibliogr. Institut & F.A. Brockhaus AG

Demenz zwischen Angst und Wohlbefinden:

Positive Personenarbeit und das Verfahren des Dementia Care Mapping

Christian Müller-Hergl

And once you have walked the length of your mind, what
You command is as clear as a lading-list
Anything else must not, for you, be thought
To exist.
And what`s the profit? Only that, in time
We half-identify the blind impress
All our behavings bear, may trace it home.
But to confess,
On that green evening when our death begins,
Just what it was, is hardly satisfying,
Since it applied to one man once,
And that man dying. (Philip Larkin)

1. Grundverständnis Demenz

Psychologisch besehen führt Demenz zu einer zweiten Phase schlechthinniger und schicksalhafter Abhängigkeit im Lebenskreislauf. Die in der Kindheit erworbenen inneren und äußeren Strukturen der Psyche, die Autonomie erst ermöglichen, bauen sich ab mit der Folge, dass die üblichen Kontrollmechanismen der Persönlichkeit, die öffentliches Auftreten und damit erwachsene Kommunikation und Interaktion ermöglichen, zunehmend weniger verfügbar sind. Primäre Impulse aus dem Es verbinden sich mit Umweltstimuli in Verbindung mit Material aus der Vergangenheit zu traumartigen Szenen, die dem Menschen mit Demenz widerfahren und in denen er/sie zunehmend lebt. So wie Personwerdung aus der haltenden Geborgenheit entstand, so wird die Erfahrung, Subjekt und damit Person zu sein, immer mehr nur noch dann möglich, wenn die Beziehung und der Kontakt mit einer anderen, einfühlenden und wertschätzenden Person dies befördert. Menschen mit Demenz werden dabei nicht zu Kindern, entwickeln aber ähnliche, einem Kind vergleichbare primäre Bindungsbedürfnisse nach Halt, Geborgenheit und Sicherheit. Personsein lebt wieder zunehmend aus der sozialen Bindung, aus der heraus sie erwuchs. Dies ist das eigentliche Thema, um das es in der Demenz geht: Ein oft verzweifeltes Ringen um das Personsein und die Subjekthaftigkeit.

Dabei kann man nicht deutlich genug betonen: Demenz allein muss für die Menschen kein furchtbares Unglück sein, wenn Milieu und Beziehung stimmen und sich entsprechend dem Menschen anpassen (der dies selbst nicht mehr kann). Es gibt genügend Beispiele von Menschen, die der Demenz zum Trotz relativ glücklich gelebt haben.

2. Angst und Demenz:

„Der Mensch ist ein Wesen mit einer Sehnsucht nach der Form" (Aristoteles)

Demenz bedeutet die anwachsende Inkontinenz des Geistes und der Seele. Seiner selbst nicht mehr mächtig wächst die Scham und die Schamangst: Sich gehen lassen gilt sozial als Unterlegenheitsgeste, auf die mit Überlegenheitsgesten (Ausschluss, Stigmatisierung, übermäßige Freundlichkeit) reagiert wird. Der Verlust innerer Strukturen führt zur Kollision mit sozialen Normen und gefährdet die eigene soziale Präsentabilität. Diese lebt davon, sich selbst in den Augen der verinnerlichten Elterninstanzen betrachten zu können: keiner möchte sich schwach, hilflos, sich und andere beschämend sehen wollen.

Schicksalhafte, distanzunfähige Abhängigkeit bedeutet u.U. auch das Wiederaufleben alter Gefühle, die mit Verlassenwerden und innerem Verlassensein zusammenhängen. Verlassenheit auf der frühen Entwicklungsebene löst Todes- und Vernichtungsängste aus, die nur durch Kontakt zu binden sind.

Schicksalhafte – also nicht frei gewählte und nicht rational verarbeitbare – Abhängigkeit bringt den Verlust des Erwachsenenseins mit sich: die Auflösung aller Errungenschaften, die das eigene Leben und die Identität ausmachen. Erwachsensein ist u.a. gekennzeichnet durch eine Balance zwischen Bindung und Autonomie: entfällt die letztere fortschreitend, so ist auch das damit zusammenhängende narzisstische Gleichgewicht und das Selbstwertgefühl bedroht.

Die Angst vor der Demenz ist damit die Angst vor der Auflösung des Selbst, der Zerstörung des Geistes im lebenden Leib. Es ist eine Angst vor der Lähmung und Hilflosigkeit, vor der äußersten Fragmentierung. Es ist die Angst, dem eigenen (im Alter auch immer mehr ungeliebten) Körper und den eigenen primären Impulsen ausgeliefert zu sein. Sich selbst fremd zu werden geht dabei einher mit dem Gefühl, von etwas Chaotischem und Anarchischen überwältigt zu werden. Dies wiederum ist grauenhaft und unheimlich, dem Ich – also dem Logos – nicht mehr zugänglich. Was dem Ich nicht zugänglich ist, das kann nicht verstanden werden. Was nicht verstanden werden kann, kann – bei mir und bei anderen – nicht akzeptiert werden und wird oft zum Objekt gemacht – also abgewehrt.

Von der Schilderung des Angstinhaltes zu trennen ist die Frage, ob bzw. inwieweit die Angst berechtigt ist. Hier wird man nicht ohne genauere Klärung des Begriffs „Selbst" weiterkommen können. Sabat und Harre greifen die in der analytischen Sprachphilosophie übliche Wittgenstein´sche Unterscheidung zwischen dem logischen und dem empirischen Ich auf. Das logische Ich (Sabat/Harre: Selbst 1) ist intern oder kriterial mit der grammatischen Fähigkeit verbunden, reflexive Personalpronomina bei eigenpsychischen Prädikationen (vgl. Anscombe) zu verwenden („avowals"), wobei die Indexfunktion selbstbezüglicher Sprechakte durch non-verbale Gesten substituierbar ist (tatsächlich beruhen die verbalen Indexfunktionen auf non-verbalen). Dieses logische oder formale Ich ist zu unterscheiden vom empirischen Ich (Sabat/Harre: Selbst 2): Diese besteht aus kohärenten Clustern von Eigenschaften („personae"), die sich erst in der Interaktion mit anderen bilden, wobei es zu einer wechselseitigen oder einseitigen „Positionierung" seiner selbst oder des anderen kommt. So ist z.B. die Diagnostizierung eines Menschen als „Alzheimer-Patient" eine solche einseitige Positionierung mit sozialen Folgen.

In mehreren qualitativen oder „intensionalen" Studien konnte Sabat glaubhaft machen, dass die Funktion des logischen Ichs selbst bei fortgeschrittenem Sprachzerfall und bei sehr schwerer Demenz erhalten bleibt. Wenn die „personae" (empirisches Ich) zerfallen, dann geschieht dies ohne direkten Zusammenhang mit dem Fortschreiten der Erkrankung: vielmehr löst die Diagnose „Alzheimer" oft einen selbsterfüllenden Prozess aus, in dessen Folge „Rollendeklarationen" und „Selbst-Narrationen" nicht adäquat erleichternd ergänzt (facilisiert) werden und die wechselseitige Konstituierung von lebenswichtigen „personae" immer seltener geschieht und gelingt. Die dann infolge von Missverständnissen auftretenden, ebenfalls unverstandenen „Verhaltensauffälligkeiten" (als Symptome der Erkrankung einseitig fehlbeschrieben) führen dann zu einem Zusammenbruch der „diskursiven Konstruktion des empirischen Selbst", der dann wiederum als Persönlichkeitsverlust bzw. als „uniforme Alzheimer-Persönlichkeit" einseitig (fehl)beschrieben wird. Umgekehrt kann es gelingen, durch das, was Kitwood „positive Arbeit an der Person" nennt, die relevanten „personae" zu stabilisieren und zu unterstützen. Ob die „Persönlichkeit" erhalten bleibt hängt damit wesentlich mit der Beziehungsfähigkeit und der Beziehungsphantasie der unmittelbaren Umgebung zusammen.

3. Demenz und Abwehr

Der Symbolcharakter der Demenz ist die Sprachlosigkeit, das Unverstehen und Grauen vor der lebenden Präsenz des Todes. Auf dem Hintergrund einer Gesellschaft, die Intelligenz, Souveränität und Autonomie und damit Selbständigkeit allerhöchste Priorität beimisst, ist es verständlich, dass Demenz zur Projektionsfläche tiefgehender Ängste wird, da sie allen narzisstischen Selbst-Idealen widerspricht. Demenz erinnert uns daran, dass das Ich aus der Bindung zum Du entstand, dass die inneren Strukturen und damit unsere Selbständigkeit ein kontingentes, verletzliches, zufallsblindes und endliches Konstrukt bilden und dass das Ich am Ende wieder nur durch neue schicksalhafte Bindung bestehen und gehalten werden kann. Alle Kulturen verfügen über den Mythos der „lebend Begrabenen" als Preis des Zivilisierungsprozesses (vgl. Antigone von Sophokles). In diesem Sinne könnte man – an Foucault anschließend – Menschen mit Demenz als die Erben der Leprakranken („schmutzige Krankheit") begreifen. Demenz steht für die „Chaosmächte" und damit für das, was man nicht wirklich denken, innerpsychisch nicht als Möglichkeit des Menschen, als Möglichkeit seiner selbst, akzeptieren kann.

Die Angst vor Demenz wird in der Regel abgewehrt und nicht „durchgearbeitet" – auch von Professionellen nicht. Die Abwehr dieser Angst und damit die fehlende Auseinandersetzung mit den inneren Themen der Demenz führen oft bei den Pflegenden zu Abwehrformen der „materiellen Verkehrung" (der wahren Mutter macht das alles nichts aus), der Abwehr durch Identifikation mit der helfenden Rolle (und den infantilisierenden, entmächtigenden und entsexualisierenden „Zugriffsweisen mütterlicher Macht"), Routinen und Ritualen (besonders des übermäßigen Waschens, Hinterherräumens, übereifrigen Intervenierens), der Rationalisierung durch Bezug auf ärztliche, durch defizitorientierte Stufentheorien und den entsprechenden Messverfahren abgesicherten Etikettierungen (dies dient dazu, die Mitverantwortung für die „Symptome" herausforderndes Verhalten) auszublenden und das Individuelle zu vergleichgültigen). An diesem Punkt lohnt es sich, der Argumentation von Parker et al nachzugehen und die Fragwürdigkeit medizinischer Kodierungssysteme in der Psychiatrie mit der im Umfeld Demenz zu vergleichen.

Diese individuellen Abwehrformen passen zur Verobjektivierung der Demenz als Ordnungsproblem in maschinenhaften Institutionen. Hier gilt es, verrichtungsbezogen die mangelnde soziale Präsentabilität der Menschen mit Demenz wiederherzustellen und sie in eine angstmindernde Form zu bringen – die Menschen sollen nicht so aussehen, wie es ihnen entspricht, sollen nicht das tun, wonach ihnen der Sinn steht. Die Gefühle und die innere Realität sind nicht interessant – wichtig ist die Wiederherstellung der Kontrolle auf der Verhaltens- und Erscheinungsebene durch äußere Intervention. Dies ist in sich legitim und notwendig, wird aber bedenklich, wenn sich hiermit – wie im SGB XI geschehen – der notwendige Pflegebedarf erschöpft. Durch die Macht der betriebswirtschaftlichen Rationalisierung sozialer Arbeit werden Restbestände nicht zweckrational optimierter Zuwendung ausgetrieben und damit Menschen tendenziell in Sachen verwandelt, an denen Verrichtungen durchgeführt werden, die zu „objektiven“ (also sichtbaren) Zuständen führen, an denen – oder an deren Dokumentation – die Qualität gemessen wird. Personell ausgedünnt gelingt es Pflegenden oft nur unter Aufrechterhaltung eines rigiden, wenig individuellen und mit festen Routinen (wie den unseligen „Toilettengängen“) versehenen Tagesablaufes, die Grundversorgung notdürftig aufrechtzuerhalten.

Als Profession schützen die Pflegenden und schützt die Institution Altenheim die Gesellschaft vor der Demenz (vergleichbar mit den Aufgaben der Justiz, der Polizei, dem Militär) und halten zusammen eine „fiktive Ordnung“ aufrecht. Fiktiv ist diese Ordnung, weil es zur „Wiederkehr der Verdrängten“ kommt in den Widersprüchen der Institutionen, dem Leiden der Menschen, die dort arbeiten und leben, in der Stummheit, Lähmung und konzeptlosen Desorientierung der Beteiligten, in dem Gefühl der Pflegenden, „im Stich gelassen“ und verraten worden zu sein („ungeschütztes Helferhandeln“) – Spiegelung der Gefühle der Menschen, die dort leben. Am Ende wird den Pflegenden dieselbe Kälte und Gleichgültigkeit zuteil wie den Menschen, die sie pflegen.

4. Ganzheitliches Modell der Demenz

Nach Tom Kitwood, Sozialpsychologe aus Bradford und Begründer der „Dementia Care Mapping“-Methode (DCM), besteht das Problemfeld Demenz nicht in dem Kranken, der die Demenz „hat“, sondern aus der gestörten Interaktion und Kommunikation zwischen neurologisch Behinderten und Menschen, deren Kulturtechniken (innere Struktur) intakt sind. Es kommt zu Missverständnissen und Störungen, in deren Gefolge Formen herausfordernden Verhaltens seitens der Menschen mit Demenz entstehen, die – sichtbar und vordergründig – zum eigentlichen „Problem“ werden. Einseitig als „Symptome“ einer Erkrankung fehlbeschrieben, werden diese Anlass für ruhig stellende bzw. fixierende Medikation oder andere, das Personsein des Betroffenen tangierenden Maßnahmen – inklusive der oft sehr belastenden Testverfahren. Was dabei als tolerabel gilt, wird durch diejenigen festgeschrieben, die über die Situationsmacht verfügen.

Kitwood unterscheidet im Rahmen seiner Theorie der „malignen Sozialpsychologie“ insgesamt 17 Formen „personaler Detraktionen“ (PD) im Pflege- und Betreuungsalltag, die eine personale Involution der Betroffenen verstärken und Subjektivität zum Verschwinden bringen.

Umgekehrt kann es gelingen, das Personsein der Betroffenen zu nähren, zu füllen, zu ergänzen. In Kitwoods Theorie der „positiven Personenarbeit“ werden 12 Interaktionsformen beschrieben, die dem Betroffenen helfen, sich selbst als Person zu erfahren. Je mehr die neurologische Beeinträchtigung voranschreitet, desto mehr sind die Betroffenen darauf angewiesen, erleichternde Ergänzungen bei „abgerissenen Handlungsprogrammen“ (Jutta Becker) zu erfahren und somit in ihrem Personsein gestützt zu werden. Im Unterschied zu Menschen mit intakter innerer Struktur lebt die Subjektivität bei Menschen mit Demenz immer mehr davon, Wertschätzung gespiegelt, Beschäftigung und Arbeit angeboten zu bekommen, in Gemeinschaft geführt und begleitet zu werden und in der Konstanz von Personen, Strukturen und individuellen Routinen Sicherheit und Geborgenheit zu erfahren. Erfahrungsgemäß nimmt das „herausfordernde Verhalten“ in einem personenunterstützenden Milieu erheblich ab. Grundlagen eines solchen Umgangs sind:

- ein Milieu mit einem hohen Maß an Expressivität und einem geringen Grad an Dominanz. Ungewöhnliches und bizarres Verhalten wird toleriert und zugelassen, begleitet, ermöglicht und „gehalten“. Nicht das „objektive Pflegeresultat“ (die soziale Präsentabiltät der Menschen) ist entscheidend, sondern das „wie“, der Prozess der Pflege selbst. Das eigentliche Ergebnis der Pflege ist die psychologische Qualität der Pflegeprozesse selbst.

- Die Beziehung wird aus einer grundlegend therapeutischen, zulassenden Haltung heraus gestaltet mit den Merkmalen der Wertschätzung, der Echtheit und der Empathie. Es geht darum, den anderen zu einfühlend zu verstehen und ihn/sie in der Welt seiner/ihrer Szenen zu begleiten, nicht allein zu lassen, sondern – auch im Schreien – auszuhalten, bis der Zustand sich ändert oder bis feststeht, dass ein Angebot jetzt nicht angenommen werden kann, worauf sich die Begleitperson zunächst zurückzieht. Menschen mit Demenz können nicht mehr „positiv bei sich selbst intervenieren“ bzw. sich durch Selbstinstruktionen aus belastenden Gefühlen befreien. Sie benötigen daher Menschen, die mit ihren Gefühlen mitgehen und diese wandeln helfen.

- Die Pflegesituation sollte offen und nicht durch vorab festgelegte Ablaufsysteme „geschlossen“ sein. Jeden Tag muss neu herausgefunden und erarbeitet werden, was jetzt und hier für diesen Menschen Sinn machen kann. Eine sich an der Lust und am Humor orientierende Suchhaltung mit genügend Neugierde und Phantasie ist nötig, um „Schlüssel“ zu den Welten und Szenen der Menschen mit Demenz zu gewinnen. Depressive Teams, die sich alleingelassen fühlen („verlassene Mütter mit einem hoffnungslosen Kind“) können dies nicht.

- Eine niedrige Abwehr der Pflegenden erlaubt die Solidarität mit den chaotischen und anarchischen Anteilen und damit auf den Verzicht zwanghafter Sauberkeits- und Beschäftigungsrituale. Nicht jede lustvolle Libidoregression (Schmieren) muss sogleich unterbrochen werden; wichtig ist es, für diese Tätigkeit einen nicht-beschämenden, sicheren Kontext zu schaffen. In der Regel gilt: Gegen die Symptome zu arbeiten ist ein Pflegefehler. Alles herausfordernde Verhalten ist als Kommunikationsversuch derer zu verstehen, die verstanden werden wollen.

- Die Aufmerksamkeitssteigerung für die Eigenarten des Gegenübers gelingt durch Fallarbeit und dabei durch die „Verähnlichung“ mit den Betroffenen.(vgl. die aristotelisch-aquinatische Erkenntnistheorie: sensibile in actu est sensus in actu). Ohne Bearbeitung der eigenen „dementogenen Persönlichkeitsanteile“ in Fallarbeiten, Inszenierungen, psychodramatischen Übungen gelingt es nicht, in die Schuhe der anderen zu schlüpfen und hermeneutisches Fallverstehen zu praktizieren. Reflexionsschulung ermöglicht es, Gegenaffekte zu vermeiden, Übertragungen zu verstehen und die Themen Tod, Trauer, Verlassenheit und Verlorenheit zu bearbeiten, die untergründig die Organisationsdynamik der Institution dominieren.

- Arbeit mit Menschen mit Demenz ist therapeutische Körperarbeit. Pflegende müssen lernen, schreiende Menschen zu halten, Trost zu vermitteln, lernen zu streicheln, zu berühren, den eigenen Leib einzusetzen. Dies wird ohne körpertherapeutische Selbsterfahrung nicht möglich sein, um „Körperpanzerungen“ aufzulösen und auf der primären, vorsprachlichen Ebene Begegnungs- und Wahrnehmungsangebote zu machen.

Arbeit mit Menschen mit Demenz ist eine der anspruchvollsten Aufgaben, die diese Gesellschaft zu vergeben hat. Der Pflegende stellt sich dabei mit seiner ganzen Person zur Verfügung und eben nicht als objektivierender, rationaler, distanziert-sachlicher Experte. Das zweckrational-technische Ideal der/des neutralen Expertin/en ist als Widerstand gegen das Verstehen imaginärer Lebenswelten und als Zurückweisung des Beziehungsangebotes und der Lebenswelt des Dementen zu analysieren (K. Gröning). Die Fähigkeit, die eigenen Grenzen zu weiten und sich ein stückweit „symbiotisch" zu machen mit den Betroffenen, zugleich aber in der Lage zu sein, entstehende Gegenübertragungen und Gegenaffekte (Wut, Ekel, Grauen) im Team und der Supervision zu reflektieren, setzt eine hoch entwickelte ethische und psychotherapeutische Kompetenz in der Pflege voraus.

Innerhalb einer von solcher Kompetenz geprägten Pflegebeziehung kann es gelingen, dem anderen Menschen relatives Wohlbefinden zu verschaffen und damit sein Subjektsein zu erhalten, also zu helfen, den eigenen Willen zu behaupten, die eigenen Gefühle auszudrücken, soziale Kontakte aufzunehmen, Zuneigung zu schenken und zu genießen, die Bedürfnisse anderer wahrzunehmen, sich selbst zu achten, die Verwirrtheit anderer anzunehmen, humorvoll zu sein, kreativ zu werden, sich zu vergnügen, hilfreich zu sein und sich zu entspannen und zu erholen. In all diesen sozialen Bezügen sind Menschen mit Demenz u.U. kompetent und drücken in diesem Kontext ihr Personsein aus. In der Regel gehen diese Dimensionen im klinischen Assessmentverfahren unter (vgl. Sabat).

Demenz ist zunächst ein soziales Problem. Von der Beziehung und dem Milieu hängt es ab, ob personales Leben mit Demenz gelingen kann oder ob Menschen als Personen zum Verschwinden gebracht werden. Die Sozialpsychologie ist damit das wichtigste Interventionsfeld.

5. Qualität in der Pflege und Betreuung von Menschen mit Demenz

„Gute Pflege erhält Personsein und stellt in dem Maße wachsende Kompensationsangebote bereit, in dem die geistigen Fähigkeiten abnehmen. Gute Pflege strebt danach, dem Betroffenen trotz kognitiven Verfalls zu einem Gefühl relativen Wohlbefindens zu verhelfen" (Kitwood). Entscheidend für die Qualität in der Pflege sind demnach nicht Symptomfreiheit und Arbeit an gestörten Funktionen, sondern Prozessqualität – wie Pflege durchgeführt, verhandelt wird, wie Beteiligung ermöglicht wird, wie pflegerische Maßnahmen einfühlend, humorvoll, mitgehend und verlangsamend durchgeführt werden. Im Mittelpunkt des Qualitätsbegriffes steht die *inhaltliche* Auseinandersetzung mit der Demenz und die aus dieser Auseinandersetzung sich ergebenden Schlussfolgerungen für Möglichkeiten, Wohlbefinden zu steigern. Anforderungen der MitarbeiterInnen, der Leitungen, der Aufsichtbehörden und auch der Angehörigen bleiben zunächst außen vor.

Wenn das Pflegeergebnis im Prozess besteht, entsteht die Frage, wie der Prozess abgebildet werden kann. Die beste Abbildung des Pflegeprozesses besteht nicht in der Analyse der Dokumentation, sondern in der gezielten kontinuierlichen Beobachtung des Pflegeprozesses selbst. Eben dies will das DCM-Verfahren leisten.

Ausgangspunkt bildet die Überlegung, dass relatives Wohlbefinden der Menschen mit Demenz ein gutes und zentrales Kriterium für Pflegequalität darstellt. In Anlehnung an Winnicott charakterisiert Kitwood Wohlbefinden anhand von vier globalen Empfindungszuständen („global sentient states"), die relativ unabhängig von komplexen kognitiven Fähigkeiten auf alle Menschen zutreffen: Jeder Mensch bedarf der Anerkennung seines Wertes, seiner Würde und Bedeutsamkeit; jeder Mensch möchte handeln, auf Menschen und Dinge einwirken, einen Unterschied im Lauf der Dinge machen können; jeder bedarf des Vertrauens in soziale Beziehungen, benötigt Kontakt und Interaktion; jeder bedarf der Hoffnung im Sinne des Urvertrauens, dass Welt und Menschen in einem fundamentalen Sinne gut und verlässlich sind. In gewisser Weise entsprechen diese „globalen Zustände" den kantianischen „regulativen Ideen der Vernunft". Wer über diese vier Dimensionen ausreichend verfügt, dem/der wird es auch relativ gut gehen – relativ zu den übrigen Belastungen, Herausforderungen und „zufallsblinden Prägungen" des Lebens.

Relatives Wohlbefinden bedeutet, dass den Grundbedürfnissen der Menschen nachgekommen wird und es den Pflegekräften gelingt, Wünsche und Bedürfnisse herauszufinden und zu befriedigen, Verhalten als Kommunikation zu deuten und die darin enthaltenen Intentionen zur Zufriedenheit zu ergänzen, zu unterstützen und zum Erfolg zu bringen. Beim Beobachten relativen Wohlbefindens wird von folgenden Prämissen ausgegangen:

1. Psychische Zustände sind keine „inneren Objekte", die anderen Menschen unzugänglich sind und nur von der Person selbst aus einer privilegierten Position heraus „erkannt" werden können. Wie es anderen geht, ist in der Regel ersichtlich und offensichtlich. Auf dieser Tatsache beruht sowohl die Kommunizierbarkeit von Gefühlen als auch die Eigenprädikation psychischer Prädikate im präsentischen Aktiv der ersten Person Singular. Wenn wir nicht wüssten, was es hieße, dass ein anderer Schmerzen hat, dann könnten wir es

von uns auch selbst nicht wissen bzw. bekennen (Wittgenstein: Privatsprachenargument, Anscombe: The First Person).

2. Als Gruppenwesen haben alle Menschen eine empathische Befähigung, die Gefühle und das Befinden ihrer Mitmenschen richtig einzuschätzen. Diese Befähigung ist nicht unfehlbar, wie alle anderen Erfahrungs- und Erkenntniswege auch nicht. Empathie kann diszipliniert werden: Wie ein Zustand einzufühlen und zu benennen ist, dies ist durchaus kritischer Diskussion zugänglich, theoretisierbar, differenzierbar und konsensfähig. Auf diesem Umstand beruht die Ausbildung in allen Psychotherapien.
3. Menschen mit Demenz haben die Fähigkeit weitgehend verloren, anders zu erscheinen, als sie fühlen. In der Regel können wir hier unseren Intuitionen über ihr Wohlergehen vertauen.
4. Psychometrische Verfahren können nicht den gleichen Objektivitätsanspruch anstreben wie streng naturwissenschaftliche Verfahren. Es wäre allerdings ein Missverständnis, diese Art von naturwissenschaftlicher Objektivität in jedem Untersuchungsfeld anzustreben. Naturwissenschaft hat keinen privilegierten Zugang zu dem, „was ist". Im hiesigem Fall reicht der Anspruch, auf dem Hintergrund einer sozialpsychologisch plausiblen Theorie eine begründete Sicht der Verhältnisse erstellen zu wollen, die auf dem beruht, was der/die MapperIn gesehen hat. Je detaillierter und fundierter die Beobachtungen, desto mehr wird man sich mit ihnen auseinandersetzen wollen und müssen. Und dies ist, was erzielt werden soll.
5. Eine ganze Reihe von Vorrangsregeln, Beispielen sowie eine auf sechs Wohlbefindlichkeitsstufen beschränkte Skala operationalisiert den Begriff des Wohlbefindens.

Grundhypothese für die Beobachtung ist: Wenn es Menschen mit Demenz relativ gut geht, dann ist dies ein wesentliches Kriterium für eine gute Pflegequalität. Wohlergehen von Menschen mit Demenz muss demnach überzeugend operationalisiert werden. Geht es Menschen mit Demenz in der Regel schlecht, werden wesentliche Bedürfnisse wohl nicht wahrgenommen. Eine Reorganisation der Pflege ist erforderlich.

6. Einige Details zum Abbildungsprozeß

Der Mapper (Abbildner) beobachtet eine Gruppe von Menschen mit Demenz kontinuierlich über mindestens 6 Stunden bzw. einen ganzen Tag lang. Er ist dabei gehalten, das „Feld" nach Möglichkeit nicht zu verändern, bemüht sich aber um freundliche Offenheit allen gegenüber, die sein/ihr Tun befragen oder auf ihn/sie zugehen. Im Grundsatz ist der Mapper an die Maximen positiver Personenarbeit gebunden und geht in schwierigen Situationen auch zur Hand. Die Mapper verbleiben im öffentlichen Raum und dringen nicht in die Privaträume der Menschen mit Demenz ein.

Auf einem Rohdatensammelblatt trägt er für eine Gruppe von 5 oder mehr Personen Verhaltensformen und Wohlbefindlichkeitswerte ein. Kitwood und MitarbeiterInnen haben das komplexe Verhaltensspektrum von Menschen mit Demenz auf insgesamt 24 verschiedene Verhaltensformen kondensiert. Jede dieser Verhaltensformen wird mit einem Kodebuchstaben angekürzt (z.B. C für „Cool", in sich gekehrtes, kontaktloses Starren), so dass beim Mappen jeder Person ein Verhaltenskode zugeordnet werden kann. Unterhalb dieses Kodebuchstabens wird ein Wohlbefindlichkeitswert aus einer sechsstufigen Skala eingetragen. Die Eintragungen erfolgen in einem Rhythmus von 5 Minuten, so dass in einer Stunde 24 x 2 = 48 Daten über jede beobachtete Person gesammelt werden. Besonders gelingende Situationen werden durch „Positive Ereignisberichte", personenunwürdige Kommunikationen und Interaktionen im Rahmen der „Personalen Detraktionen" festgehalten.

Diese Daten werden anschließend nach vorgegebenen Regeln analysiert und zu Wohlbefindlichkeitsprofilen und Verhaltensprofilen von Einzelnen und Gruppen aufgearbeitet. In der Bearbeitung der Daten zeigt sich die Pflegekultur einer Einrichtung: Gibt es viele „Degenerationsverläufe", in denen ein Mensch einem fortschreitenden psychischen Verfall preisgegeben wird? Gibt es viele positive Ereignisse, in denen es gelingt, Absichten richtig zu deuten, schwierige Gefühle phantasievoll umzuwandeln oder bislang nicht genutzte Ressourcen zu mobilisieren? Werden viele Personale Detraktionen beobachtet, die zeigen, dass z.B. ein infantilisierender Umgang zum „Stil des Hauses" zu gehören scheint? Zeigen die Verhaltensprofile an, dass verschiedene Angebote die Menschen auch erreichen und diese in für sie sinnvolle Aktivitäten hineinnehmen?

Die Analyse der Daten ist wie ein Fingerabdruck: Stärken und Schwächen im Prozess werden offenbar, Bevorzugungen bestimmter Bewohner oder Vernachlässigung anderer manifest, der Erfolg von Maßnahmen wird transparent und der Zusammenhang von Tagesstruktur und Wohlbefinden analysierbar. Mit diesen Daten geht der Mapper nach ausgiebiger Analyse zurück ins Team mit der Absicht, den MitarbeiterInnen ein Feedback über ihre Arbeit zu geben. Dieser Spiegel soll nicht der „Belohnung" oder Beschämung dienen, sondern Ansatzpunkte deutlich machen, wo und wie konkret für einzelne Personen und Gruppen Wohlbefinden verbessert werden kann. Das Feedbackgespräch endet in einem gemeinsam entwickelten Handlungsplan, möglichst in quantifizierbarer Form, so dass die Vereinbarung beim nächsten Mappen überprüft werden kann.

In einem dreitägigem Lehrgang inklusive Assessment nach den Regularien der Universität Bradford werden TeilnehmerInnen mit den Regeln und Verfahren von DCM vertraut gemacht. Vorbereitende und nachbearbeitende Schritte, ethische Überlegungen, Beteiligung des Teams, Umgang mit schwierigen Situationen werden erörtert und geklärt. Anhand der Errechnung des Konkordanzkoeffizienten kann die „inter-reliability" der Mapper überprüft werden. Intensiv wird der Begriff der „auf Entwicklung bezogenen Evaluation" besprochen, denn dies ist das Ziel der ganzen Übung: Entwicklung hin zu einem personenzentrierten Pflegen und Betreuen zu befördern und nachhaltige Entwicklung anzustoßen.

7. Grenzen und Rahmenbedingungen

Das Verfahren kann nur ein Instrument unter vielen darstellen in dem Versuch, personen-zentrierte Pflege zu optimieren. Nicht jede Einrichtung wird von dem Verfahren profitieren: Lernwilligkeit, Erfahrungen mit Veränderungs- und Projektmanagement, gesicherte Kommunikationswege, Klärung von Verantwortlichkeiten und ein gemeinsam getragener Wille, die eigene Arbeit zu verbessern, bilden wesentliche Voraussetzungen. DCM benötigt einige organisatorische Rahmenbedingungen, damit die Teams nicht ratlos vor dem Befund sitzen und ihre Schuldgefühle pflegen. Es bedarf Methoden, die Ergebnisse an die relevanten Stellen wohldosiert zu transportieren und Veränderungen verbindlich zu machen – Ablaufplanung, Pflegeplanung, Leitungsverantwortung. DCM ist nicht „nebenbei" zu machen – es bedarf eindeutiger Prioritätensetzung und ist in Gefahr, des Arbeitsaufwandes wegen in der Fülle parallel laufender Projekte und dem operativen Tagesgeschäft unterzugehen. DCM bedarf der Planung, z.B. Mappen, zeitnahes Feedback, Handlungsplan mit Verantwortlichen, Eingang in die Pflegeplanung, Durchführung, Auswertung anhand eines neuen Mappings.

Das Verfahren bedarf unterstützender Rahmenbedingungen, um den Mappern zu helfen, mit ihren Erfahrungen und Rollenkonflikten zurecht zu kommen und um den Entwicklungsprozess in Gang zu halten (vgl. J. Bolton et al.). Es ist sehr günstig, wenn Leitende am Training teilnehmen und die Mapper unterstützen. Teams müssen auf Mappings vorbereitet und eingestimmt werden, um sich anschließend die Daten auch aneignen zu können. Dazu gehört auch, dass dem Management deutlich gemacht werden muss, dass die Detaildaten (Rohdatensammelblätter und WIB-Punktzahlen) dem Team gehören und nur abstrahierte

Kennziffern zur Leitung gelangen. Wo dies nicht geschieht, werden oft unnötige Kontrollängste mobilisiert, die den Lernprozess behindern.

Die formale Qualifikation ist nicht ausschlaggebend für die persönliche Eignung als Mapper. Wichtig sind allerdings: Kommunikationsfähigkeit, Gruppengespür, Bereitschaft, sich auseinander zu setzen. Das Mappen und das Feedback profitieren beide von einer fundierteren Weiterbildung oder Fortbildung mit gerontopsychiatrischen Inhalten.

DCM ist ein auf Entwicklung zielendes Evaluationsinstrument. Es deckt Ressourcen und Defizite auf, regt einen Lernprozess an, der aber von der Substanz her außerhalb des Verfahrens gestaltet werden muss: Maßnahmen der Personal- und Organisationsentwicklung, Fortbildungen, Trainings, Veränderungen hart an der „front-line" entlang. DCM kann diesen Lern- und Entwicklungsprozess begleiten, nicht aber ersetzen.

Eine wichtige und schwierige Grenzziehung betrifft die Frage, bis zu welchem Schweregrad gemappt werden soll. Kitwood und die Mitglieder der „Bradford Dementia Group" lehnen herkömmliche Stufentheorien der Demenz ab. Daher gibt es auf diese Frage keine einfache Antwort. Aus der Erfahrung des Mappens selbst und aus den Begrenzungen der Methode heraus lassen sich aber folgende Empfehlungen ableiten: Die Grenze ist dort zu ziehen, wo die Verhaltensdiversität aufgrund des weit vorangeschrittenen Krankheitsprozesses sehr gering ist (vgl. Perrin, Renz-Junginger). DCM bezieht sich auf komplexe „behavioural composites". Bei sehr schwerer Demenz benötigt man ein Instrument, das mit Mikro-Verhaltenskomponenten arbeitet und methodisch nicht auf kontinuierliche Langzeitbeobachtung, sondern auf kurze Prä-, Peri- und Postinterventionsphasen ausgerichtet ist.

8. Abschließende Bemerkung

DCM kann nur ein Beitrag zur Entwicklung von Prozessqualität in der Pflege darstellen. Das Verfahren will dazu anregen, konkrete und auf das Individuum bezogene Fallarbeit durchzuführen und Wege zu beschreiten, die die Lebensqualität bzw. das Wohlbefinden konkret erhöhen. Je weiter sich die Daten vom Team entfernen und abstrahiert werden, desto mehr verlieren sie an Aussagekraft. In der Regel gehören die Daten den Pflegenden, die sie benutzen sollen, um ihre Prozesse im Sinne der Klienten zu optimieren.

Das Verfahren macht das Leben und Arbeiten in der stationären Pflege durchsichtig; daher handelt es sich um ein „mächtiges" Instrument, da z.B. die schonende Maske der Dokumentation oder der Pflegeplanung nicht greift. Versuche, besser zu sein, als man ist, enden in der Regel in einem noch schlimmeren Zustandsbild. Daher nehmen ethische Überlegungen in der Ausbildung der Mapper einen breiten Raum ein. Wenn die Mapper sich nicht um die Pflegenden kümmern, dann kümmern sich die Pflegenden auch nicht um die Daten der Mapper.

Kitwood glaubte an den Weg der kleinen, aber kontinuierlich erfolgenden Verbesserung. Es ist notwendig, in den Kleinigkeiten des Alltags konkrete Verbesserungen zu finden. Allerdings zeigt das Verfahren auch die Grenzen der Pflegenden auf und macht kenntlich, wie z.B. die Prozessqualität bei einer sehr schmalen Personaldecke abfällt, wie ungünstige Milieubedingungen sich auf die BewohnerInnen auswirken, wie starre Abläufe in der Pflege Detraktionen begünstigen. Im Unterschied zu den meisten qualitätssichernden Verfahren nimmt der Qualitätsbegriff Maß an den tatsächlichen, ermittelten und nachvollziehbaren Bedürfnissen einer bestimmten Gruppe von Menschen. Also gibt es denjenigen eine Stimme, die sich selbst zur Pflege nur eingeschränkt oder mit Mühen äußern können. Folglich ist das Verfahren selbstreferentiell bzw. stellt es sich selbst den Anforderungen, die es an die Qualität der Pflege stellt.

Literatur

Anscombe, G. E. M. (1981). Metaphysics and The Philosophy of Mind. Insb. “The Intentionality of Sensation”, “The First Person”, “The Subjectivity of Sensation”.

Becker, J. (1995). Die Wegwerfwindel auf der Wäscheleine. Die Handlungslogik dementer alter Menschen verstehen lernen. Darmstadt: Arbeitszentrum Fort- und Weiterbildung im Elisabethenstift.

Becker, J. (1999). „Gell, heut geht's wieder auf die Rennbahn.“ Die Handlungslogik dementer alter Menschen verstehen lernen. Darmstadt: Arbeitszentrum Fort- und Weiterbildung im Elisabethenstift.

Bolton, J. et al. (2000). Stepping back to move forward with DCM. *The Journal of Dementia Care*, July/August, 26-28.

Foucault, M. (1973). Wahnsinn und Gesellschaft.

Hirsch, R. (Hrsg) (1994). Psychotherapie bei Demenzen.

Kitwood, T. (1992). Towards a Theory of Dementia Care: Personhood and Well Being. *Ageing and Society,* 12, 269 – 287.

Kitwood, T. (1997). Dementia Reconsidered: The Person Comes First.

Lear, J. (1988). Aristotle: The Desire to Understand.

Parker, I. et al. (1995). Deconstructing Psychopathology.

Perrin, T. (1997). The Positive Response Schedule for Severe Dementia. *Aging and Mental*

Health, 1, 2, 184-191.

Retz-Junginger, P. et al. (2000). Über die Bedeutung von Persönlichkeitsmerkmalen bei der Alzheimer-Demenz. *ZGerontolGeriat*, 33, 52-58.

Rorty, R. (1992). Kontingenz, Ironie und Solidarität.

Sabat, S. R. et al. (1999). Intact social, cognitive ability, and selfhood: A case study of Alzheimer's disease. *American Journal of Alzheimer's Disease*, Jan/Febr, 11-19.

Sabat, S. R. & Harre, R. (1992). The Construction and Deconstruction of Self in Alzheimer's Disease. *Ageing and Society*, 12, 443-461.

Wittgenstein, L. (1958). Philosophische Untersuchungen.

Türöffnungskonzept des KDA zum „Erträglich-Machen“ der Demenz

Dr. Willi Rückert

Unsere Gesellschaft des langen Lebens muß eine andere Einstellung gegenüber der Demenz gewinnen, hat Herr Großjohann ausgeführt. Sie sollte Demenz, insbesondere die Alzheimer-Erkrankung, vor allem als schicksalhafte Behinderung ansehen, das Augenmerk auf die Förderung des relativen Wohlbefindens der Betroffenen und ihrer Helfer richten, fremdartiges Verhalten der an Demenz erkrankten nicht als bloße Verhaltensstörung brandmarken, sondern als herausforderndes Verhalten annehmen.

Dem liegt die Einschätzung zugrunde, daß Demenz gar nicht unbedingt das Drama sein muß, wenn wir die richtige Einstellung dazu gewinnen und die Bedingungen für die Pflegenden und die zu Betreuenden durch ein Entwicklungsnetzwerk für Demenz erträglich machende Wohnformen und Dienstleistungen so gestalten, daß wir das sichere Gefühl haben können, auch dann in Würde alt werden und in Würde sterben zu können, wenn wir den Verstand verloren haben und von Angehörigen und beruflich Pflegenden versorgt und betreut werden. Damit sind wir[1] bei dem „KDA-Türöffnungskonzept“ der Pflege und Betreuung für an Demenz leidende Menschen. Es ist ein programmatisches Konzept, angeregt durch die Historikerin und Pflegewissenschaftlerin Cora van der Kooij, die das mäeutische Prinzip in der Pflege entwickelt hat.

Das Türöffnungskonzept der Pflege und Betreuung geht davon aus, daß wir Kontakt halten müssen mit der vom Versinken bedrohten Persönlichkeit des an Demenz erkrankten Menschen. Wir müssen „Personsein“ wieder füllen – wie es der charismatische englische Psychologe Tom Kitwood formulierte. Das gleiche Ziel strebt Barbara Romero an mit ihrer Therapie zur Erhaltung des Selbst, damit der Mensch nicht früh in Trauer, Angst, Wut und Verzweiflung versinkt.

[1] Dieser Beitrag ist das überarbeitete Manuskript des Vortrages vom 24.05.2000 anläßlich der KDA-Fachtagung in Bonn.

Wir müssen durch Forschung und sensible Beobachtung möglichst viel lernen darüber, in welcher Welt die dementiell erkrankten Menschen leben, was ihnen Furcht einjagt und negative Gefühle auslöst und wie wir ihnen ein relatives Wohlbefinden verschaffen können.

Furcht und Schrecken jagen uns z.B. die Skandalmeldungen über Vernachlässigung und Gewalt in pflegerischen Beziehungen ein. Wichtigstes Ziel des Türöffnungskonzeptes ist, dafür zu sorgen, daß diesen Skandalmeldungen die empirische Basis, der Boden entzogen wird, daß es keinen Grund mehr gibt für solche Skandalmeldung. Das heißt die Praxis verbessern und setzt erhebliche Anstrengungen aller Beteiligten voraus und verlangt auch stärkere finanzielle Unterstützung. Vor allem aber ist ein Umdenken erforderlich.

Ein guter Ansatz war die Aktionswoche der Pflege im April diesen Jahres, bei der in Baden-Württemberg eine Woche lang die Heime sehr offen ihre Arbeit dargestellt haben. Allein im Landkreis Esslingen luden die Pflegeeinrichtungen zu mehr als 40 Veranstaltungen, fünf Besichtigungsrundfahrten, Zeitungs-Frage-Aktionen u.v.m. ein, damit die Bürger sich ein Bild verschaffen konnten. Aus Anlaß des Welt-Alzheimertages 1998 wurden im Landkreis Esslingen in rund 40 Veranstaltungen, Vorträgen, Workshops, Besichtigungen, Theater, Filmen über die Alzheimer-Erkrankung informiert und Wege zur Stützung und Entlastung aufgezeigt. Diese Aktion hat auch ein gutes Medienecho gefunden. Möglicherweise können die Bürger im Kreis Esslingen etwas beruhigter und zuversichtlicher in die Zukunft blicken als in anderen Regionen.

Solche Aktionswochen können aber nur der Anfang sein. Es müssen in unseren Massenmedien noch viel mehr und differenziertere Informationen über gelingende Pflegebeziehungen mit privaten Helfern, aber auch mit beruflich Pflegenden so anschaulich und bewegend dargeboten werden, daß die Menschen angesprochen werden und allmählich begreifen, was z.B. geschieht, wenn die Frau, der Mann, die Mutter, der Großvater plötzlich oder allmählich in einer fremden Welt lebt, die längst verstorbene Mutter sucht und sie wissen, wie sie angemessen agieren und reagieren können.

Sie alle kennen das. Sie kennen sicher auch die eindrucksvollen Lehrvideos über die richtige Anwendung z.B. der verschiedenen Varianten von wertschätzender Kommunikation/Validation. Welcher Normalbürger aber kennt diese neuen und vielversprechenden Konzepte für einen befriedigenderen Umgang mit ihren dementiell erkrankten Angehörigen – verbal und nonverbal – ganz zu schweigen, wer ist trainiert in ihrer Anwendung? In einer Gesellschaft des langen Lebens dürfen dieses Wissen und diese „türöffnenden“ Fähigkeiten nicht einigen wenigen beruflich tätigen Experten vorbehalten bleiben, sondern sie gehören sozusagen zu den Kulturtechniken, ähnlich wie von Autofahrern Kenntnisse und Fertigkeiten in Erster Hilfe erwartet werden.

Wir als KDA wollen uns verstärkt dafür einsetzen, daß in den Medien nicht nur Skandalmeldungen zur Kenntnis genommen werden, sondern auch und vor allem auch Positiv-Beispiele. Wir müssen aber auch die ungeschriebenen Gesetze der Medienmacher zähneknirschend zur Kenntnis nehmen, daß nur die schlechte Nachricht eine gute ist. Zum Glück aber gibt es nicht nur Nachrichten, sondern auch Magazine und da haben wir manchmal mehr Erfolg. Dennoch bleibt die Aufgabe, auch nach anderen Lösungen zur Entwicklung einer gerontopsychiatrischen Basiskompetenz in der Bevölkerung zu suchen, die Fähigkeit Türen zu öffnen für die und zu den an Demenz leidenden Menschen.

Es gibt doch auch die Beratungs- und Anleitungsfunktion der beruflich Pflegenden und Betreuenden. Die gilt es im Hinblick auf die neueren Erkenntnisse zu qualifizieren. Wir brauchen – wenn man es militärisch ausdrücken will – eine „Qualifizierungsoffensive". Eine bessere Pflegeausbildung – dankenswerterweise arbeitet die Bundesregierung an einer Neuordnung der Altenpflegeausbildung – gezieltere und effizientere Fortbildung. Und damit der Transfer von den beruflichen Pflegenden zur Selbsthilfe und zu Freiwilligen besser gelingt: warum nicht unkonventionell verstärkt gemeinsame Fortbildungen? Auch die Volkshochschulen sollten ihre Türen weiter öffnen und attraktive Kurse anbieten.

Stärkung der gerontopsychiatrischen Kompetenz beruflich Pflegender aber auch der Bevölkerung im allgemeinen ist eine Grundvoraussetzung für eine neue Haltung gegenüber der Demenz, die da lauten könnte: Demenz, na und? Vorausgesetzt wir haben die dazu notwendige Infrastruktur zur Beratung, Diagnose, Behandlung, Rehabilitation und Pflege geschaffen.

Basis für eine optimistischere Haltung gegenüber der Demenz ist, sie vor allem als Behinderung zu sehen und nicht als eine Krankheit. Eine Krankheit muß geheilt werden und wenn dies nicht gelingt, stellt sich leicht Verzweiflung ein. Wenn man Demenz – nach angemessener Behandlung – als Schicksal akzeptiert und als eine Form von Behinderung ansieht, ist man eher in der Lage, nach kleinen Freuden zu streben, die auch an Demenz erkrankte Menschen erleben und genießen können: Kränkungen und Streß vermeiden und relatives Wohlbefinden erreichen trotz der schrecklichen Krankheit und der damit verbundenen Leiden für die Betroffenen und vor allem auch für die ihnen nahestehenden Menschen, die sie begleiten, pflegen und betreuen.

Die Demenz **schließt** Türen und Fenster – im wahrsten Sinne des Wortes und im übertragenen. Eigentlich ist es aber nicht die Demenz, die die Türen schließt, sondern es sind unsere hilflosen Reaktionen auf die Anforderungen der Situation. Verschlossen werden nicht nur die Türen zu „geschlossenen Abteilungen“ und „beschützten Stationen“, sondern auch die Türen vieler Privatwohnungen. Sie werden auch viel weniger geöffnet für Besucher. Die Welt der Kranken und ihrer Hauptpflegepersonen wird immer enger, immer krankmachender.

Für viele Kranke – nicht für alle – wäre es wichtig, wieder einmal rauszukommen aus den vier Wänden, zum Einkaufen gehen, zum alten Stammtisch, zur Kirche. Für viele wäre eine gerontopsychiatrisch ausgerichtete Tagespflege von großem Nutzen. Es gibt aber zu wenige und die wenigen sind nicht genügend bekannt. Ich begrüße daher die Idee des Bundesgesundheitsministeriums, zu Hause lebenden Leistungsempfängern mit erheblicher Einschränkung ihrer Alltagskompetenz, einmal wöchentlich einen Tag Tagespflege zu ermöglichen ohne Anrechnung auf die übrigen Leistungen der Pflegeversicherung. Nicht nur für pflegende Angehörige, auch für viele Betroffene – nicht alle – ist ein Tag Tagespflege besser als kein Tag. Die Erwartung ist, daß viele bei steigendem Hilfebedarf auf eigene Kosten zusätzliche Tagespflege in Anspruch nehmen werden. Falls sich die erhofften Infrastruktureffekte nicht einstellen, wenn die Erleichterung der Inanspruchnahme von Tagespflege nicht dazu führt, daß flächendeckend gute teilstationäre gerontopsychiatrische Pflege angeboten wird, dann muß man nach anderen Wegen suchen, wie die Pflege zu Hause lebender dementiell erkrankter Menschen für die Betroffenen verbessert und die Pflegenden erleichtert werden kann.

Darüber, wie die Räume in deutschen Privathaushalten von Menschen mit dementiellen Erkrankungen ausgerichtet werden auf deren spezielle Bedürfnisse wissen wir wenig. Daher begrüßen wir, daß die Bundesarbeitsgemeinschaft für Wohnungsanpassung diesem Thema eine eigene Tagung widmet (am 15./16. Juni d.J. in Mainz), zu der wir unter anderem jüngst erworbene Literatur beisteuern können aus Ländern, die viel offener als wir mit der Problematik z.B. der Alzheimer-Erkrankung umgehen und in denen Erfahrungen mit der Anpassung der Wohnungen und deren Ausstattung in sehr anschaulichen Handbüchern/Führern beschrieben sind.

Türen einbauen und bei Bedarf öffnen, könnte auch den höchst ärgerlichen – weil schlimme Folgen zeitigenden – Streit zwischen Fachleuten entschärfen, der sich an der Frage entzündet, ob nicht für einen kleinen Anteil sehr schwer dementiell erkrankter Menschen das Wohnen in einem Zweibettzimmer nicht doch die bessere Lösung wäre. Ärzte, die aus ihrer Sicht diesen Standpunkt vertreten, weil sie glauben, das Zusammenleben könne Einsamkeit und Ängste in der Nacht mindern, denken nicht daran, daß ihre gut gemeinten Äußerungen mißbraucht werden von Investoren, denen es lediglich um Kosteneinsparungen beim Heimbau geht, indem sie unter Berufung auf solche Fachleute einen hohen Anteil an Zweibettzimmern bauen.

Aus KDA-Sicht sollten grundsätzlich alle Bewohnerzimmer als Einzelzimmer angeboten werden. Einrichtungsträger, die zeitweise auf Wunsch und fachliche Erwägungen hin, auch das Zusammenwohnen von zwei Personen ermöglichen wollen, könnten Türen zwischen Einzelzimmern vorsehen, die je nach Wunsch und aktueller Befindlichkeit beider Bewohner/innen geöffnet oder geschlossen werden können.

Neben den realen Räumen, Zu- und Ausgängen geht es um Türen und Fenster zu der vom Versinken bedrohten Persönlichkeit, zum bedrohten Selbst. Es gilt, den Kranken über alle Sinne Wohlbefinden zu vermitteln und Unwohlsein bewirkende Einflüsse möglichst fern zu halten. Personsein füllen – das Selbst stärken. Möglich ist dies nach angemessener Behandlung weniger durch den Verstand ansprechende kognitive Interventionen, sondern eher durch gefühlsorientierte Ansätze wie Erinnerungspflege, wertschätzende Kommunikation, Snoezelen, Basale Stimulation, Kinästhetik, Heiterkeit, Haustiere, personseinfördernde, Türen öffnende, das Selbst stärkende Verhaltensweisen bis hin zum spielerischen Krafttraining, wie es sich bei dem Modellprojekt des BMG im Geriatrischen Zentrum in Ulm bewährt hat, wie Sie in unserer Web-Seite *www.kda.de* demnächst nachlesen können. Einige dieser Konzepte werden hier im Plenum, im Foyer und in den Arbeitsgruppen thematisiert.

Zu beachten ist folgendes. Bei den gefühlsorientierten Konzepten der Wohlbefindenssteigerung entsteht sehr viel Nähe ebenso wie in kleinen Organisationseinheiten, die in dieser Veranstaltung auch angesprochen werden. Da ist die Gefahr des Ausbrennens der Helfer groß. Daher muß eine professionelle Beziehung gefunden und trainiert werden, die Nähe und Distanz angemessen reguliert. Darauf und auf die Bedeutung der Angehörigen wird jetzt Frau Sowinski und im Anschluß daran Cora van der Kooij eingehen, die – ich sage es mit Dankbarkeit nochmals – uns erst auf die Idee gebracht hat, die verwirrende Vielzahl der vorwiegend in der Praxis entwickelten Verfahren zu einem programmatischen „Türöffnungskonzept" zum „Erträglich-Machen" der Demenz zu bündeln. Die Zweckmäßigkeit dieses Konzeptes stellen wir hier und heute auf den Prüfstand.

Das „KDA-Türöffnungskonzept“

Britta Maciejewski und Christine Sowinski

Einleitung

Die niederländische Pflegewissenschaftlerin Cora van der Kooij war es, die das Kuratorium Deutsche Altershilfe (KDA) zur Entwicklung des Türöffnungskonzeptes und Dr. Willi Rückert zur Prägung des Begriffes angeregt hat. Das „Türöffnungskonzept der Pflege und Begleitung bei dementiell erkrankten Menschen“ geht davon aus, dass wir mit seiner vom Versinken bedrohten Persönlichkeit Kontakt halten müssen.

Im Rahmen des Projektes „Kleine und große Maßnahmen zur Optimierung der Förderung, Pflege und Begleitung psychisch kranker alter Menschen in Heimen“, das das KDA im Auftrag des Bundesministeriums für Familie, Senioren, Frauen und Jugend durchführt, suchten wir eine griffige Strukturierungshilfe, um die Vielzahl der Ansätze und Konzepte im Umgang mit Demenz ordnen zu können.

Cora van der Kooij betont immer wieder, dass der Umgang mit der Krankheit Demenz wie die Suche nach einem Schlüssel sei, um in die versunkene Welt der an Demenz erkrankten Menschen hineinzugelangen. Je mehr Schlüssel man habe, desto besser könne die Pflege gestaltet werden. Deshalb haben wir nach „Türöffnern“ gesucht, die das Leben mit Demenz für die Betroffenen, die Angehörigen und MitarbeiterInnen erträglicher machen können.

Dabei ist auch uns das aufgefallen, was der niederländische Psychologe Niek de Boer in seinen Vorträgen immer wieder feststellt (de Boer 2000:52). Es gibt ein Paradoxon bezüglich institutioneller Begleitung: das Einfache ist schwierig und das Schwierige ist einfach. Wenn man nach erfolgreichen „Rezepten“ sucht, um Zugang zu dementiell erkrankten Menschen zu finden, stößt man immer wieder auf einfache und auch bekannte Ansätze. Dabei handelt es sich eben nicht nur um komplizierte, englischsprachige Konzepte, sondern um die Ansätze, mit denen sich die Altenpflege schon seit Jahrzehnten beschäftigt.

Interessanterweise bestätigt sich der Wunsch mit „exotischen“ Konzepten für den Umgang mit „Demenz“ auch bei der KDA-Fachtagung „Umgang mit dementiell erkrankten Menschen“: Für den Workshop „Dementia Care Mapping“ erhielten wir bei weitem die meisten Anmeldungen.

Nach ausführlicher Sichtung der Literatur und Gesprächen mit Experten wollen wir erfolgreiche Türöffner wie folgt gewichten:

- Gute Angehörigenarbeit und Biografiearbeit
- Bezugspersonenpflege
- Gute Pflegeplanung und -dokumentation
- Verkleinerung der Organisationseinheiten in stationären Einrichtungen
- Leben in Hausgemeinschaften bzw. hausgemeinschaftsähnlichen Wohnformen

Erfolgreiche Türöffner

Türöffner 1: Gute Angehörigenarbeit und Biografiearbeit

Einen der wichtigsten Zugänge zu dementiell erkrankten Menschen erhält man über ihre Angehörigen und über die Biografiearbeit, die ohne die Angehörigen nicht möglich ist. Die Biografiearbeit stellt eine essentielle Grundlage für viele Konzepte wie beispielsweise für die Validation, für die Mäeutik oder für die Selbst-Erhaltungs-Therapie (SET) nach Barbara Romero dar. Diese Arbeit geht weit über die Erstellung eines Biografiebogens hinaus und legt den Schwerpunkt auf das „dort und damals“ statt dem „hier und jetzt“ (Müller, Schesny-Hartkorn 1998:9).

Bei dementiell erkrankten Menschen ist ein Rückzug in die Vergangenheit zu beobachten. Wenn die MitarbeiterInnen nichts über den Lebenslauf „ihrer“ BewohnerInnen wissen, wirken viele Aussagen verworren und verwirrt. Mit biografischem Hintergrundwissen sieht das schon anders aus. Da bekommen verwirrte Handlungen und Äußerungen plötzlich Sinn und sind verständlich. Auch der erfolgreiche Einsatz von „kleinen“ Maßnahmen oder Türöffnern (wie Musik, Kochen, Basteln) ist wesentlich davon abhängig, ob die MitarbeiterInnen über den Beruf, die Familie, über Interessen und Vorlieben Bescheid wissen.

Diese biografischen Angaben können meist nur von den Angehörigen verlässlich gegeben werden. Angehörige helfen bei der Interpretation schwieriger Verhaltensweisen ebenso wie bei der nonverbalen Kommunikation. Damit helfen die Angehörigen nicht nur den BewohnerInnen, den professionellen MitarbeiterInnen, sondern auch sich selbst, da bei ihnen nicht so schnell ein schlechtes Gewissen aufkommt: sie können etwas für ihre kranken Angehörigen tun und sind an der Biografiearbeit maßgeblich beteiligt. Auch darüber hinaus sind Angehörige sehr wichtig, da die emotionale Beziehung zwischen Angehörigen und BewohnerInnen in einer Einrichtung meist nicht ersetzt werden kann.

Türöffner 2: Bezugspersonenpflege

Unverzichtbar bei der Begleitung dementiell Erkrankter sind feste Bezugspersonen, weil sich die Kranken am besten an einer engen, emotionalen Beziehung orientieren können. Ständig wechselnde MitarbeiterInnen überfordern Menschen mit Demenz, da sie sich kaum noch auf verändernde Situationen einstellen können. Das KDA vertritt die Meinung, dass alle für die direkte Pflege geeigneten MitarbeiterInnen unabhängig von ihrer Qualifikation als Bezugspersonen eingesetzt werden sollten. Ist die Bezugsperson keine Pflegefachperson, muss eine Anleitung, Beratung und Pflegesupervision durch eine Pflegefachkraft erfolgen. Die genaue Zuordnung von BewohnerInnen zu MitarbeiterInnen sollte – auch wegen der Verbindlichkeit – schriftlich fixiert werden. In stationären Einrichtungen hat ein Bewohner mit Demenz in 24 Stunden bedingt durch drei Schichten ohnehin mit drei Bezugspersonen zu tun. Man sollte ihn nicht dadurch noch mehr verwirren, indem man ihm innerhalb dieser Schichten mit täglich oder wöchentlich wechselnden anderen Personen konfrontiert (vgl. Sowinski et al. 2000:93ff).

In einigen Einrichtungen herrscht die Vorstellung, dass man dem Burning-Out der MitarbeiterInnen entgegenwirken kann, wenn man sehr häufig ganz bewusst die Bezugspersonen austauscht, um eine emotionale Nähe gar nicht erst zuzulassen. Dies ist aber nach Erfahrungen des KDA sehr kontraproduktiv. Es ist zwar eine Kunst, mitfühlend und nah zu sein, ohne selbst in der Demenz zu „ertrinken“, aber diese professionelle Beziehungsgestaltung lässt sich leichter und befriedigender erlernen als das ständige Training emotionaler Kälte und Unpersönlichkeit.

Türöffner 3: Gute Pflegeplanung und -dokumentation

Um den Türöffner 1 „Gute Angehörigenarbeit und Biografiearbeit“ und den Türöffner 2 „Bezugspersonenpflege“ gut einsetzen zu können, braucht man eine gewissenhaft geführte Dokumentation und Planung. An den Verlaufsbeschreibungen gerade für dementiell erkrankte Menschen kann man schnell wichtige Zusammenhänge erkennen. Wenn beispielsweise eine besonders desorientierte

Bewohnerin seit Tagen viel weniger getrunken hat als sonst, kann man das desorientierte Verhalten sehr schnell auf den entstandenen Flüssigkeitsmangel zurückführen.

Türöffner 4: Verkleinerung der Organisationseinheiten und Türöffner 5: Leben in Hausgemeinschaften bzw. hausgemeinschaftsähnlichen Wohnformen

Das KDA hat immer wieder Alternativen zum klassischen Pflegeheim gesucht: Weg von straff organisierten, wirtschaftlich orientierten Institutionen hin zu möglichst viel gelebter Normalität. Auch ältere Menschen sollen weiterhin so leben, wie sie es ihr ganzes Leben gewohnt waren. Denn jeder Mensch hat das Grundbedürfnis nach selbstbestimmtem Wohnen – auch bei Hilfe- und Pflegebedarf.

Hausgemeinschaften sind betreute Gemeinschaften Älterer. Sie setzen sich aus einer überschaubaren Gruppe zwischen sechs und acht Personen zusammen. Die Gruppengröße und Zusammensetzung darf auf keinen Fall die Ausbildung eines persönlichen sozialen Gefüges unterbinden oder gar behindern (Winter et al. 1999:15). Die Normalität des Lebensalltags wird durch die Qualitätskriterien **Selbständigkeit**, **Privatheit**, **Vertrautheit**, **Geborgenheit** und **Eigenverantwortlichkeit** geschaffen.

Viele pflegerische Probleme werden durch das Anstreben dieser Ziele gemildert oder treten gar nicht auf, so z.B. die Tag/Nacht-Umkehr, Inkontinenz, Unruhe, Angst, Depression und Desorientiertheit. Hausgemeinschaften reduzieren außerdem nach Aussagen von Experten den Konsum von Psychopharmaka und Fixierungen.

Nachteile traditioneller stationärer Einrichtungen

Das KDA hat in Beratungen und Schulungen vor allem folgende Nachteile herkömmlicher stationärer Einrichtungen beobachtet (vgl. auch Müller 1994:19):

- Nach wie vor gibt es Funktionspflege. Tätigkeiten stehen im Mittelpunkt und nicht die Organisationsform „Menschen zu Menschen".
- Die Pflegeprozessteuerung ist mangelhaft.
- Die Pflegefachpersonen sind gehemmt.
- Die Organisationseinheiten sind zu groß: Wenn drei Personen 30 Personen pflegen, hat das große Nachteile.
- Der TEAM-Gedanke wird negativ umgesetzt (**T**oll, **E**in **A**nderer **M**acht's).

- Mangelnder Sichtkontakt zu den älteren Menschen.

Funktionspflege

Auch wenn man es oft nicht wahrhaben will, ist doch die Funktionspflege die häufigste Pflegeorganisationsform in der stationären Pflege und in der Kurzzeitpflege. Bei der Funktionspflege steht eine bestimmte Tätigkeit im Vordergrund, die bei allen KlientInnen bzw. BewohnerInnen nacheinander durchgeführt werden soll, z. B. morgens alle älteren Menschen aus dem Bett holen, die Betten machen, die Menschen ins Badezimmer führen. Ebenso ist „Runden drehen" vorstellbar, um Gläser zu verteilen, die Nachtschränkchen sauber zu machen, ein Kontinenztraining durchzuführen, in dem man die BewohnerInnen nacheinander zur Toilette bringt. Auch wenn es sich bei manchen Tätigkeiten nicht vermeiden lässt, diese im Funktionspflegesystem auszuführen (z. B. Tabletten verteilen), so führt die Funktionspflege dazu, dass nicht die Bedürfnisse der BewohnerInnen im Vordergrund stehen, sondern die Tätigkeiten; dass die Arbeitsabläufe nicht effizient sind, da die älteren Menschen das „Runden drehen" durch ihre Bedürfnisse, die sie dazwischen anmelden, ständig „stören".

Nach Erfahrung des KDA ist die Funktionspflege die ineffizienteste Pflegeorganisationsform (Sowinski et al. 2000:38). In kleineren Organisationsformen wie den Hausgemeinschaften lassen die Gruppen solche funktionellen Abläufe in der Regel nicht zu. So müssen sich die Bezugspersonen in den Hausgemeinschaften wie auch in der ambulanten Pflege immer wieder auf die individuelle Situation ihrer KlientInnen einstellen.

Der Vorteil des Funktionspflegesystems liegt darin, dass man sich durch die Angst, sich mit den eigentlichen Bedürfnissen der BewohnerInnen auseinandersetzen zu müssen, in eine bestimmte Abfolge von Tätigkeiten flüchten kann. Diese Rückzugsmöglichkeit lässt die Pflegeorganisation in den Hausgemeinschaften kaum zu.

Eine effizientere und humanere Pflegeorganisationsform ist, wenn nicht die Tätigkeiten, sondern die älteren Menschen auf der einen Seite und ihre professionellen BegleiterInnen auf der anderen Seite einander zugeordnet werden. Dieses nennen wir im KDA die Organisationsform „Menschen zu Menschen".

Mangelhafte Pflegeprozessteuerung

Indem sich ein älterer Mensch in eine stationäre Einrichtung oder eine Hausgemeinschaft begibt, hat er Anspruch auf professionelle Pflege. Professionelle

Pflege beinhaltet:

- professionelle Erhebung des Pflegebedarfs (Pflegediagnostik),
- professionelle Planung der Pflege (Pflegeplanung),
- Durchführung der Pflegemaßnahmen nach dem Stand der Künste,
- Anleitung, Beratung und Supervision der an der Pflege beteiligten Personen einschließlich Angehörigen (Pflegesupervision),
- Qualitätsüberprüfung bezüglich der Pflegemaßnahmen und des Pflegeprozesses (Pflegeevaluation).

Diese fünf Aufgaben gehören zum Grundhandwerkszeug einer Pflegefachperson (Fachpflege-Bezugsperson) und sollten unter Wertschätzung des Selbstpflegesystems des älteren Menschen und unter Wertschätzung des Angehörigen-Pflegesystems erbracht werden. Nach Erfahrung des KDA wird dieser Anspruch in den bisherigen Haus- und Wohngemeinschaften durch die Pflegefachpersonen wesentlich eher gewährleistet als in herkömmlichen Einrichtungen. Die Anzahl der zu begleitenden älteren Menschen ist überschaubarer. Die nicht ausgebildeten Bezugspersonen und PräsenzmitarbeiterInnen in den Wohngemeinschaften, die im Sinne eines „Alltagsmanagers“ bzw. einer Hausfrau/eines Hausmannes arbeiten, haben eine größere Nähe zu den BewohnerInnen und die Zusammenarbeit mit den ausgebildeten Pflegefachpersonen ist engmaschiger und klappt besser.

Gehemmte Pflegefachpersonen

Die Pflegefachkräfte (AltenpflegerInnen und Krankenschwestern/-pfleger) werden in vielen Einrichtungen nicht dazu ermutigt, das zu tun, wozu sie ausgebildet sind: Nämlich eine umfassende und geplante Pflege durchzuführen. Das Gegenteil ist deshalb oft der Fall: Jemand, der die Ausbildung gerade absolviert, hört oft, dass er in der neuen Einrichtung erst einmal alles vergessen kann, was die Schule ihn gelehrt hat; hier würde man anders pflegen. In manchen Einrichtungen kann man beobachten, dass gerade gute Pflegefachpersonen Mobbingmaßnahmen ausgesetzt sind. Sie werden ständig daran gehindert, gute Pflege zu leisten, z.B. mit den Worten:

„Sie sollen sich nicht so aufspielen“, „Sie sollen nicht die ganze Pflegedokumentation vollschreiben, das liest ja doch keiner“, „Wir haben immer so gearbeitet, jetzt werden keine neuen Moden eingeführt“, „Sie sollen erst einmal so lange arbeiten wie die anderen im Team, dann sehen Sie schon, dass sich Ihre neuen Ideen auf Dauer nicht verwirklichen lassen.“

In Teamgesprächen kann man beobachten, dass die gruppendynamischen Prozesse dahingehend ausgerichtet sind, die fachlich Schwächsten im Team zu schützen. Man orientiert sich nicht an den pflegefachlich am weitesten entwickelten MitarbeiterInnen, sondern versucht einen Teamkonsens herzustellen. Dies ist in Hausgemeinschaften nicht der Fall. Die Pflegefachperson übernimmt eigenständig – intern oder extern – die Pflegeprozessteuerung für die in der Hausgemeinschaft lebenden Personen. Externe Pflegeprozessteuerung findet in den Haus-/Wohngemeinschaften ambulanten Typs statt. Dabei kommt die Pflegefachperson als MitarbeiterIn eines ambulanten Dienstes in die Hausgemeinschaft. Bei der internen Pflegeprozessteuerung ist ständig eine Pflegefachperson anwesend bzw. in Rufbereitschaft. Durch die eigenständige interne oder externe Pflegeprozessteuerung kann sich die Pflegefachperson fachlich viel besser verwirklichen, da sie nicht durch große Pflegeteams gehemmt wird.

Von vielen Auszubildenden in der Altenpflege wurde uns berichtet, dass die Arbeit in einer Hausgemeinschaft für sie die Idealform der Verwirklichung des Altenpflegeberufes darstelle.

Zu große Organisationseinheiten

Die Organisationseinheiten in traditionellen Einrichtungen sind oft zu groß: Wenn drei Personen 30 Personen pflegen ohne dass feste Bezugspersonen zugeteilt werden, hat das große Nachteile. Subjektiv empfindet jeder dieser drei MitarbeiterInnen Verantwortung für alle 30 BewohnerInnen. Dies führt dazu, dass die MitarbeiterInnen schon morgens gestresst und mit den Nerven fertig sind, wenn sie den Dienst beginnen. Das Gefühl, 30 Menschen gerecht werden zu müssen, hemmt Kreativität, Empathie und die Motivation. Schon die Zahl der gesamten BewohnerInnen – wie beispielsweise 30, 33, 45 – wirkt im negativen Sinne magisch. Für so viele Menschen scheint außer einigen funktionellen Abläufen wie Betten machen, zur Toilette bringen oder Essen verteilen kaum noch etwas möglich zu sein. Ein Gespräch mit den Angehörigen, eine individuelle Begleitung eines Bewohners, Biografiearbeit, gute Planung und Dokumentation erscheint vor dieser großen Anzahl älterer Menschen und ihren Angehörigen nicht machbar.

Die Situation sieht völlig anders aus, wenn statt drei Personen für 30 Personen eine feste Bezugsperson für zehn ältere Menschen für einen längeren Zeitraum zuständig ist. Dies ist für eine Person immer noch eine große Anzahl von zu begleitenden Menschen. Die Organisationsform „Menschen zu Menschen" hat aber große Vorteile: Die Bezugsperson kennt nach einiger Zeit die Gewohnheiten und Vorlieben „ihrer“ zehn BewohnerInnen sehr genau. Sie entwickelt zu den Familien und Freunden der BewohnerInnen enge Beziehungen. Die Bezugsperson ist die Ansprechpartnerin und verfügt über gebündelte Informationen bezüglich „ihrer“ BewohnerInnen und deren Angehörigen. Der/die MitarbeiterIn fühlt sich kompetent und in ihrer Arbeit aufgewertet. Das KDA konnte beobachten, dass diese Form der Pflegeorganisation bei allen Beteiligten zu größerer Wertschätzung und Sympathie untereinander führt.

In den Hausgemeinschaften sind die kleineren Organisationseinheiten einschließlich der positiven Effekte per se gegeben. Aber auch in herkömmlichen stationären Einrichtungen lassen sich die Organisationseinheiten verkleinern, so wie das im KDA-Modell der Bezugspersonenpflege beschrieben wird (Sowinski et al. 2000:93ff).

Der TEAM-Gedanke wird negativ umgesetzt

In Seminaren und Organisationsberatungen des KDA wird oft beobachtet, dass das Team als warmes, kuscheliges Nest erlebt wird. Man ist sehr miteinander verwoben. Das Team bedeutet eher Masse und nicht Individualität. Wenn das Team aber als warmes Nest erlebt wird, ist jeder Konflikt eine Störung und nicht eine produktive Aktion, die auf etwas, das auf Lösung drängt, hinweist.

Ein falscher TEAM-Gedanke kann bedeuten: **T**oll **E**in **A**nderer **M**acht's. Man schiebt die eigene Verantwortung ab. Wenn es keine Eigenverantwortung gibt, kann dies zu Fehlern in der Pflege älterer Menschen führen (vgl. Sowinski 1999:42ff). Ein kooperativer Team-Gedanke setzt voraus, dass jeder an seinem Platz Verantwortung trägt. Es setzt neben der Eigenverantwortung ebenso Autonomie voraus. Das Team ist aber auch dafür da, dass schwierige Entscheidungen in einer Gruppe gefällt werden. Das bedeutet jedoch nicht, dass jede Alltagsentscheidung in der Gruppe gefällt wird. Denn dies verlangsamt die Pflegeprozesse, und alte Menschen geraten in Versorgungslücken, wenn nicht jede einzelne Pflegefachperson in der Lage ist, eigenverantwortlich eine Entscheidung zu treffen. Das Team federt die Einzelentscheidung ab, kann sie im Nachhinein auch korrigieren, aber man kann nicht davon ausgehen, dass ein gesamtes Team eine große Gruppe von älteren Menschen pflegt (Sowinski 2000:11).

Um den TEAM-Gedanken positiv umzusetzen, müssen vor allem klare Absprachen getroffen und Kompetenzen eindeutig verteilt werden (Müller 1999:37). Durch die kleineren Teams in den Hausgemeinschaften treten diese negativen gruppendynamischen Prozesse so nicht auf. Jeder einzelne Mitarbeiter ist stärker gefordert als dies in traditionellen Einrichtungen der Fall ist. Er arbeitet eigenverantwortlicher, und eine Pflegesupervision seitens der Pflegefachpersonen im Hinblick auf die PräsenzmitarbeiterInnen/Bezugspersonen findet viel intensiver statt. Die Berufszufriedenheit in diesen Einrichtungen ist höher (vgl. Radzey et al. 1999:7).

Mangelnder Sichtkontakt zu den MitarbeiterInnen

Dementiell erkrankte Menschen brauchen Orientierung. Auch bei mittlerer und schwerer Demenz sind sie zum Teil noch in der Lage, sich an dem gesünderen Menschen – insbesondere an den PflegemitarbeiterInnen – zu orientieren. In herkömmlichen Einrichtungen kann man beobachten, dass die dementiell Erkrankten den PflegemitarbeiterInnen regelrecht „hinterherlaufen“. Dementiell erkrankte BewohnerInnen halten sich am liebsten da auf, wo die PflegemitarbeiterInnen häufig anzutreffen sind. So befinden sie sich oft vor dem Dienstzimmer, dem Pausenraum und dem Aufzug. Ist kein Mitarbeiter zu sehen, fehlt ihnen der personelle Bezug, sie irren auf den Fluren umher und finden keinen Bezugspunkt. So beschreibt Winter eine typische Situation in einem traditionellen Pflegeheim:

„Wer kennt ihn nicht, den Alltag in Fluren von Heimen und Einrichtungen, wenn man aus Aufzügen und Treppenhäusern kommend, plötzlich in ihnen steht, nicht sicher, auf der richtigen Station zu sein, hilflos nach einer Ansprechperson Ausschau haltend. Die man im verglasten Schwesterndienstzimmer nicht antrifft. Unsicherheit kommt auf. (...) Man tastet sich weiter. Aufstehende Türen geben den Blick frei in überfüllte Funktionsräume, Teeküchen (mit aufgereihten Tabletts, auf denen für die Nacht die Medikamente schon hergerichtet sind) und kärglich möblierte Bewohnerzimmer. Hier und da läuft ein Fernsehapparat. Mit einem schlechten Gewissen ausgestattet, grüßt man überfreundlich: keine Reaktion. Man geht schneller, das Licht ist diffus, die Gerüche vermischen sich. Pflege-Putzmittel-Wagen und Rollstühle säumen den Flur. Endlich, ein Zivildienstleistender kreuzt den Weg und gibt die gewünschte Auskunft: „Die Wohnbereichsleiterin ist in ...“. Mit Verlaub, dieser Flur ist weit davon entfernt, Bestandteil eines Wohnbereiches zu sein!“ (Winter 1996:1)

Winter bezeichnet deshalb auch die Flure in solchen Heimen als „Angströhren“.

In großen Einrichtungen ist der Sichtkontakt mit den BewohnerInnen nicht immer gegeben. Dies ist in Hausgemeinschaften anders. Die BewohnerInnen sehen die Bezugspersonen bei den Alltagsaktivitäten wie zum Beispiel beim Kochen. Das schafft Sicherheit und Orientierung. Darüber hinaus ist dies eine sehr effiziente Organisationsform, da ein/e MitarbeiterIn in einer Pflegeminute für sechs bis acht BewohnerInnen Dienstleistungen erbringt. Die Synergie-Effekte sind sehr groß. In einer traditionellen Einrichtung profitiert hingegen oft nur ein Bewohner von einer Pflegeminute.

Kriterien der Hausgemeinschaft

Selbständigkeit

Verschiedene Kriterien sorgen für einen möglichst hohen Grad an Selbständigkeit:

- Ein barrierefreies Umfeld ermöglicht, körperlichen Hilfebedarf auszugleichen und die Selbständigkeit somit weitestgehend zu erhalten. Das gilt natürlich nicht nur für dementiell erkrankte ältere Menschen, sondern für alle Menschen mit körperlichem Hilfebedarf.
- Die Integration in die Gemeinde und die räumliche Nähe zum bisherigen Wohnumfeld der BewohnerInnen ist besonders für dementiell erkrankte BewohnerInnen wichtig. Werden sie entwurzelt, so fehlen die Orientierungspunkte, die sie sich während ihres Lebens geschaffen haben. Hierdurch entstehen ernsthafte Orientierungsprobleme im neuen Wohnort (Welter 1998:24).
- Eine ortsnahe zentrale Lage erhält und fördert die Selbständigkeit der BewohnerInnen in vielen Bereichen des täglichen Lebens (Scholl 1998:9). Dies gehört auch zu den Grundprinzipien der französischen Cantous. Gewünschter Nebeneffekt der zentralen Lage ist, dass es auch Freunden und Angehörigen erleichtert wird, „mal eben vorbeizuschauen“ (vgl. Jani-le Bris 1995:33).

Privatheit

Die BewohnerInnen einer Hausgemeinschaft innerhalb einer stationären Einrichtung leben in einem Wohnbereich zusammen, der wie eine normale Wohnung über Gemeinschaftsräume wie Küche und Wohnzimmer und private Räume verfügt. Diese Aufteilung kommt dem Streben eines jeden Menschen nach sozialem Leben, aber auch nach Privatsphäre nach (vgl. Bauer 1996:23). Wie jüngere Menschen, so benötigen auch ältere Menschen identifizierbare Räume, in denen sie sich wohl fühlen. Die eigenen Wohnschlafzimmer garantieren den BewohnerInnen Rückzugsmöglichkeiten und ihre unentbehrlich Privatsphäre. Die meisten Menschen unserer Kultur sind es gewöhnt zu bestimmen, wieviel Privatheit und wie viele soziale Kontakte sie haben. In einem Mehrbettzimmer sind die BewohnerInnen einander ausgesetzt und können nicht bestimmen, wo das eigene Lebensumfeld aufhört und das des Mitbewohners anfängt. Der Kontrollverlust der Privatsphäre führt zu Gewalt und Aggressionen oder Rückzug und Resignation (Welter 1997:88ff). Deshalb ist der persönliche Lebensraum von besonderer Bedeutung, da er Individualität, Intimität und Schutz bietet. Jeder Mensch braucht sein eigenes Territorium, zu dem er eine Beziehung hat, „sei es, indem er an der Gestaltung eines Raumes mitwirken konnte oder dass der Raum mit persönlichen Gegenständen des Besitzers markiert ist, die auch dementiell erkrankte Menschen als ihr Eigentum erkennen können" (Welter 1998:23). Selbstverständlich gehören hier auch die eigenen Möbel dazu. Fehlt diese individuelle Gestaltung, so kann sich der Kranke in seinem Zimmer nicht zurechtfinden oder findet es überhaupt nicht wieder. Hierdurch werden letztendlich Verwirrtheitszustände wieder gefördert (Graber-Dünow 1999:499).

Eine wichtige Funktion der Privatsphäre nach Westin (1967) ist die Funktion der „persönlichen Autonomie", die vor allem durch die Vorhaltung eines Einzelzimmers erfüllt wird. Die Funktion „persönlichen Autonomie" bezieht sich auf den Glauben an die Einzigartigkeit des Menschen und seinen Wert als Individuum. „Das Bedürfnis, nicht von anderen dominiert zu werden, wird durch die Individualität aufrecht erhalten" (Bauer 1996:24). Gerade für dementiell erkrankte Menschen ist es wichtig, ihre Individualität zu erhalten, sie brauchten das Gefühl, dass sie sich durch bestimmte Eigenschaften von anderen Menschen unterscheiden (Wojnar 1998:7). Im Innersten des Menschen befinden sich Geheimnisse und Gedanken, die üblicherweise nicht mit anderen geteilt werden. Hier einzudringen bedeutet eine starke Bedrohung der persönlichen Autonomie. „Ingham (1978) behauptete, dass das Gefühl persönlicher Autonomie verstärkt wird durch das Besetzen eines bestimmten Raumes für sich selbst" (Bauer 1996:24). Das wird schon bei alltäglichen Beispielen deutlich: Im Mehrbettzimmer sind Entscheidungskompetenzen stark eingeschränkt. Die kleinste Entscheidung, z. B. ob ein Fenster geöffnet oder geschlossen ist, wann das Licht brennt und wann nicht, muss dann mit dem Mitbewohner abgestimmt werden (Graber-Dünow 1999:497). Konflikte sind somit vorprogrammiert, und die persönliche Autonomie ist untergraben.

Zur Einhaltung der Privatsphäre gehört auch ein eigenes Duschbad und WC. Besonders für inkontinente BewohnerInnen ist dies von besonderer Bedeutung (Winter et al. 1999:14). Dies wird auch als Grundprinzip der französischen Cantous genannt (s.u.): „Im Falle von Inkontinenzen (insbesondere fäkaler), das häufiges Waschen des Intimbereichs bedingt, wiedersprechen sanitäre Anlagen, die von mehreren benutzt werden", dem Grundprinzip, dem Bewohner seine Würde zu garantieren (Jani-Le Bris 1995:33).

In vielen deutschen Altenheimen wird das Prinzip des Territorialverhaltens vernachlässigt. Hier gibt es wenig Paravents oder Vorhänge, die man z. B. bei der Unterstützung der Körperpflege im Bett oder beim Transfer vom Bett auf den Toilettenstuhl zuziehen könnte. In englischen Altenheimen scheint die Verwendung derartiger Hilfsmitteln geläufiger zu sein. So ließe sich also auch in traditionellen Heimen mit einfachen Mitteln ein höheres Maß an Privatheit erreichen. Optimal ist es, wenn das eigene Zimmer neben dem Bad und dem WC zusätzlich über eine kleine Diele verfügt und somit ein in sich geschlossenes Apartment bildet (Winter et al. 1999:5).

Vertrautheit

Das Kriterium der Vertrautheit spielt eine zentrale Rolle für eine Wohngemeinschaft. In unüberschaubaren und unpersönlichen Einrichtungen sind die psychischen und physischen Probleme für ältere Menschen größer als in kleinräumigen Einrichtungen. Viele verwirrte Menschen in einem großen, unübersichtlichen Raum sorgen für einen drastischen Anstieg von Wut und Aggression (Winter et al. 1999:9). Die Betroffenen wünschen sich, „nach Hause zu gehen" und äußern damit die Suche nach Vertrautem und nach Wohlbefinden. Das Unwohlsein und die ständige Suche nach ihrem zuhause erzeugt Ärger, Trauer und Aggression (vgl. Bosch 1998:60). Je mehr Vertrautheit also geschaffen wird, desto weniger Verwirrtheit und Wut, oder das andere Extrem, nämlich Resignation und Apathie tauchen auf.

Bei dementiell erkrankten Menschen geht mit den Einbußen geistiger Fähigkeiten der Gegenwartsbezug verloren. Sie ziehen sich aus der Gegenwart in die Vergangenheit zurück. Dieser Zustand hat natürlich bestimmte Verlusterfahrungen zufolge: Verlust von alltäglichen Fähigkeiten, Verlust der Familie, Verlust der eigenen Rolle in der Gesellschaft. Die neue Situation in einer ungewohnten Umgebung verstärkt dieses Gefühl. Das „Erinnerungsvermögen und dadurch die Fähigkeit, Situationen zu überschauen, zu interpretieren und neu zu definieren" ist stark reduziert. Die dementiell erkrankten Menschen verlieren „tatsächlich und im übertragenen Sinn ihr (Zu)haus" (Bosch 1998:119). Hinzu kommt die zunehmende Abhängigkeit von anderen, von der Familie oder der Pflegeperson. Hieraus entsteht ein Gefühl von Nutzlosigkeit verbunden mit der Sehnsucht nach Vertrautheit, nach Normalität, Sehnsucht nach der Mutter, dem Zuhause und damit nach Sicherheit und Geborgenheit.

Vertraute Möbel, Gerüche und andere Sinneswahrnehmungen bieten den verwirrten BewohnerInnen wichtige Orientierungspunkte. Verloren gegangene Alltagskompetenzen werden geweckt, Erinnerungen wachgerufen und damit Wohlbefinden ausgelöst.

Die Privaträume der BewohnerInnen werden – wie jede andere Wohnung auch – nach individuellen Vorlieben gestaltet. Der eigene räumliche Mikrokosmos entsteht aus Kleinräumigkeit bis hin zu Rückzugsnischen, die möglichst viel Vertrautes aus der eigenen Biographie bieten (Winter et al. 1999:13).

Neben einer ansprechenden, überschaubaren Architektur sind besonders Stimulationen durch Geräusche und Gerüche, die Erinnerungen wecken, wichtig. Wie in der Hausgemeinschaftsküche: Hier spielt sich – wie in den meisten „normalen" Haushalten auch – das Gemeinschaftsleben ab. Die BewohnerInnen können sich aktiv am Kochen beteiligen. Oder sie sitzen einfach dabei. So werden Erinnerungen belebt: In der Küche sitzen, den frischen Kaffee riechen, die Zwiebeln in Pfanne brutzeln hören, dazu den Lieblingsschlager im Radio hören: Die vertrauten Eindrücke durch viele sinnliche Stimulationen (riechen, schmecken, hören, tasten, sehen) sorgen gerade bei dementiell Erkrankten für eine bessere Orientierung und damit für mehr Sicherheit und Lebensqualität (Winter et al. 1999:5).

Dieses Prinzip ist der französischen Wohnform des „Cantou" entnommen, das eine spezifisch auf dementiell erkrankte, alte Menschen zugeschnittene, familienähnliche Lebens- und Wohnform darstellt. Cantou bedeutet „Feuerstelle im Haus", um die man sich früher versammelte. Hier spielte sich das gemeinsame Leben ab. Bei den Cantous geht es darum, Lebensqualität für die dementiell erkrankten BewohnerInnen zu schaffen, indem nach den folgenden vier Grundprinzipien gearbeitet wird:

1. Schaffung von Lebensräumen: Jeder Bewohner wird als individueller Mensch betrachtet mit individuellen Charakteristika und Vorlieben. Menschliche Wärme und Verständnis gehören zum Cantou als Selbstverständlichkeit.
2. Schaffung familienähnlichen Gemeinschaftslebens: Zwischenmenschliche Beziehungen und Aktivitäten für und von der Gruppe. Gerade häusliche Tätigkeiten in der Küche gehören zu den Grundbedürfnissen, die auch reflexhaft von dementiell erkrankten BewohnerInnen noch ausgeführt werden können. Der Gemeinschaftsraum ist tragender Mittelpunkt mit einem großen Tisch und einem freistehenden Herd.

3. Erhaltung und Förderung der Selbständigkeit.
4. Integration der Familie, Nachbarn, Freunden: Das Cantou nimmt die Familie in die Pflicht; dies ist aber eher freiwillig gedacht: Alle Beteiligten teilen sich die Verantwortung und machen sich Sorgen um den anderen. Ein Cantou entlastet auch die Angehörigen, da sie sich einbringen können, aber gleichzeitig nicht als exklusive Pflegeperson fungieren (vgl. Jani-le Bris 1995:32ff).

Dass Vertrautheit in besonderem Maße auch für verwirrte BewohnerInnen wichtig ist, umfasst auch das niederländische Prinzip „warme zorg", das von dem Arzt Hans Houweling und dem Psychologen Niek de Boer entwickelt wurde (vgl. Deutsche Alzheimer Gesellschaft/Sozialplanung Baden-Württemberg, 1997:8). Das Prinzip der „warme zorg" geht davon aus, dass die Demenz ein unumkehrbarer und unheilbarer Prozess ist, der aber durch ein vertraute häusliche Umgebung, Selbstbestimmung, warmherzige Haltung von Angehörigen und MitarbeiterInnen u. a. verzögert werden kann. Auch von den niederländischen Medizinern wird „warme zorg" mittlerweile anerkannt, um den Krankheitsverlauf zu beeinflussen.

Ebenso spricht Dr. Jan Wojnar von einer warmen, entspannten Atmosphäre, die dem Kranken hilft, seine Angst vor dem „Verlorensein" zu bändigen. Denn viele Menschen mit Demenz könnten keine Gesichter und Räume mehr erkennen, Sprache nur noch schwer oder gar nicht verstehen und hätten deshalb das Gefühl, verloren zu sein. Bekannte Dinge oder Sinneswahrnehmungen seien für diese Menschen deshalb besonders wichtig (Wojnar 1998:7).

Vertrautheit wird in Hausgemeinschaften zusätzlich durch die feste Bezugsperson geschaffen. „Ähnlich wie bei der räumlichen Dimension kann man auch bei der sozialen von einem Territorium sprechen, also von einem sozialen Territorium. Das Eingebettet sein in und somit der Bezug zu einem sozialen Netz bekannter Menschen, wie auch dessen Beständigkeit hilft der Orientierung" (Welter 1998:24). Zu den Urängsten des Menschen gehört die Angst, die Verbindung zur Gemeinschaft/Gruppe zu verlieren, da dieser Verlust eine Lebensbedrohung darstellt. Diese Angst kommt besonders bei dementiell erkrankten Menschen zum Tragen (Wojnar 1998:7). In großen Einrichtungen wechseln die Bezugspersonen ständig und es gibt unklare Aufgabenzuständigkeiten in den Teams, die die Verwirrungszustände dieser Menschen ganz wesentlich verstärken (Welter 1998:25). Auch wenn die dementiell erkrankten BewohnerInnen die MitarbeiterInnen nicht mehr beim Namen nennen können, konnte man feststellen, „dass – nachdem zum Beispiel ein Mitarbeiter auf Urlaub war – diese Bewohner einen Unterschied zwischen jenen, die ihnen vertrauter sind, und anderen machen“ (Leichsenring et al. 1998:91).

In das Hausgemeinschaftskonzept werden Angehörige stark einbezogen. Hiermit befindet sich ohnehin schon eine vertraute Bezugsperson in der Gemeinschaft. Wichtig in der Zusammenarbeit mit den Angehörigen ist dabei vor allem die Biografiearbeit. Denn nach Woinar (1998:7) benötigen gerade Demenzkranke das Gefühl, dass sie den Bezugspersonen gut bekannt sind und sich durch bestimmte Eigenschaften von anderen Menschen unterscheiden. Durch die Kenntnis der Biografie der BewohnerInnen können darüber hinaus Aktivierung und Stimulierung durch ein phantasievolles und anregendes Milieu individuell abgestimmt werden.

Geborgenheit

Geborgenheit ist von Privatheit und Vertrautheit abhängig. Geborgenheit wird aber auch durch das Gefühl von Sicherheit geschaffen. Älteren Menschen geht häufig das Gefühl von Sicherheit verloren, weil ihnen durch ihre gesundheitliche Situation die Kontrolle über ihr Leben immer mehr entgleitet. Mehr als 50 Prozent der Menschen, die in Deutschland in Langzeitpflegeeinrichtungen leben, weisen eines oder mehrere Symptome auf, die auf dementielle oder psychische Erkrankungen hinweisen. Dazu gehören geistige Behinderungen, psychische Erkrankungen wie Schizophrenie und Depressionen, Tabletten- und/oder Alkoholsucht, auffälliges Verhalten wie starke Unruhe oder Gewalttätigkeiten.

Der Kontrollverlust zeigt sich um so gravierender, wenn die räumliche Umgebung und die Atmosphäre einer Einrichtung – z. B. durch große Organisationseinheiten – die Unübersichtlichkeit verstärkt. Können die BewohnerInnen Einfluss auf die territorialen und sozialen Bedingungen nehmen, so werden Kontrollverlust und hierdurch entstehende Aggressionen verhindert. Denn nach Welter (1997:88) sind es die „sozialen und territorialen Bedingungen, die – durch Architektur mitbestimmt – zu Gewalt und Aggression führen.“ Der Entzug dieser Einflussmöglichkeiten führe häufig auch zu Resignation und Rückzugsverhalten, Hilflosigkeit und Depression (ebd.: 88).

Geborgenheit und Sicherheit werden also einerseits durch räumliche Gegebenheiten und andererseits durch Vertrautheit geschaffen. Der Ausdruck „lebendige Mitte“, der von Bettina Rath, Vorsitzende der Alzheimer Gesellschaft Mittelhessen, geprägt wurde, trifft dieses Kriterium nach KDA-Empfinden sehr gut. Hier zentriert sich das Gemeinschaftsleben, Erinnerungen werden neu belebt, die Orientierung und somit auch das Sicherheits-, Zusammengehörigkeits-

und Geborgenheitsgefühl gefördert. Die gemeinsame Mahlzeit hilft den dementiell erkrankten Menschen auch, apraktische Störungen zu überwinden, indem sie die psychisch gesunden Bewohner im Gebrauch z. B. des Essbestecks nachahmen (vgl. Wojnar 1998:12). Den Gedanken der „lebendigen Mitte" fördert das Kuratorium Deutsche Altershilfe deshalb nicht nur bei den Hausgemeinschaften, sondern auch in den traditionellen Einrichtungen.

Natürlich ist auch eine angemessene Pflege für die Sicherheit der BewohnerInnen verantwortlich. Aber anders als in den traditionellen Einrichtungen soll in den Hausgemeinschaften die Pflege möglichst diskret erfolgen. Der Tagesablauf wird nicht von Pflegetätigkeiten dominiert, sondern von alltäglichen Arbeitsabläufen wie Einkaufen, Kochen, den Tisch decken oder Wäsche falten.

Eigenverantwortlichkeit

Die familienähnlichen Wohnformen mit ihren Charakteristika **Selbständigkeit** (und dadurch Selbstbestimmung des Alltags), **Privatheit**, **Vertrautheit** und **Geborgenheit** erhalten und fördern die Eigenverantwortlichkeit und damit die Kontrolle der BewohnerInnen über das eigene Leben. Die Selbstbestimmung des persönlichen Tagesablaufs ist ein bedeutender Faktor, um Normalität zu schaffen. Der Bewohner bestimmt, wann er schläft, wann er isst, was er tut, an welchen Tätigkeiten er teilnimmt oder ob er sich lieber zurückzieht (vgl. auch Leichsenring et al. 1998:90).

Diese Eigenverantwortlichkeit, vor allem geschaffen durch die Bereitstellung von öffentlichen und privaten Räumen bzw. Einzelzimmern fördert auch die Kommunikation. BewohnerInnen, die sich ohne Störungen zurückziehen können, öffnen sich auch mehr nach außen. „Bewohner von Einzelzimmern erleben außerdem das Heim eher als „Heimat": ein Einzelzimmer fördert die Überzeugung, den Lebensalltag selbstverantwortlich gestalten sowie eigene Bedürfnisse und Wünsche eher verwirklichen zu können" (Graber-Dünow 1999:497).

Architektur

Auch und vor allem die Architektur sollten den alten Menschen ins Zentrum ihrer Planungen stellen. Häufig kann man beobachten, dass sich verwirrte BewohnerInnen unter einer Decke verkriechen, sich also quasi eine Höhle bauen als Reaktion auf unpersönliche, kalte Räumlichkeiten. Sie schaffen sich ihren eigenen „kuscheligen" Ort. Insgesamt verlangt die Situation der alten Menschen Kleinräumigkeit (Winter et al. 1999:13):

- Eine ansprechende Architektur ermöglicht und fördert zwischenmenschlichen Kontakt und Austausch, bietet aber auch gleichzeitig Rückzugsmöglichkeiten durch das Vorhandensein gemeinschaftlicher als auch privater Räume. Hierbei spielt die zentrale Küche eine große Rolle, wo sich das Herz der Gemeinschaft befindet (Winter et al. 1999:14).
- Das Wohnraumangebot muss barrierefrei und möglichst ebenerdig sein. Es sollte Zugang zu geschützten Außenräumen wie Gärten haben (Scholl 1998:9). Eine Untersuchung in der Wohngemeinschaft „Louis Fort“ in Villeurbanne, Frankreich ergab, dass Aggressionen von seiten der dementiell erkrankten BewohnerInnen durch Gartennutzung abgebaut wurden (Leichsenring et al. 1998:89). Gerade für verwirrte Menschen ist Bewegungsraum von besonderer Wichtigkeit. Die Bewegung/das Gehen gehört zu den „ursprünglichsten willkürlichen Handlungen“ und ist für viele Menschen mit Demenz die letzte Handlung, „die sie willkürlich, aus eigenem Antrieb und kompetent ausführen können. Darüber hinaus führt die Bewegung durch die Freisetzung bestimmter Stoffwechselprodukte und durch eine Rückkopplung zwischen dem peripheren Nervensystem und dem limbischen System zu einer starken Beeinflussung der Neurotransmitter“. Die Bewegung führt also zu einer Stimmungsaufhellung (Wojnar 1998:8). Der Bewegungsraum sollte ohne Sackgassen und Engpässe und ohne komplizierte Verzweigungen sein.
- Helle Räume mit angemessener farblicher Gestaltung fördern das Wohlbefinden und die Orientierung.
- Fenster mit Ausblick bieten Gelegenheit zur Orientierung. Ausblicke auf die offene Landschaft, Geräusche und Gerüche von draußen geben Hinweise über die Tages- und Jahreszeiten (Welter 1998:24).

Diese Gestaltungsprinzipien sind auf die Bedürfnisse aller Menschen abgestimmt. Vor diesem Hintergrund lehnt das Kuratorium Deutsche Altershilfe Sonderarchitekturen für alte Menschen – wie die sogenannte „Dementenarchitektur“ – ab (Winter et al. 1999:13).

Bezugspersonen: Die Hausfrau/Der Hausmann

Die Bezugspersonen in der Hausgemeinschaft sind als Präsenzmitarbeiter oder Alltagsmanager zu verstehen, unabhängig davon, ob sie eine pflegerische Ausbildung haben oder nicht. Sie übernehmen die Arbeit, die sonst normalerweise von den Angehörigen in der häuslichen Pflege übernommen wird. Die Bezugsperson gibt Hilfe beim Anziehen, bereitet Mahlzeiten zu, reinigt die Wäsche, hält Kontakt und Beziehungspflege zu den BewohnerInnen und Angehörigen. Ihre ganzheitlich angelegte Rolle und Funktion ist vergleichbar mit der einer Hausfrau/eines Hausmannes in einem größeren Familienhaushalt (Winter et al. 1999:14). Da die Organisationsverantwortung und damit auch der Personaleinsatz dem Träger einer Hausgemeinschaft obliegt, muss er auch eine geeignete personale Ausstattung und Pflegeprozessteuerung sicherstellen (vgl. Böhme 1997:53). Deshalb werden bei Bedarf zusätzliche externe Fachkräfte aus dem ambulanten oder stationären Sektor hinzugezogen. Im Rahmen neuerer Konzepte professioneller Förderung und Unterstützung verstehen sich die MitarbeiterInnen weniger als ExpertInnen, die für die KlientInnen entscheiden, was zu tun ist. Sie nehmen vielmehr die Rolle von AssistentInnen oder auch BegleiterInnen der KlientInnen ein, die die KlientInnen bei ihrer jeweils individuellen Form zu leben und bei der Bewältigung der mit dem Alter verbundenen Probleme unterstützen (Sowinski et al. 2000:82).

Das Gemeinschaftsleben einer Wohngemeinschaft spielt sich im wohnbereichsinternen Wohn-/Ess-/Kochbereich ab. Hier ist mindestens eine Mitarbeiterin/ein Mitarbeiter in Hausfrauenfunktion über den Tag hinweg als permanente Bezugsperson für die BewohnerInnen ansprechbar. Sie organisiert den Haushalt, kauft ein und kocht das Essen. Die alten Menschen beteiligen sich – ihren Fähigkeiten und Vorlieben entsprechend – aktiv an den hauswirtschaftlichen Tätigkeiten, oder sie sitzen ganz einfach hautnah dabei und nehmen die Bewegungen, Geräusche und Gerüche als wohlvertrautes Leben auf. Die Hausfrau/der Hausmann erhält so – wie im Cantou – die Schlüsselposition: „Sie trägt die Rollen und Funktionen einer normalen Hausfrau/Hausmann in einem normalen Haushalt. Spezifische Eigenschaften, die von ihr erwartet bzw. für die Einstellung vorausgesetzt werden, sind menschliche Wärme, Großzügigkeit und inneres Gleichgewicht; sie sollte fröhlich sein, mit beiden Füßen fest auf dem Boden stehen, zuhören können. Sehr viel im Cantou hängt von ihr ab, von ihrem Charakter, ihrer Mentalität, ihren Fähigkeiten im Umgang mit anderen Menschen." (Jani-Le Bris 1995:33). Denn in der Pflege und Begleitung dementiell erkrankter Menschen geht es weniger um die Behandlungspflege. „Die wichtigste Triebkraft in der Pflege älterer Menschen mit Demenz liegt in emotionalen Beziehungen" (Leichsenring et al. 1998:100).

Bezugspersonen müssen ein hohes Maß an emotionaler Nähe ertragen. Sie gehen automatisch eine intensive Beziehung ein. Damit erhöht sich die Verbindlichkeit und die Ausweichmöglichkeiten werden geringer. Hinsichtlich dieser hohen emotionalen Nähe und Dichte haben natürlich Fehlbesetzungen in einer Hausgemeinschaft katastrophale Folgen. Es gibt keine Kollegen, die ausgleichen können oder fachliche Supervision leisten. Deshalb fordert das Kuratorium Deutsche Altershilfe auch ein sehr gutes Management, das die Hausgemeinschaften berät und unterstützt.

Durch die Funktion der Hausfrau/des Hausmannes bleibt den älteren – pflegebedürftigen und/oder verwirrten – Menschen ein an Normalität und menschlichen Maßstäben ausgerichtetes, anregungsreiches Milieu erhalten. Die Bewältigung der Alltagsaufgaben und die informellen zwischenmenschlichen Kontakte stimulieren den älteren Menschen und sorgen so für Wohlbefinden.

Angehörige

Die Hausgemeinschaftsbewegungen setzen sich für eine starke Einbeziehung der Angehörigen und Nachbarn ein. Im niederländischen „Anton-Pieck-Hofje" können die Angehörigen selbst bestimmen, in welchem Maße sie sich einbringen, ob sie in der Wohngruppe z. B. selber putzen oder eine Putzfrau engagieren (vgl. Radzey et al. 1999:34). Die Angehörigen haben in Hausgemeinschaften die Möglichkeit, sich aktiv am Tagesablauf zu beteiligen und einen Beitrag für die Lebensqualität der BewohnerInnen zu leisten. Damit arbeiten Angehörige und MitarbeiterInnen eng zusammen. Sie müssen die Arbeit des andere akzeptieren und wertschätzen und kommunizieren automatisch mehr miteinander als das in herkömmlichen Einrichtungen der Fall ist (Radzey et al. 1999:36). Die Angehörigen sind neben der Hausfrau oder dem Hausmann die zentralen Bezugspersonen. Das bedingt natürlich ein hohes Engagement. Die straff geregelten Tagesabläufe in traditionellen Einrichtungen fordern hingegen kaum Leistung von den Angehörigen. Deshalb gilt auch für die Angehörigen – wie für die Hausfrau/den Hausmann, dass ihre Arbeit in einer Hausgemeinschaft verbindlicher wird.

Zusammenfassend kann man mit den Worten von Niek de Boer (de Boer 2000:53) sagen, dass Hausgemeinschaften „eigentlich nicht grandios" sind. „Wir haben im Anton-Pieck-Hofje kein Paradies, wir sind keine Engel, und wir versuchen auch nicht, alle superglücklich zu machen. Bei uns herrscht nicht mehr und nicht weniger als das ganz normale Leben."

Literatur

Bauer, I. (1996). Die Privatsphäre der Patienten. Bern, Göttingen, Toronto, Seattle: Huber.

Bosch, C. F. M. (1998). Vertrautheit. Studie zur Lebenswelt dementierender alter Menschen.

Wiesbaden: Ullstein Medical (Übersetzung: Ulrike Skutta-Pluim. Bearbeitung: Wilfried Schnepp).

Böhme, H. u. M. v. Haß, P. (1997). Haftungsfragen und Pflegeversicherungsgesetz. Haftung von Trägern, Pflegemanagement, Pflegefach- und Pflegehilfskräften. Köln: Kuratorium Deutsche Altershilfe (Forum 35).

De Boer, N. (2000). Projektbeispiel Anton-Pick-Hofje in Haarlem. In: Kuratorium Deutsche Altershilfe: Wohnen in Gemeinschaft. Dokumentation des deutsch-niederländischen Experten-Workshops 20. und 21. Januar in Königswinter. Köln: Kuratorium Deutsche Altershilfe 46-53.

Deutsche Alzheimer Gesellschaft/Sozialplanung Baden-Württemberg (1997). Kurzevaluation von Wohngruppen für Verwirrte in Frankreich und in den Niederlanden. Abschlußbericht. Stuttgart: Deutsche Alzheimer Gesellschaft.

Graber-Dünow, M. (1999): Vom Heim zur Heimat. Milieutherapie in der stationären Altenhilfe. *Heim und Pflege*, 11, 496-500.

Haß, P. (1999). „Sie sehen ja, ich hab' noch zu tun". Alltag in der Hausgemeinschaft „Villa Hittorfstraße" in Münster. *Pro ALTER*, 2, 7-11.

Haß, P. (1999). Vom Altenpflegeheim zur Alteneinrichtung mit Hausgemeinschaften. Einzigartiger Wandel beim „Buchen-Hof" in Bochum. *Pro ALTER*, 2, 15-19.

Jani-Le Bris, H. (1995). Le Cantou: un espace familial près de chez vous. In: Psychogeriatrie in Europa. Modelle für Deutschland. Materialien 1/95. Fachtagung in Stuttgart-Hohenheim, 1./2. Dezember 1994. Stuttgart: Akademie der Diözese Rottenburg-Stuttgart.

Leichsenring, K. Strümpel, C. (1998). Der Nutzen kleiner Wohneinheiten für ältere Menschen mit dementiellen Erkrankungen. Liverpool, Paris, Wien: European Centre (Eurosocial Reports 64/98).

Müller, D. (1999). Konzept zur Betreuung demenzkranker Menschen. Köln: Kuratorium Deutsche Altershilfe (thema 151).

Müller, D., Schesny-Hartkorn, H. (1998). Biographiegestützte Arbeit mit verwirrten alten Menschen. Ein Fortbildungsprogramm. Köln: Kuratorium Deutsche Altershilfe (thema 137).

Müller, D. (1994). Interventionen für verwirrte, ältere Menschen in Institutionen. Medizinische, pflegerische und psychotherapeutische Entwicklungen. Köln: Kuratorium Deutsche Altershilfe (thema 96).

Radzey, B., Heeg, S., Goerlich, C. (1999). Kurzevaluation von Wohngruppen für Verwirrte in Frankreich und den Niederlanden. Köln: Kuratorium Deutsche Altershilfe (thema 145).

Scholl, A. (1998). Alternative Wohnformen in den Niederlanden. Im Anton-Pieck-Hofje leben Altersverwirrte in kleinen Wohngruppen. *Pro ALTER*, 1, 11-13.

Scholl, A. (1998). Europäisches Netzwerk zu alternativen Wohnformen für ältere Menschen. *Pro ALTER*, 1, 14.

Sowinski, C. (2000). Dokumentation und Planung als Mittel der Kooperation und Kommunikation. In: Berghaus, H. C., Knapic, K.-H., Sievert, U. (Hrsg.), Kommunikation und Kooperation in der Altenhilfe. Köln: Kuratorium Deutsche Altershilfe 9-13 (thema 155).

Sowinski, C., Gennrich, R., Schmitt, B., Schmitz, Th., Schwantes, H., Warlies, C. (2000). Organisation und Stellenbeschreibungen in der Altenpflege. Planungshilfen für ambulante Dienste, Hausgemeinschaften, teilstationäre und stationäre Einrichtungen. Köln: Kuratorium Deutsche Altershilfe (Forum 36).

Welter, R. (1997). Architektur, Gewalt und Aggression in Kliniken. *System Familie,* 10, 88-91.

Welter, R. (1998). Über den Umgang mit Demenz aus umweltpsychologischer Sicht. *System Familie*, 11, 23-26.

Westin, A. (1967). Privacy and Freedom. New York: Atheneum.

Winter, H.-P. (1996). Vorwort. In: Kuratorium Deutsche Altershilfe: Qualitative Anforderungen an den Pflegeheimbau unter den gegenwärtigen Rahmenbedingungen: 2. Flure. Köln: Kuratorium Deutsche Altershilfe (thema 115).

Winter, H.-P., Gennrich, R., Haß, P. (1999). Hausgemeinschaften. Köln: Kuratorium Deutsche Altershilfe (Architektur und Gerontologie 2).

Wojnar, J. (1998). Umgang mit Demenzkranken. In: Dokumentation zum 2. Sassenberger Kongreß „Leben und Arbeiten mit Verwirrten" am Dienstag, den 29. September 1998. Sassenberg: Altenzentrum St. Josef, S. 6-15.

Weitere Literatur

Eisenreich, C., Scholl, A. (1998). Hausgemeinschaften, Hofjes, Cantous: Leben in familienähnlichen Wohnformen. Die etwas andere Art der Altenpflege. *Pro ALTER*, 1, 6-10.

Feil, N. (1999). Validation. Ein Weg zum Verständnis verwirrter alter Menschen. München: Ernst-Reinhardt.

Gutensohn, S., Schulz, U., Sebald, M.-T., Thüroff, B. (1997). Arbeitshilfen für den Umgang mit psychisch veränderten alten Menschen. Hagen: Brigitte Kunz.

Ingham, R. (1978). Privacy and Psychology. In: Young, J. (Hrsg.). Privacy. Chichester: John Wiley & Sons.

Kuratorium Deutsche Altershilfe (1999). Neue Wohnprojekte für ältere Menschen. Düsseldorf: Ministerium für Frauen, Jugend, Familie und Gesundheit des Landes Nordrhein-Westfalen (auch über das KDA beziehbar).

Kuratorium Deutsche Altershilfe (1997). Planung humaner Pflegeheime - Erfahrungen und Empfehlungen. Köln: Kuratorium Deutsche Altershilfe (Architektur und Gerontologie 1).

Kuratorium Deutsche Altershilfe (1997). Farbe ins Heim. Köln: Kuratorium Deutsche Altershilfe.

Müller, D. (1998): Biographiegestützte Arbeit mit verwirrten alten Menschen - ein Fortbildungsprogramm. Köln: Kuratorium Deutsche Altershilfe (thema 137).

Nakielski, H. (1999): Hausgemeinschaften und Heimgesetz. „Es gibt nirgendwo eine Vorschrift, die Aktivitäten der Bewohner verbietet". Interview mit Gunter Crößmann vom hessischen Landesamt für Versorgung und Soziales. *Pro ALTER*, 2, 20-23.

Richard, N. (1996). Integratives validierendes Arbeiten. In: Wächtler, K., Hirsch R. D., Kortus, R., Stoppe G. (Hrsg.), Demenz - Die Herausforderung. Singen: Egbert Ramin 215-224.

Romero, B. (1997). Selbsterhaltungstherapie (SET) bei der Alzheimer-Krankheit. *Ergotherapie und Rehabilitation*, März, 180-185.

Scholl, A. (1999). Normales Leben in familiärer Umgebung. *Pro ALTER*, 2, 12-14.

Sowinski, C. (1999). Wo beginnt gefährliche Pflege? In: Menschenwürde in der stationären Altenpflege - (K)ein Problem?. Bericht über eine Veranstaltung am 30.April 1999. Eine Veröffentlichung der „Aktion gegen Gewalt in der Pflege", S. 38-52 (Veröffentlichung beim KDA erhältlich).

van der Kooij, C. (1997). Erlebnisorientierte Pflege von Altersverwirrten. Holländisches Institut entwickelt neues „mäeutisches" Pflegekonzept. *Pro ALTER*, 3, 29-32.

Zum Thema Hausgemeinschaften berät die

Abteilung Architektur

unter Leitung von Dipl.-Ing. Hans-Peter Winter
An der Pauluskirche 3, D- 50677 Köln, Tel.: 0221/931847-23/-24 Fax: 0221/931847-6
Email: architecture@kda.de, Internet: www.kda.de

Mitte Oktober 2000 wird im KDA eine weitere Veröffentlichung zum Thema „Hausgemeinschaften" erscheinen.

Die beim KDA publizierte Literatur kann schriftlich bestellt werden bei

Kuratorium Deutsche Altershilfe

Abteilung Versand
An der Pauluskirche 3, D- 50677 Köln, Fax: 0221 / 93 18 47-6
Email: versand@kda.de

Teil IV: Fazit und Handlungsbedarf

„An guten Tagen bin ich voller Hoffnung und Entschlossenheit, mein gegenwärtiges Niveau zu halten, bis die medizinische Forschung ihren großen Durchbruch gelandet hat. An schlechten Tagen wird mir klar, daß ich ungefähr dieselbe Chance habe, wie in Floridas Lotterie zu gewinnen: Nämlich eins zu fünfzehn Millionen.

Das sind die Zeiten, in denen ich mich besonders allein und entsetzlich wertlos fühle. Jeder von uns hat doch das Gefühl, als Mensch einen bestimmten Wert zu haben – eine Person zu sein, die dieselben Rechte und Privilegien wie andere Leute auch hat. Ich empfinde meinen mangelnden Selbstwert immer dann am stärksten, wenn ich in größeren Gruppen bin. Es macht mich immer völlig fertig, mich in einer Menschenmenge oder selbst auf einer geschäftigen Durchgangsstraße zu bewegen. All diese verdienstvollen Menschen, die ein Ziel haben – die wissen, wohin sie gehen.“

Aus: McGowin, D. F. (1994). Wie in einem Labyrinth.
München: Droemersche Verlagsanstalt Th. Knaur Nachf., S.139.

Demenz: Aufträge für die Pflegewissenschaft

Fast alle in diesem Band versammelten Beiträge enthalten Aufträge an die noch junge deutsche Pflegewissenschaft. Ziel einer wissenschaftlichen Bearbeitung ist es, nicht nur Einzelnen oder dem Zufall Erfolge zu überlassen, sondern fundierte und übertragbare Erkenntnisse für die Arbeit mit dementierenden Menschen zu entwickeln.

Demenz scheint zu einer häufigen Daseinsform zu werden, neben empirischer Forschung sind Modelle zu generieren, die über ein enges Pathologieverständnis hinausweisen. Die eher biomedizinisch ausgerichtete Forschung im Bereich Demenz bedarf dringend einer Ergänzung um den Fokus Alltagsgestaltung. Demenz ist nicht heilbar, umso wichtiger ist, daß Fragen der Pflege, der ertragbarmachenden Bedingungen und Ansätze beforscht werden. Zigtausende Betroffene, pflegende Angehörige und beruflich Pflegende in der stationären Altenhilfe haben ein Recht auf Unterstützung auch durch wissenschaftliche Bearbeitung.

Im folgenden sollen mögliche Forschungsschwerpunkte vorgestellt werden. Die Gliederung teilt in die Ebenen Situationserfassung, Konzepte und Vernetzung, die Aussagen sind ergänzt um ausgewählte Ergebnisse einer Literaturrecherche.

Die erste Ebene – Situationserfassung und -beschreibung

Während epidemiologische Daten zur Häufigkeit der Demenz, zu der erwarteten Anzahl zukünftig an Demenz erkrankter Personen und teilweise auch zur Belastung der pflegenden Angehörigen vorliegen, fehlt die „Mikroperspektive".

Die immer wieder vorgetragenen Stadieneinteilungen und medizinischen Befunde zur Demenz sind für Fragen der Pflege zu grob kategorisiert. Ein Beispiel: es finden sich wahrscheinlich im Bereich Wahrnehmung zahlreiche Veränderungen wie etwa Geschmacksstörungen oder Seheinbußen, die sich konkret auf die tägliche Pflege auswirken und denen sinnvoll begegnet werden könnte – hierzu ist wenig bekannt. Es fehlt auch ein pflegebezogenes Assessment, um die Hilfsbedürftigkeit des Demenzkranken diagnostisch zu erfassen.

Es ist kaum etwas bekannt über die Lebenswelt von Menschen mit Demenz, also Bereiche wie: wie erleben, erfahren sie ihre Krankheit, die ersten Symptome, das unaufhaltsame Fortschreiten, was bedeutet Zeit für sie, was bietet ihnen Unterstützung, Hilfe und Wohlbefinden, was tun sie besonders gern, welche Bilder löst dies in ihnen aus, welche Wahrnehmungen sind besonders beeindruckend oder welche speziellen Bedürfnisse haben diese Menschen?

Ähnliche Fragen könnten auch an die Gruppe der pflegenden Angehörigen gestellt werden. Es wäre wichtig zu wissen, was Angehörige dazu veranlaßt, einen Pflegedienst einzubeziehen oder eben dies nicht zu tun, welche konkrete Unterstützung sie benötigen, wieviel Nähe und Verantwortlichkeit gut zu ertragen sind, welche Möglichkeiten der Einbindung/Kooperation mit professionellen Helfern als sinnvoll erachtet wird. So fällt auf, daß nur wenige Familien entlastende Angebote, wie etwa die Kurzzeitpflege nutzen. Über die Ursachen kann nur spekuliert werden, hierzu sind dringend Daten erforderlich – dies wäre eine Grundlage, um die Hilfen attraktiver zu machen. Auch über Zustände des „Versagens“, der Aggression und der Trauer bei pflegenden Angehörigen sollte mehr gewußt werden – all dies unter dem Aspekt, eine befriedigende Lebens- und Pflegebeziehung für alle Beteiligten über längere Zeiträume zu stabilisieren.

Es sind mehrere Kursprogramme für pflegende Angehörige entwickelt und durchgeführt worden; auch hier fehlt in der Regel eine Evaluation. Wir wissen nicht, welche Programme „erfolgreich“ sind, also ob die Angebote verständlich und nützlich sind, ob sie zu konkreten Veränderungen führen und so weiter.

Auch die Sichtweise der professionell Pflegenden und deren Erleben, Wissensstand, Perspektive und deren besonderer Problematik zwischen Subjektivität, Neutralität und Professionalität ist ein möglicher Forschungsschwerpunkt. Welches Menschenbild haben sie, was betrachten sie als das Ziel ihrer Arbeit, wo sehen sie Schwerpunkte, wie sind ihre Erfahrungen mit durchgeführten Interventionen, was macht ihnen Freude in der Arbeit mit den dementen Menschen, welche Rahmenbedingungen unterstützen pflegerische Zielvorstellungen? Wie steht es mit Fluktuation, Verbleib, Ausfalltagen, mit „burn-out“, mit Aufstiegs- und Veränderungsmöglichkeiten im Feld, über die dort Tätigen ist wenig bekannt.

Von Einstellungen und Erfahrungen der in der Altenhilfe tätigen Berufsgruppen hängt das Wohlergehen der dort lebenden Menschen ab. Fragen der interdisziplinären Zusammenarbeit mit anderen Berufsgruppen, etwa Physiotherapie oder Ergotherapie im Bereich der Dementenpflege, sind ebenfalls von Interesse.

Vorliegende Untersuchungen:

Zur Situationserfassung lassen sich Untersuchungen mit dem Schwerpunkt Nahrungsaufnahme finden. So befaßt sich eine deutsche Interaktionsstudie mit „Essen und Trinken bei Menschen mit Alzheimer-Demenz", einige skandinavische Untersuchungen kreisen ebenfalls um den Themenkomplex der Nahrungsaufnahme, in Großbritannien untersuchte man, welche Bedeutung der Zeitpunkt der Mahlzeiten für demente Menschen hat.

Zu sogenannten „problematischen Verhaltensweisen" wie Aggression wird an der Universität Stirling (Schottland), einem der führenden Zentren für Demenzforschung in Großbritannien gearbeitet. Eine Studie befaßt sich gegenwärtig mit Prävalenz und Management von herausforderndem Verhalten in Altenheimen.

Die zweite Ebene – Konzepte

In erster Linie ist hier an Pflegeinterventionen zu denken. In den letzten Jahren sind mehrere Ansätze entwickelt worden, die sich in der Praxis als sehr hilfreich erwiesen haben. Dabei wird viel Geld in Fort- und Weiterbildungen investiert, manche Einrichtungen „adoptieren" einen Ansatz und schulen fast alle MitarbeiterInnen – dies alles ist sicher positiv zu sehen.

Notwendig ist hier eine Ergänzung um Forschung, zum einen könnten die Wirkelemente der Ansätze genauer überprüft werden, zum anderen könnte die Implementierung begleitet werden. Dies hätte zur Folge, daß die Durchführung von Pflegeinterventionen aus der Beliebigkeit herausgeholt werden könnte, die qualitativ unterschiedliche Pflege in den Einrichtungen ist unerträglich.

Es fehlt an verbindlichen beruflichen Standards. Bis jetzt muß jede Pflegende und jede Einrichtung einen eigenen und oft umständlichen Weg suchen um neue Ansätze zu etablieren. Forschung der Praxis-Theorie-Vernetzung könnte hier Hilfen geben. Wichtige und in der Pflege bekannte Begegnungs- und Interaktionsformen wie Validation, Basale Stimulation oder Kinästhetik harren dringend einer wissenschaftlichen Bearbeitung. Die Wirkung von Musik auf Demente, der Einfluß von Bewegungskonzepten, von Tanz oder Erinnerungsarbeit sind kaum untersucht. Ein wichtiger Bereich wäre auch, die Auswirkungen verschiedener Tagesgestaltungskonzepte, Milieufragen und Organisationsformen der Pflege, wie z.B. Bezugspflege, zu untersuchen.

Versorgungsstrukturen, z.B. Tages-, Kurz- und Langzeitpflegeeinrichtungen, Kleingruppen, integrative oder segregative Betreuungsformen müssen ebenfalls auf ihre Wirkung und Ergänzungsfunktion getestet werden. Hierzu gehört auch der gesamte Komplex der Architektur: bauliche Besonderheiten der Wohnumgebung, Innenraumgestaltung, technische Hilfen und Licht- und Farbgebung. Verknüpfungen der verschiedenen Herangehensweisen und Ideen sind vorstellbar.

Es ließen sich Rückschlüsse auf den Einsatz speziell qualifizierten Personals ableiten. Die Frage, wieviele gerontopsychiatrisch vorgebildete Pflegeexperten nötig sind um eine (zumindest) mittlere Qualität zu erreichen, bewegt viele Einrichtungen. Tatsächlich erbrachte Leistungen, besonders die der „stummen" Gefühls-und Beziehungsarbeit wie Trösten, gemeinsam Lachen, Körperkontakt und überhaupt Kommunikation müßten herausgestellt und in ihrer Wirksamkeit geprüft werden. Sie müßten dokumentiert, transparent, lehrbar und verbindlich gemacht werden.

Die Heranbildung der beruflich Pflegenden für diese Bereiche, der Kompetenzerwerb von (sicher nötigen) Professionellen ist bisher überhaupt nicht Gegenstand wissenschaftlicher Überlegungen. Wenn überhaupt, wird etwas Geld in den Entwurf von Rahmenlehrplänen investiert. Diese sind jedoch oft nicht vergleichbar und gehen über Vorschläge kaum hinaus. Hier wären begleitete Modellversuche und Evaluationen erforderlich, um die Ansätze übertragbar zu gestalten.

Vorliegende Untersuchungen:

Ebenfalls in Großbritannien befaßten sich einige Forscher mit pflegerischen Interaktionen/Interventionen und ihre Wirkungen auf demente Menschen: Aromatherapie, Biographiearbeit und auch Snoezelen sind in Einzelstudien thematisiert worden.

Als wichtiger und international bekannter Ansatz zur Einschätzung des Verhaltens dementer Menschen und zur Bestimmung der Pflegequalität wurde in Großbritannien das „Dementia-Care-Mapping"(DCM) entwickelt.

In einer größeren Studie suchte man herauszufinden, wie das Bedürfnis nach Beschäftigung aus Sicht der dementen Bewohner britischer Pflegeeinrichtungen einzuschätzen ist. Um die oft eingeschränkte Kommunikationsmöglichkeiten zu berücksichtigen, kam hier das DCM- Instrument zum Einsatz.

Auch aus der Montessori-Pädagogik bekannte Aktivitäten wurden auf ihren Einsatz bei dementen Menschen untersucht.

Welche Vorteile kann sensorische Stimulation für Demente haben? Eine britische Studie hat dies untersucht; an anderer Stelle nahm man den Einsatz unterschiedlicher Kunstformen (von bildender Kunst über Dichtung bis hin zu Tanz) bei der Pflege Dementer „unter die Lupe".

Zwar wird in Großbritannien und Skandinavien im Bereich Demenz und pflegerische Versorgung sehr viel mehr geforscht als bei uns – aber auch hier fehlt es an fortgesetzter Forschung und an Vergleichbarkeit der Studien.

Auf der Suche nach aussagefähigen Studien, die die Wirksamkeit und somit die Bedeutung bestimmter pflegerischer Konzepte und Interventionen belegen können, mußte auch die Cochrane Collaboration[1] feststellen: es gibt noch einen erheblichen Forschungsbedarf! Sie suchte nach randomisierten, kontrollierten Studien[2], die im Bereich der Betreuung dementer alter Menschen folgende Interventionen behandeln: Realitätsorientierung, Validation nach Feil, Reminiscence-Therapy, Musiktherapie. Zwar liegen umfangreiche Literaturstudien vor, die Wirksamkeit der genannten Interventionen konnte nach den strengen Maßstäben evidenz-basierter Ausrichtung jedoch nicht belegt werden.

Insgesamt ist dazu zu sagen, daß diese Ansätze keinesfalls in einem Umfang beforscht (und finanziert) werden, der vergleichbar mit traditioneller Forschung wäre. Es fehlt, im Sinne eines Qualitätsvergleiches, ein Umfang an glaubwürdiger Forschung im Sinne der Cochrane Collaboration. Hinzu kommt, daß viele der hier dargelegten Fragen sich nicht mit quantitativen Methoden beforschen lassen und erst recht nicht mit randomisierten, klinisch kontrollierten Studien im Sinne quasi- experimenteller Designs.

Es ist erforderlich, auch im Bereich qualitativer Forschung die Arbeiten zu einzelnen Themenfeldern zu sichten und systematisch zu bewerten. Es ist für die Pflege dieser Menschen zu schade, wenn wertvolle und auch aufwändige Arbeiten verlorengehen; viele dieser Forschungen beschäftigen sich mit kleinen Gruppen bis hin zu Einzelfallstudien.

Möglicherweise müssen für demente Menschen und auch andere Adressaten von Pflege spezifische methodische Ansätze in der Forschung entwickelt werden. Hier steht die Pflegewissenschaft erst ganz am Anfang.

---

[1] Die Cochrane Collaboration ist eine internationale Organisation, die zum Ziel hat, Entscheidungen bezüglich des Gesundheitswesens auf eine bessere Informationsgrundlage zu stellen; erreicht werden soll dies durch das Verfassen, aktuell halten und Verbreiten von Übersichtsarbeiten zu den Wirkungen von Maßnahmen des Gesundheitswesens. Berücksichtigt werden hier in erster Linie randomisierte kontrollierte Studien.

[2] Es handelt sich um experimentelle Studien, bei der Patienten, die definierte Einschlußkriterien erfüllen, zufällig einer Therapiegruppe bzw. einer Kontrollgruppe zugeordnet werden.

In einer Anzahl von Untersuchungen beschäftigte man sich auch mit dem Wohnumfeld und seinen Auswirkungen: welchen Einfluß hat es auf das Wohlbefinden der Menschen; gibt es Regeln für das Design von Wohnungsausstattung, das zu einer hilfreich unterstützenden Umgebung beitragen kann? Auch untersucht wurden die Erfahrungen von Pflegenden mit dementen Menschen im Vergleich zwischen einem konventionellen Pflegeheim und alternativen Wohnformen; mit Unterstützung der Europäischen Union befaßte man sich länderübergeifend mit „small housing units", also Wohnformen im Sinne der Hausgemeinschaften, über die an anderer Stelle in diesem Band ausführlich die Rede ist.

Besonders langwierig sind Studien, die einen tatsächlichen Kosten-Nutzen-Aufwand unter Einbeziehung möglichst vieler Aspekte in diesem Pflegefeld untersuchen. Aber auch menschlich orientierte ökonomische Forschung ist in allen vorgetragenen Problemfeldern sinnvoll. Wir benötigen fundierte Leistungsvergleiche und entsprechende Personalbemessungsverfahren.

Bisher nicht zur Sprache gekommen sind Fragen transkultureller Ausrichtung. Es zeichnet sich schon ab, daß die Mehrheit der Migranten im Alter das deutsche Gesundheits- und Medizinwesen in Anspruch nehmen wird. Für diese Gruppe existieren bisher keine Konzepte und es ist kaum vorstellbar, wie demente Menschen anderer Kulturkreise künftig betreut werden sollen.

Die dritte Ebene – Vernetzung

Interdisziplinäre Zusammenarbeit beteiligter Berufs-Forschergruppen in gemeinsam durchgeführten Studien wäre denkbar und sinnvoll. Die weitere Entwicklung von Versorgungsnetzwerken muß sich am Bedarf und an der Basis orientieren, eine regionale Ausrichtung und eine Verkettung verschiedener Einrichtungen ist erforderlich. Wichtig ist auch die Schaffung einer Infrastruktur, um Forschungsergebnisse zeitnah und flächendeckend zu verbreiten.

Von der EU wurde ein Projekt zur Entwicklung eines Programms zur Information und Schulung der Pflege dementer Menschen gefördert; außerdem ein Ausbildungsprogramm „Living with Dementia", das in Schweden entwickelt wurde. Die Erziehungswissenschaftliche Fakultät der Universität Köln beteiligte sich schließlich an einem europaweiten Projekt mit dem Titel: „Gesundheitsförderung für pflegende Familienangehörige von Menschen, die an der Alzheimer-Krankheit oder verwandten mentalen Störungen leiden".

Der Bedarf ist erkannt, es ist die Frage, ob die Pflegewissenschaft in Deutschland, angesichts vieler drängender Probleme, in den nächsten Jahren eine systematische Forschung im Feld „Menschen mit Demenz" auf die Beine stellen kann. Gemeint ist hier eine Forschung, die sich auf Programme stützt und über Einzelarbeiten engagierter Studierender hinausgeht.

Die Bereitschaft ist vorhanden, im Institut für Pflegewissenschaft der Universität Witten/Herdecke ist ein Anfang gemacht, zumindest eine Sichtung und Zusammenfassung vorhandener Aktivitäten wird hier erfolgen, eine spezifische Datenbank existiert in Deutschland bisher nicht.

Aber es fehlen Zentren, etwa vergleichbar mit den britischen (meist an Universitäten angesiedelten) „Dementia Services Development Centres", es fehlt noch an Pflegeexperten auf wissenschaftlicher Ebene, spezielle Studienprogramme im Masterbereich wären hier sinnvoll. Es fehlt an Hochschullehrern, an hochkarätigen Fachzeitschriften, es fehlt an ausreichender Finanzierung, an einer Lobby von Angehörigen, die stark genug ist, Forschung über Fragen der Pflege einzufordern. Pflege und Pflegewissenschaft täten einstweilen gut daran, den Kontakt zu den Selbsthilfegruppen in diesem Feld zu suchen.

Es ist noch ein weiter Weg zu einer guten Fundierung der Pflege von dementen Menschen, allerdings wird hier die reale Entwicklung und Sorge die Nachfrage nach geeigneten Konzepten und Ansätzen beschleunigen.

Diese Zusammenstellung ist das Ergebnis von Protokollen der „Demenzwoche" an der Universität Witten/Herdecke. Hans-Joachim Eickelmann und Claudia Dinand haben als Mitglieder der AG Altenpflege Forschungsfragen aufgeworfen und diese ergänzt durch eine Literaturrecherche in wesentlichen Datenbanken, u.a. CINAHL, Gerolit, KDA-Datenbank, Journal of Dementia Care. Herangezogen wurde auch der Bericht „Dealing with Dementia. Recent European Studies" von D. F. Marks und C. M. Sykes (Middlesex University Press 2000). Auf eine Angabe der vorgestellten Einzelstudien wurde verzichtet, eine Übersicht kann bei der Pflegehotline oder der Redaktion der Hochschulforum Pflege im Institut für Pflegewissenschaft angefordert werden.

Institut für Pflegewissenschaft
Redaktion HOPF bzw. Pflegehotline
Stockumer Straße 12, D-58453 Witten
Tel.: 02302 / 669-377, Fax: 669-318
Email: Hochschulforum.Pflege@uni-wh.de

Ausblick und Forderungen

Dr. Hartmut Dietrich, Vorsitzender des KDA

Der folgende Text geht zurück auf das Abschlussreferat von Herrn Dr. Hartmut Dietrich, Vorsitzender des KDA. Es wurde gehalten auf der Bonner Tagung am 24.-25.5.2000.

1. Die Pflege, Betreuung und Begleitung psychisch kranker, alter Menschen und anderer Personen mit ähnlich stark eingeschränkter Alltagskompetenz ist in einer weiten Öffentlichkeit nicht genügend bekannt. Sie ist belastend und zeitintensiv, findet aber bislang nicht die notwendige Anerkennung bei der Leistungsgewährung durch die Pflegeversicherung und die Sozialhilfe. Das muss anders werden!

Seit Beginn der Überlegungen um den Pflegebegriff der Pflegeversicherung und des Ringens um nähere Ausgestaltung und Weiterentwicklung setzt sich das KDA immer wieder ein für die Ausweitung des viel zu engen, körperverrichtungsbezogenen Pflegebegriffes.

Im April 2000 wurde bei einem sozial-medizinischen Expertenforum des Medizinischen Dienstes der Spitzenverbände der Krankenkassen zum Thema „Demente und ihre Angehörige – vom Versorgungssystem vernachlässigt?“ ein zusätzliches Begutachtungsverfahren vorgestellt, mit dem ohne großen Aufwand im Pflegegutachten dokumentiert werden kann, ob eine erhebliche, eingeschränkte Alltagskompetenz und damit ein entsprechender Bedarf an allgemeiner Beaufsichtigung und Betreuung vorliegt. Damit liegt das notwendige Instrumentarium vor, die Altersverwirrten verstärkt in den Leistungsbereich der Pflegeversicherung einzubeziehen. Ein erster Schritt in die richtige Richtung wäre, Antragstellern mit erheblicher Einschränkung der Alltagskompetenz, aber körperlichem Pflegebedarf unter 45 Minuten, die nach dem engen Pflegebedürftigkeitsbegriff nur in Pflegestufe Null eingestuft werden können, Leistungen nach Pflegestufe I zu gewähren.

Erfreulicherweise gibt es neuere Erkenntnisse darüber, wie über eine „Satt-und-Sauber-Pflege“ hinaus eine wirklich neue Kultur der Pflege und Betreuung gestaltet und relative Lebensqualität für die betroffenen Menschen erreicht werden kann.

Das KDA fordert Leistungsträger und Leistungserbringer, aber auch alle anderen Akteure im Pflegebereich auf, die neuen Konzepte in gemeinsamer Verantwortung zu verwirklichen, wie es im übrigen die Pflegeversicherung in der Programmatik ursprünglich ja vorsieht.

2. Insgesamt kommt auch den Medien eine wichtige Rolle zu, die häufig nur auf die negativen Seiten der Wirklichkeit im Pflegebereich hinweisen – die es bedauerlicherweise noch immer gibt. Sie sollten aber auch eine breite Öffentlichkeit über die neuen Ansätze informieren.

Die Arbeit über Demenz wird vom KDA eine intensive Vertiefung und Erweiterung erfahren. Wir werden Demenz zu einem Schwerpunkt in unserem Veröffentlichungsprogramm machen. „Demenz erträglich machende Konzepte und Maßnahmen" – auch aus dem Ausland – müssen gesammelt und nach kritischer Analyse der Fachwelt zugänglich gemacht werden.

Stichworte zu neueren Konzepten (z.B. in Schriften des KDA) sind: Erlebnisorientierte Pflege, Erinnerungspflege, wertschätzende Kommunikation, Hausgemeinschaften in Heimen, Entlastung durch qualitative, hochwertige Tagespflege u.a.m.; diese sollten von den Medien aufgegriffen werden. Dabei müssen auch die pflegenden Angehörigen mit den neuen Konzepten vertraut gemacht werden. Die Anwendung dieser Verfahren erfordert natürlich Zeit, die sich natürlich in der Personalbemessung niederschlagen muss.

3. Vernünftige Personalbemessung und bessere Pflegekonzepte sind erforderlich, damit Mitarbeiterinnen und Mitarbeiter nicht überfordert werden. Wir brauchen ordentliche Arbeitsbedingungen in der Pflege, sonst geht es nicht nur den Mitarbeitern, sondern vor allem auch denen schlecht, denen alle pflegende Bemühung gilt. Mit einiger Befriedigung kann festgestellt werden, dass sich auch bei den zuständigen Stellen auf Bundesebene immer mehr die Erkenntnis durchsetzt, dass es falsch war, die ungenügende Personalbemessung durch Anwendung von Personalanhaltszahlen abzuschaffen ohne ein rationales Personalbemessungsverfahren an ihre Stelle zu setzen. Selbst der ehemalige Staatssekretär Karl Jung, der für Norbert Blüm die Pflegeversicherung durchgeboxt hat, räumt offensichtlich diesen Fehler ein. Er hält ein Umdenken für angezeigt und schlägt jetzt die Festlegung vernünftiger, fachlich fundierter Personalanhaltszahlen vor, weil die Erfahrung zeigt, dass ohne beiderseits akzeptierter Anhaltszahlen sachgerechte Vergütungsvereinbarungen wohl kaum erreichbar sind.

Es geht nach KDA-Sicht nicht darum, zu den alten Anhaltszahlen zurückzukehren, sondern einem rationalen Personalbemessungsverfahren zur Anerkennung, auch bei den Leistungsträgern, zu verhelfen. Einem Verfahren, das den erforderlichen Pflegezeitbedarf für alle Personengruppen, auch für Altersverwirrte und Menschen mit ähnlichen Bedarfen hinreichend genau abbilden. Das KDA hofft mit dem in Erprobung befindlichen PLAISIR-Verfahren eine hinreichend geeignete Methode zur Personalbemessung gefunden zu haben. Die Ergebnisse einer Erprobungsphase werden in allernächster Zeit vorgelegt werden.

4. Die Forderungen zur Verbesserung der Situation Altersverwirrter richten sich aber **nicht nur** an den Gesetzgeber und die für die Umsetzung der Pflegeversicherung zuständigen Leistungsträger, **sondern auch** an jene Pflegeeinrichtungen, deren Leitbild für die gerontopsychiatrische Pflege wichtige Grundsätze darlegt, das aber noch der Konkretisierung bedarf. Allerdings ist die „Gerechtigkeitslücke“ bei der Versorgung altersverwirrter Menschen systembedingt und kann durch noch so hohes Engagement der Mitarbeiter nicht ausgeglichen werden. Eine Chance zu mehr Transparenz, auch für die Mitarbeiterinnen und Mitarbeiter, bieten möglicherweise die bei der Novellierung des SGB XI vorgesehenen Leistungs- und Qualitätsvereinbarungen, die sich allerdings in Vergütungen niederschlagen müssen, mit denen die erforderliche Pflegezeit finanziert werden kann.

5. Zur Entlastung pflegender Angehöriger: Das Eckpunkte-Papier des BMG sieht eine Entlastung der Familien zuhause lebender, altersverwirrter Leistungsberechtigter durch einen Tag pro Woche in der Tagespflege vor. Das kann nach Einschätzung des KDA in vielen Fällen ein entwicklungsfähiger Ansatz dann sein, wenn sich die Tagespflegeanbieter im Blick auf die neuen Betreuungskonzepte qualifizieren und die Angehörigen entsprechend einbeziehen. Das KDA hat seinerzeit sofort die Bundesministerin angeschrieben und um ein Gespräch in diesen Fragen gebeten, inzwischen wurde Gesprächsbereitschaft signalisiert. Es muss klar sein, dass Tagespflege nicht für alle Berechtigten erreichbar ist. Es müssen auch andere Lösungen gesucht werden.

6. Konsens aller Akteure und Fundierung in unserer Gesellschaft: Nach einer neuen Modellrechnung des KDA gibt es zur Zeit rund eine Million an Demenz leidender Menschen im Alter von 65 Jahren und darüber. Viele von ihnen gehören zu den 1,36 Millionen über 65-jährigen Leistungsempfängern der Pflegeversicherung. Es müsste möglich sein, die größten Ungerechtigkeiten der heutigen Regelungen abzustellen, ohne die Finanzierbarkeit der gesamten Leistungen zu gefährden. Notfalls – und das muss hier in aller Nüchternheit gesagt werden – muss in Zukunft eine Mehrheit für eine Beitragsanhebung gesucht und gefunden werden.

Neben den Pflegekassen sind auch die Krankenkassen, die Sozialhilfe und auch die Einrichtungsträger gefordert an der zwar großen, aber auch lohnenden und durchaus zu bewältigenden Aufgabe der Verwirklichung einer neuen Kultur der Pflege und Betreuung altersverwirrter Menschen kreativ konzeptionell und finanziell mitzuwirken. Dabei will das KDA aufgrund seiner satzungsbedingten Aufgaben nicht nur fordern, sondern sich auch für den fachlichen Dialog anbieten, im Sinne der Verbesserung der Qualität der Pflege und der Lebensqualität derjenigen Menschen, die unsere Hilfe dringend benötigen.

Träger und Sozial- und Baubehörden sind aufgefordert, bei Neubauten von Pflegeeinrichtungen die familienähnlichen, überschaubaren Wohn- und Lebensformen der vom KDA in den letzten Jahren proklamierten Hausgemeinschaften zu realisieren. Darüber hinaus muss schrittweise aber zielgerichtet der Rückbau der großen bestehenden Pflegeeinrichtungen vorangetrieben werden, damit gerade die immer größer werdende Gruppe der Menschen mit Demenz eine Geborgenheit vermittelnde Wohn- und Pflegegruppen-Situation erhalten kann.

Die Herausforderung Demenz, nicht nur für die Betroffenen und ihre unmittelbaren Helfer, muss von der Gesellschaft dieses Jahrhunderts begriffen und angenommen werden. Es gehört zu den satzungsgemäßen Aufgaben des KDA, zur gesellschaftlichen Anerkennung dieser Herausforderung nachdrücklich beizutragen. Nur wenn wir es erreichen, mit den wissenschaftlichen Erkenntnissen und den wachsenden Bedarfen Schritt zu halten, kann die Aufgabe gelingen, diese Dienstleistung angemessen ständig zu verbessern.

7. Ausbildung, Fort- und Weiterbildung: Die (Alten-) Pflegeausbildung muss dringend reformiert werden, zeitgemäße Lehrbücher fehlen. Die Attraktivität der Pflegeberufe ist herauszustellen. Bildungsmaßnahmen in gerontopsychiatrischer Pflege bedürfen der Angleichung und Anerkennung. Die Fortbildung der haupt- und ehrenamtlichen Mitarbeiter muss gezielt die neuen Konzepte vermitteln. Praxisanleiter sind verstärkt zu schulen. Kurzum: eine Qualifizierungskampagne muss eingeleitet werden. Immer neue Gesetze und Verordnungen zur Qualitätssicherung sind wenig hilfreich, solange die Qualifizierung der Ausbildung und Fortbildung nicht garantiert werden kann. Auch die Altenpflege bedarf der Weiterentwicklung im tertiären Bereich, neben sozialer Gerontologie sind auch originär pflegerische Fragen an den Hochschulen zu bearbeiten. Es ist wünschenswert, dass bereits qualifizierte AltenpflegerInnen ein Pflegestudium absolvieren und in Zukunft bereits eine entsprechende Grundausbildung erhalten.

8. Forschung in der Altenpflege: Altenpflege ist nicht nur Verrichtung täglicher Maßnahmen. Es fehlt an Daten, Theorien, Entwicklungskonzepten: kurzum an gesichertem pflegebezogenem Wissen. Berichterstattung, Datenbanken, Forschungsförderung in der Altenpflege müssen entwickelt werden. Ähnlich den Beispielen in anderen Ländern sind Lehrstühle, Netzwerke und Fachgesellschaften – besonders im Bereich Demenz – zu entwickeln. Ein erster Schritt in Deutschland wäre, große Forschungsförderer (z.B. Ministerien, DFG) davon zu überzeugen, dass nicht nur Diagnostik und Medikation bei dementen Menschen wichtig sind. Berufliche Pflege und auch professionelle Stützung der Angehörigenpflege, z.B. durch Familienedukation, können einen wichtigen Beitrag zur besseren Versorgung dieser Bürger leisten, hierzu sollten dringend Forschungs- und Entwicklungsprogramme aufgelegt werden.

Das Kuratorium Deutsche Altershilfe wird, seinen Satzungsverpflichtungen folgend, in der allernächsten Zeit in Kooperation mit Hochschulen und den zuständigen Bundesministerien alles unternehmen, dass die immer größer werdende Gruppe der Menschen mit Demenz eine ausreichende und menschenwürdige Pflege erfahren.

Anhang

Literatur [1]

Alzheimer Europe (1999): Handbuch der Betreuung und Pflege von Alzheimer-Patienten. Stuttgart: Thieme

Becker, Jutta (1995): Die Wegwerf-Windel auf der Wäscheleine. Die Handlungslogik dementer alter Menschen verstehen lernen. Darmstadt: Arbeitszentrum Fort- und Weiterbildung im Elisabethenstift

Berghoff, Ingrid (1999): Förderpflege mit Dementen. Das Selbst-Erhaltungs-Therapie-Konzept (SET). Wiesbaden: Ullstein Medical

Bernlef, J. (1989): Hirngespinste. München: Piper

Blom, M. und M. Duijnstee (1999): Wie soll ich das nur aushalten? Mit dem Pflegekompaß die Belastung pflegender Angehöriger einschätzen („Zorg-Kompass"). Bern: Eicanos / Huber

Bosch, Corry F. M. (1998): Vertrautheit. Studie zur Lebenswelt dementierender alter Menschen. Wiesbaden: Ullstein Medical

Böhm, Erwin (1990): Verwirrt nicht die Verwirrten. Bonn: Psychiatrie Verlag

Bundesministerium für Gesundheit (1999): Wenn das Gedächtnis nachläßt. Ratgeber für die häusliche Betreuung demenzkranker alter Menschen. Bonn: Bundesministerium für Gesundheit

Dierbach, O. (1993): Sozialtherapie mit Alzheimerkranken. Ein Handbuch für die Altenhilfe. Weinheim und Basel: Beltz

Dirksen, W., E.-M. Matip und C. Schulz (1999): Wege aus dem Labyrinth der Demenz. Münster: Alexianer-Krankenhaus

Dörner, Klaus und Ursula Plog (1994): Irren ist menschlich. Lehrbuch der Psychiatrie / Psychotherapie. Bonn: Psychiatrie Verlag

Dürrmann, Peter (1999): Differenzierung statt Pauschalierung. Versorgungsaufwand für Demenzkranke im Leistungsvergleich, in: Altenheim 2/1999, S. 26-29

Dürrmann, Peter (1999): Die Bedeutung der Pflegekassen. Vergütung des Mehraufwandes bei Demenzkranken, in: Altenheim 5/1999, S. 30-33

[1] Diese Liste bietet eine ergänzende Auswahl vorwiegend deutschsprachiger Literatur zum Thema Demenz an. Bei der Auswahl wurde die durch die Autorinnen und Autoren verwendete Literatur berücksichtigt. Doppelungen wurden in weiten Teilen aus dieser Auswahl herausgefiltert.

Dürrmann, Peter (1999): Gut, daß wir verglichen haben ..., in: Altenpflege 8/1999, S. 31-33

Feil, Naomi (1993): Ausbruch in die Menschenwürde. Wien: Altern und Kultur

Feil, Naomi (2000): Validation. Ein Weg zum Verständnis verwirrter alter Menschen. München: Reinhardt

Feil, Naomi (2000): Validation in Anwendung und Beispielen. Der Umgang mit verwirrten alten Menschen. München: Reinhardt

Forster, M. (1982): Ich glaube, ich fahre in die Highlands. Frankfurt: Fischer Taschenbuch Verlag

Förstl, H. (1997): Lehrbuch der Gerontopsychiatrie. Stuttgart: Ferdinand Enke

Fuhrmann, Ingrid, Hans Gutzmann, Eva M. Neumann, et al. (2000): Abschied vom Ich - Stationen der Alzheimer Krankheit. Orientierungshilfen. Freiburg: Herder

Füsgen, Ingo (1995): Demenz. Praktischer Umgang mit der Hirnleistungsstörung. München: MMV Medizin Verlag

Gräßel, E. (1997): Belastung und gesundheitliche Situation der Pflegenden. Querschnittuntersuchung zur häuslichen Pflege bei chronischem Pflegebedarf. Egelsbach: Hansel-Hohenhausen

Grond, E. (1996): Die Pflege verwirrter alter Menschen. Freiburg: Lambertus

Grond, E. (1998): Pflege Demenzkranker. Hagen: Brigitte Kunz Verlag

Grond, E. (1999): Kompendium der Alters-Psychiatrie und -Neurologie für Altenpfleger/innen. Hagen: Brigitte Kunz Verlag

Gunzelmann, T. und J. Schumacher (1997): Psychologische Betreuungs- und Behandlungskonzepte für Demenzkranke. in: Weis, S. und G. Weber (Hrsg.): Handbuch Morbus Alzheimer. Neurobiologie, Diagnose, Therapie. Weinheim: Psychologie Verlags Union, S. 1147-1172

Gutzmann, H. (1992): Der dementielle Patient. Bern: Huber

Hirsch, R. D., R. Kortus, H. Loos, et al. (1995): Gerontopsychiatrie im Wandel: vom Defizit zur Kompetenz. Melsungen: Bibliomed

Ignatieff, M. (1995): Die Lichter auf der Brücke eines sinkenden Schiffes. Frankfurt/Main: Insel

Jury, Mark und Dan (1982): Gramp. Ein Mann altert und stirbt. Die Begegnung einer Familie mit der Wirklichkeit des Todes. Bonn: Dietz Verlag

Kitwood, Tom (1997): Dementia reconsidered. The person comes first. Buckingham: Open University Press

Kitwood, Tom (2000): Demenz. Der personale Ansatz im Umgang mit verwirrten Menschen. Bern: Huber

Kooij, Cora van der (1992): Ein Damm gegen die Proletarisierung der Pflege. Validation in den Niederlanden, in: Altenpflege 5/1992, S. 315-321

Kooij, Cora van der (1993): Validation in den Niederlanden. Theorieentwicklung auf der Basis von Praxiserfahrung, in: Altenpflege 2/1993, S. 79-83

Kooij, Cora van der (1994): Verbesserung der Lebensqualität psychisch beeinträchtigter älterer Menschen: Validation in der Balance zwischen Appell und Akzeptanz. in: (Hrsg.): Forum 25: Qualitätsgeleitetes Planen und Arbeiten in der Altershilfe. Köln: KDA, S. 270-281

Kooij, Cora van der (1996): Gefühle und Intuition als Weg zur Kontaktaufnahme. Auf dem Weg zur Integration mit dem mäeutischen Konzept, in: Gero Care Report (KDA Köln) 2/1996, S. 7-16

Kooij, Cora van der (1997): Erlebnisorientierte Pflege von Altersverwirrten. Holländisches Institut entwickelt neues mäeutisches Konzept, in: Pro Alter (KDA Köln) 3/1997, S. 29-32

Kors, B. (1997): Gerontopsychiatrische Pflege. Wiesbaden: Ullstein Mosby

Krämer, G. (1995): Alzheimer-Kranke betreuen. Praktische Ratschläge für den Alltag. Stuttgart: Trias

Leibold, G. (1994): Diagnose: Alzheimer. Ein Ratgeber für Patienten und Angehörige. München: Humboldt Taschenbuch Verlag

Mace, N. L. und P. Rabins (1986): Der 36-Stunden-Tag. Die Pflege des verwirrten älteren Menschen. Bern: Huber

Marks, David F. und Catherine M. Sykes (2000): Dealing with Dementia. Recent European Research. London: Middlesex University Press

Maurer, K., R. Ihl und L. Fröhlich (1993): Alzheimer. Grundlagen, Diagnostik, Therapie. Wien und New York: Springer

Merki, Kurt-Emil und Günter Krämer (1998): Rückwärts! Und alles vergessen. Anna und Otto Nauer: Mit Alzheimer leben. Zürich: Haffmans

Müller-Hergl, Christian (1998): De-menz und Re-menz: Positive Personenarbeit und Dementia Care Mapping, in: Geriatrie Praxis 6/1998, S. 18-23

Müller-Hergl, Christian (1998): Positive Personenarbeit, in: Altenpflege 6/1998, S. 35-37

Popp, Ingrid (1999): Pflege dementer Menschen. Stuttgart: Kohlhammer

Sacks, Oliver (1990): Der Mann, der seine Frau mit einem Hut verwechselte. Reinbek bei Hamburg: Rowohlt Taschenbuch Verlag

Scharb, Brigitte (1999): Spezielle validierende Pflege. Wien: Springer

Schmitt, Eva M. (1999): Leitlinien zum Umgang mit Verwirrten. Hannover: Vincentz

Wagener, Rita, Cordula Berkemeyer, Gudrun Hock, et al. (1998): Essen und Trinken bei Menschen mit Alzheimer-Demenz. Eine Interaktionsstudie, in: Pflege 2/1998, S. 89-95

Wächtler, C., R.D. Hirsch, R. Kortus, et al. (1996): Demenz. Die Herausforderung. Singen: Egbert Ramin

Weis, Serge und Germain Weber (1997): Handbuch Morbus Alzheimer. Weinheim: Beltz, Psychologie Verlags Union

Adressen wichtiger Organisationen und Internetressourcen [1]

A. Informationen im deutschsprachigen Raum

Alzheimer Forum

www.alzheimerforum.de

Ziel des Alzheimer Forums (eine Angehörigen-Initiative) ist die umfassende Bereitstellung von Informationen zum Thema Demenz für alle am Thema Demenz interessierten Internet-Nutzer, in erster Linie Angehörige von Demenzkranken, aber auch ehrenamtliche und professionelle Helfer aller Berufsgruppen, die mit Demenzkranken zu tun haben, in Forschung und Lehre Tätige (einschließlich StudentInnen) und Menschen, die befürchten, selbst an einer Demenz zu erkranken *(Quelle: alzheimerforum.de)*.

Bundesarbeitsgemeinschaft für Alten- und Angehörigenberatungsstellen (BAGA)

Gerontopsychiatrische Beratung
im Clemens-Wallrath-Haus
Wilma Dirksen
Josefstraße 4, D-48151 Münster
Tel.: 0251 / 52 02 71

Die BAGA ist eine Arbeitsgemeinschaft auf Bundesebene, in der sich Beratungsstellen für ältere Menschen und / oder deren Angehörige zusammengeschlossen haben. In der BAGA sind unterschiedliche methodische Ansätze vertreten. Schwerpunkt ist die psychosoziale Beratung. Die BAGA wurde 1991 gegründet. Zur Zeit sind in ihr ca. 40 Beratungsstellen unterschiedlichster Trägerschaft organisiert. Die BAGA versteht sich als deren Forum und Interessenvertretung *(Quelle: BAGA)*.

[1] Alle URL's sind mit Stand vom 18. August 2000 auf ihre Existenz überprüft worden.

Bundesarbeitsgemeinschaft der Senioren-Organisationen (BAGSO) e.V.

Schedestraße 13, D-53113 Bonn
Tel.: 0228 / 24 99 93 -0
Fax: 0228 / 24 99 93 -20
eMail: kontakt@bagso.de
www.bagso.de

Die Bundesarbeitsgemeinschaft der Senioren-Organisationen ist ein Dachverband von derzeit 71 bundesweit tätigen Verbänden, Vereinen und Initiativen mit Sitz in Bonn.

Deutsche Alzheimer Gesellschaft e.V.

Kantstrasse 152, D-10623 Berlin
Tel: 030 / 31 50 57 33
Fax: 030 / 31 50 57 35
e-mail: deutsche.alzheimer.ges@t-online.de
www.deutsche-alzheimer.de

Broschüren, Beratung pflegender Angehöriger, Adressen lokaler/regionaler Gruppen der Alzheimer-Gesellschaft.

Deutsche Expertengruppe Dementenbetreuung (DED)

Mechthild Lärm
Haus Schwansen
Rakowerweg 1, D-24345 Rieseby

In Deutschland gibt es mittlerweile über 150 spezialisierte Einrichtungen (bzw. Abteilungen) zur Betreuung besonders verhaltensgestörter demenzkranker alter Menschen. Damit ist ein im internationalen Vergleich sehr hoher Standard erreicht. In diesem zur Zeit noch lockeren Verbund werden zweimal jährlich im Rahmen ganztägiger Treffen Erfahrungen ausgetauscht und Betreuungsstandards erstellt. Darüber hinaus befassen sich Arbeitsgruppen mit Spezialthemen. Ein Beispiel ist die Entwicklung von Methoden zur Dokumentation und Objektivierung positiver Effekte neuartiger Behandlungsansätze *(Quelle: alzheimerforum.de, H. Mück).*

Deutscher Verband der Leitungskräfte von Alten- und Behinderteneinrichtungen (DVLAB) e.V.

Heinickeweg 15
D-13627 Berlin
Tel.: 030 / 38 30 38 30
Fax: 030 / 38 30 38 32
www.dvlab.de

Der Verband ist der Zusammenschluß einzelner Heimleiterinnen und Heimleiter, Leitungs- und Führungskräfte aus Alten-, Pflege- und Behinderteneinrichtungen sowie gleichartigen Einrichtungen mit dem Zweck der Förderung des Berufsstandes der Heimleiterinnen / Heimleiter und Leitungskräfte in Deutschland *(Quelle: DVLAB)*.

Deutsches Zentrum für Altersfragen e.V.

Manfred-von-Richthofen-Straße 2, D-12101 Berlin
Tel.: 030 / 78 60 42 -60
Fax: 030 / 7 85 43 50
e-mail: dza@dza.de
www.dza.de

Das Deutsche Zentrum für Altersfragen e.V. (DZA) ist ein auf dem Gebiet der sozialen Gerontologie und Alterspolitikanalyse tätiges wissenschaftliches Institut. Seine Aufgabe ist es, Erkenntnisse über die Lebenslagen alternder und alter Menschen zu erweitern, zu sammeln, auszuwerten, aufzubereiten und zu verbreiten. Der Begriff Lebenslage umfaßt materielle und immaterielle Werte und Bedürfnisse. Er steht für den Grad sozialer Sicherung ebenso wie für Ressourcenspielräume Älterer und alter Menschen zur Selbstverwirklichung, zu sozialer Integration und zur Durchsetzung eigener Interessen *(Quelle: dza)*.

Hirnliga e.V.

Kuratorium der Hirnliga e.V.
Postfach 1132, D-51581 Nümbrecht
Tel.: 02293 / 34 36
Fax: 02293 / 37 07
Email: kuratorium@hirnliga.de
www.hirnliga.de

Die Hirnliga e.V. wurde 1986 von deutschen und österreichischen Demenzforschern ins Leben gerufen. Sie ist eine gemeinnützige Organisation, die nach ihrer Satzung zwei Hauptaufgaben verfolgt: Die finanzielle Förderung der Forschung über dementielle Erkrankungen, insbesondere der Alzheimer-Krankheit und Entwicklung neuer Diagnose- und Behandlungsmöglichkeiten. Sensibilisierung der Öffentlichkeit auf die Alzheimer-Krankheit, mit Informationen auf wissenschaftlicher Basis, und bestehende Defizite bei der Behandlung und Versorgung der Betroffenen und deren Angehöriger sowie fehlenden Forschungsmitteln.

Institut für Pflegewissenschaft

Private Universität Witten/Herdecke gGmbH
Fakultät für Medizin
Stockumer Straße 12, D-58453 Witten
Tel.: 02302 / 66 93 58
Fax: 02302 / 66 93 18
Email: pflegwis@uni-wh.de
www.uni-wh.de/de/pflege/index.html

Im Anschluß an die „Woche der Demenz“ im Januar 2000 gründete sich am Institut für Pflegewissenschaft die Arbeitsgruppe Altenpflege, die sich mit Fragen der Altenpflege aus dem Blickwinkel der Pflegewissenschaft beschäftigt. Fragen rund um Demenz standen bei den ersten Treffen im Mittelpunkt; es nehmen Dozenten und Studierende aller Semester des Bachelor- und des Master-Studiengangs sowie des Doktorandenprogramms teil.

Kuratorium Deutsche Altershilfe

An der Pauluskirche 3, D-50677 Köln
Tel.: 0221 / 93 18 47 0
Fax: 0221 / 93 18 47 6
e-mail: info@kda.de
www.kda.de

Eine Vielzahl von Publikationen, die sich um das Thema Alter ranken und sich an Betroffene, Angehörige und professionell Pflegende richten. Ein aktuelles Verzeichnis der Veröffentlichungen kann schriftlich angefordert werden.

B. Informationen international [1]

Alzheimer's Disease and Related Dementias

National Aging Information Center; Administration on Aging
www.aoa.dhhs.gov/NAIC/Notes/alzheimerdisease.html

Alzheimer Europe

www.alzheimer-europe.org

Links zu vielen in europäischen Ländern ansässigen Alzheimer-Initiativen

Alzheimer Research Forum

www.alzforum.org

Centre for Social Research on Dementia

Department of Applied Social Science; University of Stirling, Schottland
www.stir.ac.uk/Departments/HumanSciences/AppSocSci/CSRD/

Dementia Research Group, London

www.dementia.ion.ucl.ac.uk

[1] Es finden sich jeweils eine Fülle weiterer Internet-Links bei den hier angegebenen Adressen, z.T. unterhalten auch pharmazeutische Unternehmen Informationsangebote im Internet.

Filme zum Thema Demenz

Interaktionen mit dementen Menschen

von Kirsten Margraf
Bundesrepublik Deutschland 1998, 38 Minuten

Am Beispiel der Situation der Nahrungsaufnahme werden typische Interaktionen zwischen dementen Menschen und Pflegenden aufgezeigt und analysiert. Die Aufteilung in kleine Sequenzen und deren Anordnung ergeben Triggerszenen, die den Ansatzpunkt für Wahrnehmungs- und Verhaltensübungen bilden. *(Quelle: Alzheimer Gesellschaft)*

(Vgl. hierzu auch: R. Wagener et al. (1998): Essen und Trinken bei Menschen mit Alzheimer-Demenz. Eine Interaktionsstudie. in: Pflege, Jg. 11, Heft 2, S. 89-95. Hier geht es um die Interaktionsstudie des Fachbereichs Pflege der FH Frankfurt/Main, bei deren Durchführung die Videoaufnahmen zum vorliegenden Film entstanden sind.)

Das Alzheimer Tageszentrum Wetzlar

58 Min

Diese Video-Dokumentation zeigt einen Überblick über die Arbeit im Tageszentrum für Alzheimer-Kranke. Zu sehen ist der Ablauf einer Woche im Tageszentrum in Wetzlar. Das Tageszentrum arbeitet nach dem milieutherapeutischen Konzept. Der im Tageszentrum entwickelte spezielle Betreuungsansatz für Demenzkranke wird durch Eindrücke in Bild und Ton dargestellt *(Quelle: Alzheimer Gesellschaft)*.

Alzheimer-Gesellschaft Mittelhessen e.V., Geiersberg 15, 35578 Wetzlar

Kopfleuchten

Ein Dokumentarfilm von Mischka Popp und Thomas Bergmann
Bundesrepublik Deutschland 1998, 90 Minuten

Der Film „Kopfleuchten" von Thomas Bergmann und Mischka Popp ist eine Reise: durch Köpfe. Er handelt von Menschen mit Krankheiten und Verletzungen des Gehirns. Die Autoren haben sich auf Grenzgänge eingelassen. „Kopfleuchten" erkundet die Welt der Hirnverletzungen. Betroffene berichten über ihre Wahrnehmungen. Das Innerste unserer Köpfe: ein Rätsel *(Quelle: ZDF)*.

Der Film wurde im ZDF ausgestrahlt und für die Kinoauswertung bei Pegasos-Film, Köln (Tel. 0221 / 97 26 6-16) verlegt. Nach Auskunft des Verleihs ist eine Veröffentlichung als Kauf- oder Leihvideo nicht geplant.

Gramp – Ein Mann altert und stirbt

Bundesrepublik Deutschland 1995

Der Bericht über die letzten Lebensjahre und das Sterben eines 81jährigen Mannes beschreibt die Begegnung einer Familie mit der Wirklichkeit des Todes. Die verschiedenen Phasen des Alterungsprozesses werden mit Fotografien und Erlebnisprotokollen seiner Enkelkinder dargestellt. Die Betroffenheit der Familie überträgt sich auch auf den Betrachter und fordert ihn auf, sich selbst den Problemen zu stellen und darüber nachzudenken, was Alter und Tod für ihn selbst und in unserer Gesellschaft bedeuten *(Quelle: film-dienst)*.

MMST - Mini-Mental-Status-Test

Ein Film von Priv. Doz. Dr. med. Stefan G. Schröder
Bundesrepublik Deutschland 1999, 16 Minuten

Der MMS stellt den weltweit führenden medizinischen Kurztest zur Abschätzung der kognitiven Leistung dar, sozusagen den kleinsten gemeinsamen Nenner der psychometrischen Demenztests. Im ersten Teil des Films werden die einzelnen Teile des Tests vorgestellt; der zweite Teil besteht aus der Dokumentaraufnahme einer Durchführung des MMS am Westfälischen Zentrum für Psychiatrie und Psychotherapie Bochum.
Universitätsklinikum Bochum, Alexandrinenstraße 1-3, D-44791 Bochum

Die folgenden Filme Seite 316 und 317 sind beim Vincentz-Verlag erschienen und als Kaufvideos erhältlich:

Vincentz Verlag
Postfach 62 47, D-30062 Hannover
Tel.: 0511 / 99 10-151
Fax: 0511 / 99 10-199
www.altenhilfe.de
buecherdienst@vincentz.de

Dementielles Verhalten verstehen

Bundesrepublik Deutschland 2000, 30 Minuten, mit Begleitbroschüre

Von der Irritation zum Verstehen. Das Video vermittelt neue Erkenntnisse über das Verhalten dementiell erkrankter Menschen. Es stellt provokative Thesen vor, die einen ganz ungewohnten Blick auf die Erkrankung zulassen. Den Zuschauer erwarten verblüffende Aussagen über die Gestaltung von Wohnbereichen sowie Hinweise und hilfreiche Tipps für den Umgang mit den Betroffenen *(Quelle: Vincentz-Verlag).*

Integrative Validation

Bundesrepublik Deutschland 1999, 30 Minuten, mit Begleitbroschüre

Als Naomi Feil in den USA eine Gesprächsmethodik vorstellte, die sich speziell an dementen Menschen ausrichtet, wirkte ihr Vorgehen revolutionär. In Deutschland griff die Pädagogin und Psychogerontologin Nicole Richard das validierende Arbeiten früh auf, prüfte Vorgehen und theoretische Annahmen der amerikanischen Vorreiterin und befand, dass sie die Methode an entscheidenden Punkten modifizieren sollte. So entstand über mehrjährige Arbeit mit Dementen hinweg ihr Ansatz der „Integrativen Validation“ (IVA®), und damit ein wichtiger Baustein im Methodenarsenal: eine Art Handwerkszeug, dessen Anwendung aus zuvor hilflosen Helfern wieder handlungsfähige Pflegekräfte und Therapeuten macht - Fachleute für den Umgang mit verwirrten Menschen, Profis also, die endlich wissen, was sie tun können, und die verstehen, wann bzw. warum sie gerade so agieren sollten. Vor allem aber dient der Ansatz den dementen alten Menschen, die sich wieder verstanden fühlen und darüber ruhiger, zufriedener werden - die spüren, dass da jemand eine Brücke hinüber in ihr Erleben zu bauen versteht *(Quelle: Vincentz-Verlag).*

Zehn-Minuten-Aktivierung bei Verwirrten

Bundesrepublik Deutschland 1996, 32 und 60 Minuten, mit Begleitbroschüre

Das Lehrvideo zeigt und erläutert die Prinzipien der 10-Minuten-Aktivierung, die von Ute Schmidt-Hackenberg seit Jahren erfolgreich ausgeübt und gelehrt wird. Zum besseren Anschauen und Überprüfen des Gelernten können Sie im dazugehörigen Materialvideo den Ablauf mehrerer 10-Minuten-Aktivierungen nahezu ungekürzt beobachten *(Quelle: Vincentz-Verlag).*

Musiktherapie mit alten Menschen

Bundesrepublik Deutschland 1993, 31 Minuten, mit Begleitbroschüre

Der Film zeigt praktizierte Musiktherapie in einem Altenpflegeheim, einem geriatrischen Krankenhaus und einer Gerontopsychiatrie. Erfahrene Musiktherapeuten erläutern ihren Ansatz und demonstrieren, wie mit Geduld, Energie und Einfühlungsvermögen auch schwer dementiell erkrankte alte Menschen eine „glückliche Spanne Zeit" erleben können. Denn Musik ruft oft Bilder aus der Vergangenheit hervor: Erinnerungen, die Besinnung und aus therapeutischer Sicht „Struktur" entstehen lassen können. Das Video stellt einen musiktherapeutischen Ansatz mit Orff'schem Instrumentarium und strukturiertem Verlauf der Stunde vor und zeigt dann, wie mit einem offenen Verlauf und dem Instrument „Stimme" genauso erfolgreich gearbeitet werden kann *(Quelle: Vincentz-Verlag).*

Problemfeld Demenz

Bundesrepublik Deutschland 1993, 30 Minuten, mit Begleitbroschüre

Nicht detaillierte Handlungsanweisungen will der Film geben oder gar „Rezepte" zum Umgang mit Dementen. Wohl aber beansprucht das Video, AltenpflegerInnen, die sich in ihrer Aufgabe oft überfordert und allein gelassen fühlen, mit einem neuen Selbstverständnis zu konfrontieren. Szenen aus drei Einrichtungen mit homogener Besetzung der Wohnstationen ausschließlich mit dementen Bewohnern zeigen, daß ein veränderter Blickwinkel auf die eigene Arbeit neue Horizonte eröffnen kann: Vorsichtiges „Experimentieren" ersetzt die Routine. Die Aufforderung zum systematischen Beobachten, zum wohlverstandenen Improvisieren und der Mut zum Ausprobieren lassen die verbreitete Ängstlichkeit, etwas falsch zu machen, nicht aufkommen *(Quelle: Vincentz-Verlag).*

Alzheimersche Krankheit

Bundesrepublik Deutschland 1991, 44 Minuten, mit Begleitbroschüre

Die Alzheimersche Krankheit wird in diesem Film aus zwei Blickwinkeln betrachtet: Aus der Sicht des Mediziners und aus der Sicht der Pflegenden, derjenigen also, die unmittelbar mit den Auswirkungen der Erkrankung zu tun haben. Der Videofilm stellt in einem medizinischen Teil u.a. diagnostische Verfahren und Ergebnisse der Ursachenforschung vor. Zudem zeigt er in eindrucksvollen Bildern, wie schwierig der alltägliche Umgang mit den erkrankten Menschen ist, die oft hochgradig verwirrt sind. *(Quelle: Vincentz-Verlag).*

Vorstellung der Autorinnen und Autoren

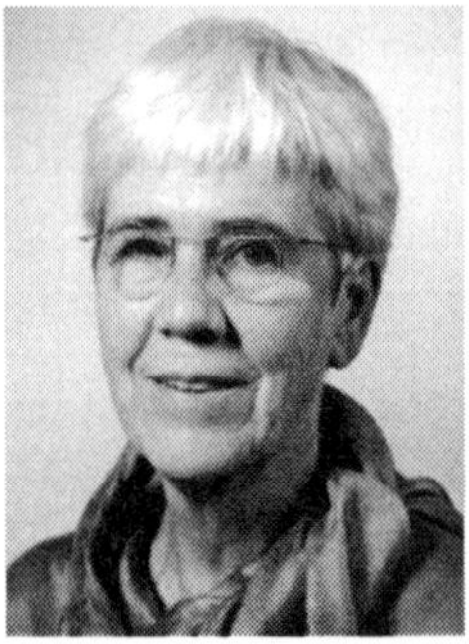

Corry Bosch, Pflegekundige, Soziologin, Pflegeforscherin; arbeitete lange Zeit als Pflegekundige in verschiedenen Pflegestationen in den Niederlanden und in Frankreich. Leitung einer Krankenpflegeschule. Studium der Soziologie mit dem Schwerpunkt Qualitative Forschung in der Pflege. Arbeitete unter anderem als Dozentin an der Fontys Hochschule Eindhoven, Fachbereich Pflegekunde mit den Schwerpunkten Altenpflege und Qualitative Forschung. Derzeit: Gastdozentin für qualitative Forschung an verschiedenen pflegewissenschaftlichen Studiengängen in den Niederlanden, Belgien und in Deutschland an der Universität Witten/Herdecke.

Carsten Brandenberg, (31). Studium der Sozialpädagogik Gesamthochschule Essen. Mitarbeiter der Memory Clinic Essen seit 1995, Hauptverantwortlicher für den Bereich Psychometrie. Ausgebildeter Gedächtnistrainer, Vorstandsmitglied des Bundesverbandes Gedächtnistraining e.V., 2. Vorsitzender der Alzheimer Gesellschaft Essen e.V.

Hartmut Fahnenstich, (37). Studium der Pädagogik und Geragogik an der Uni Dortmund. Mitarbeiter der Memory Clinic Essen seit Gründung 1991, verantwortlich für den Bereich der psychosozialen Diagnostik; 1. Vorsitzender der Alzheimer Gesellschaft Essen e.V.

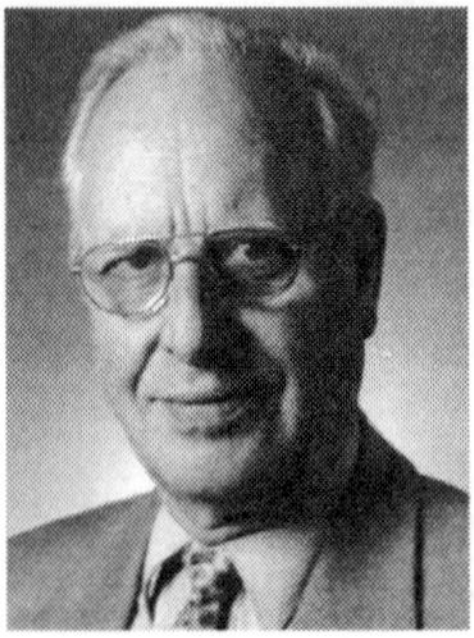

Hartmut Dietrich, Sozialwissenschaftler, Dr. rer. pol. Bis 1996 geschäftsführender Vorstands-Vorsitzender des Evgl. Johanneswerkes Bielefeld, Träger von 70 Einrichtungen der Alten-, Behinderten- und Jugendarbeit sowie verschiedener Krankenhäuser. Vorsitzender des Deutschen Evangelischen Fachverbandes für Altenarbeit und ambulante pflegerische Dienste e. V. und Vorsitzender des Kuratoriums Deutsche Altershilfe. Wilhelmine-Lübke-Stiftung..

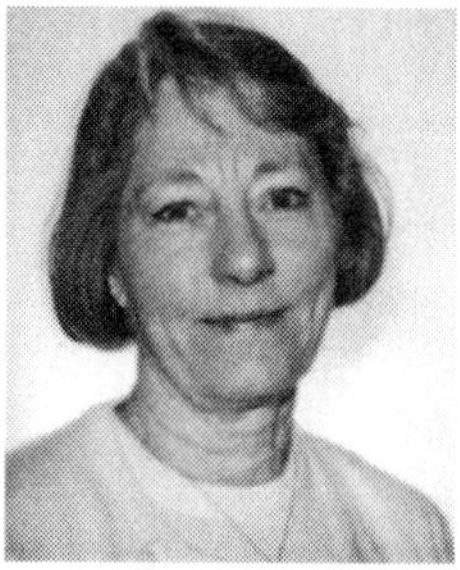

Ingrid Fuhrmann, (66), geboren in Berlin, Chemie-Ingenieurin. Angehörige einer Alzheimerkranken. Seit 1987 intensive Beschäftigung mit den Problemen von Demenz-Kranken und deren Angehörigen. Aufbau einer offenen Selbsthilfegruppe für Angehörige von Demenz-Kranken. Gründungsmitglied der Alzheimer Gesellschaft Berlin. Gründungsmitglied der Deutschen Alzheimer Gesellschaft. Vorstandsarbeit in beiden Gesellschaften; in Berlin mehrere Jahre 1. Vorsitzende. Zur Zeit Referententätigkeit und Mitarbeit in Ausschüssen.

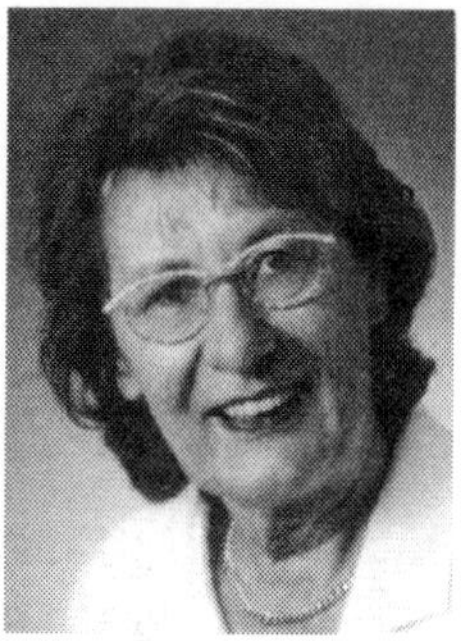

Irmgard Göschel, (62), arbeitete als Kinderkrankenschwester von 1956 bis 1975. Ab 1975 bis 1990 Heimleiterin bei der Stadt Dortmund im Altenpflegeheim Burgholz. Aufbau und Entwicklung der „Station 5", eine Tagesbetreuung für Demente. 1989 Auszeichnung mit dem 1. Altenpflegepreis. 1990 Gründerin der Dortmunder Alzheimergesellschaft. Buchautorin „Sperrt uns nicht ein" und Pflegestandards. Seit 1990 Inhaberin von FADO – Fortbildung für Altenpflege aus Dortmund. Veröffentlichung von Pflegestandards auf den Gerontologen-Kongressen in Mexiko und Australien.

Katharina Gröning, (43). Dr. phil., Professorin für pädagogische Diagnose und Beratung an der Universität Bielefeld, Supervisorin. Lehrte von 1994-1998 an der Fachhochschule Erfurt Gerontologie und Altenhilfe. Zuvor selbständige Tätigkeit als freie Organisationsberaterin in der Altenhilfe mit dem besonderen Schwerpunkt „Umgang mit Dementen". Forscht und lehrt zu Fragen der Psychoanalyse der Institution, der Psychoanalyse der Generationenbeziehung, des Zusammenhangs von Geschlecht und Generation sowie Pflege als Frauenberuf. Jüngste Buchveröffentlichung: Entweihung und Scham – Grenzsituation in der Pflege alter Menschen, Mabuse Verlag.

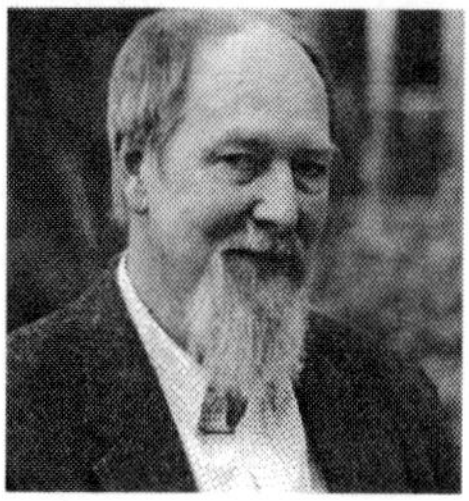

Klaus Großjohann, (55). Studium der Soziologie, Psychologie und Volkswirtschaft in Köln, Bonn, Berlin und am M.I.T. in Cambridge / Mass. USA. Mitarbeit an zahlreichen Untersuchungen im Bereich der Sozialpolitik und der sozialen Gerontologie in mehreren Forschungsinstituten; seit 1991 Geschäftsführer des Kuratoriums Deutsche Altershilfe. Mitglied der 2., 3. und 4. Altenberichtskommission der Bundesregierung.

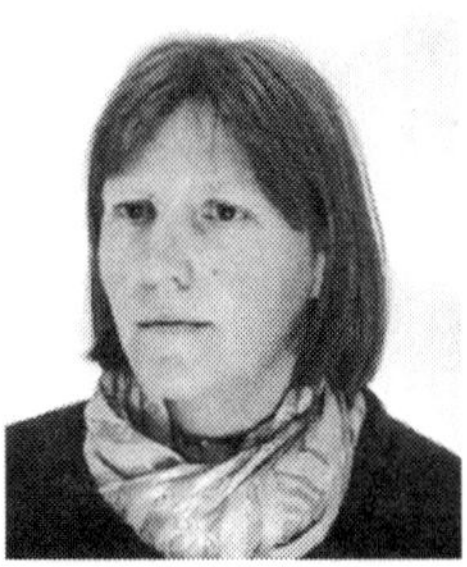

Brigitte Hagenhoff, (39). Altenpflegeausbildung auf anthroposophischer Grundlage; seit 1989 tätig in der Altenpflege im stationären wie auch ambulanten Bereich, Aufbau und Leitung eines Altenheimes mit 12 Plätzen. Schwerpunkt ihrer Arbeit: Pflege und Betreuung von Dementierenden. Studentin der Pflegewissenschaft (BScN) an der Universität Witten/Herdecke, Studienschwerpunkt :ethische Fragen zum Umgang, Pflege und Betreuung von Menschen mit Demenz und von Menschen mit geistiger Behinderung.

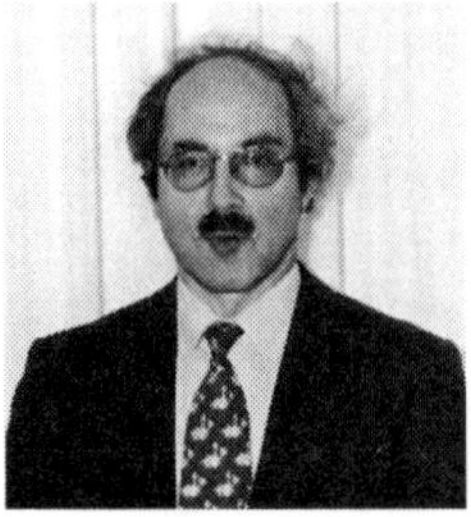

Rolf Dieter Hirsch, (53). Prof. Dr. phil. Dr. med. Dipl.-Psych.; seit 1991 Chefarzt der Abteilung für Gerontopsychiatrie der Rheinischen Kliniken Bonn; seit 1997 Honorarprofessor für Psychogerontologie am Institut für Psychogerontologie der Universität Erlangen-Nürnberg. Mitarbeit und Leitung verschiedener wissenschaftlicher Projekte im Bereich der Gerontopsychiatrie, -psychotherapie und Gerontologie. Derzeitige Forschungsschwerpunkte: Aggression und Gewalt im Alter, gerontopsychiatrische Versorgung, Humor im Alter. Koordinator der jährlichen „Arbeitstagung für Psychotherapie im Alter“ (seit 1989); Vorsitzender der Deutschen Gesellschaft für Gerontopsychiatrie und –psychotherapie (seit 1992); Initiator und Vorsitzender „Handeln statt Misshandeln – Bonner Initiative gegen Gewalt im Alter e.V.“ (seit 1997); Vorstandsmitglied des Kuratoriums Deutsche Altershilfe (seit 1999). Mitarbeit bei der KDA-Zeitschrift *Pro*ALTER, Beiträge für Fachpublikationen.

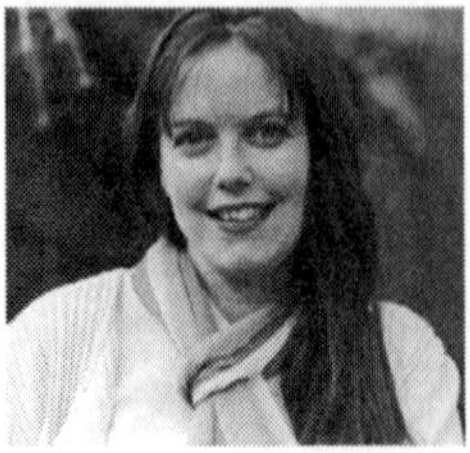

Ines Jonas ist Diplom-Pädagogin mit den Schwerpunkten Medienpädagogik und Gerontologie und seit 1992 beim Kuratorium Deutsche Altershilfe in der Abteilung Information und Öffentlichkeitsarbeit tätig. Davor war sie während und nach dem Studium als freie Mitarbeiterin bei der Bundeszentrale für politische Bildung im Referat „Audiovisuelle Medien“ beschäftigt und hat journalistisch für einen Ärzteverband gearbeitet.

Johannes Kochanek (45), wohnt in Werl, ist verheiratet und hat vier Kinder. Die Erfahrungen, die er durch sein Engagement in der kirchlichen Jugendarbeit gesammelt hat, prägen seinen persönlichen und beruflichen Werdegang. Nach seiner Ausbildung zum Religionspädagogen arbeitete er acht Jahre in der Gemeinde mit dem Schwerpunkt Altenpastoral. Seit elf Jahren arbeitet er mit alten Menschen in Altenheimen, neun Jahre davon als Heimleiter in zwei verschiedenen Altenheimen; absolvierte berufsbegleitend eine Heimleiterzusatzausbildung im Meinwerkinstitut in Paderborn. Er ist seit fünf Jahren in der Heimleitung des Reginenhauses in Hamm-Rhynern tätig.

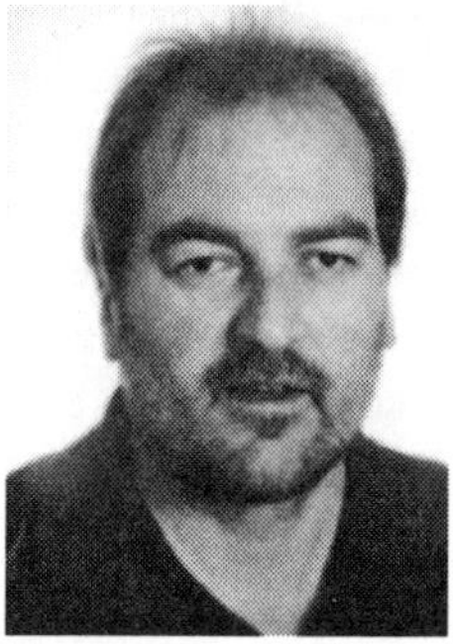

Britta Maciejewski, (28). Germanistin, Anglistin mit Schwerpunkt Sprachwissenschaft. Von 1998 bis 1999 journalistische Ausbildung im Kuratorium Deutsche Altershilfe, Abteilung Information und Öffentlichkeitsarbeit (Abteilungsleiter Hans Nakielski). Seit 1999 in der Abteilung Sozialwirtschaft (Abteilungsleiter Dr. Willi Rückert), wissenschaftliche Mitarbeiterin mit dem Themenschwerpunkt „Psychisch kranke alte Menschen". Projektmitarbeiterin „Kleine und große Maßnahmen zur Optimierung der Pflege, Förderung und Begleitung psychisch kranker alter Menschen in Heimen" (gefördert vom Bundesministerium für Familie, Senioren, Frauen und Jugend).

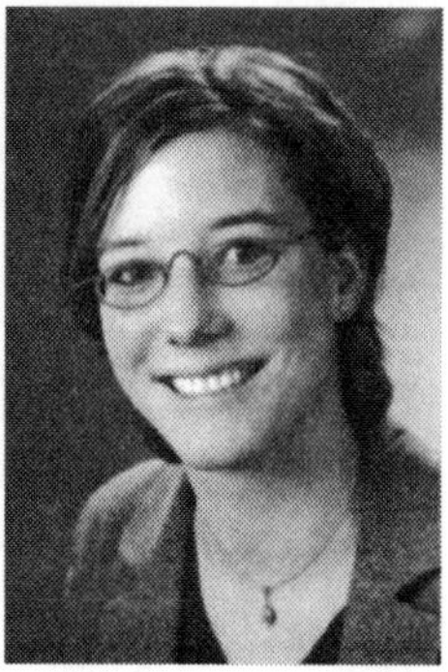

Christian Müller-Hergl, (43). Studium der katholischen Theologie in Bochum, Philosophie in Oxford; Ausbildung als Altenpfleger (1988), Arbeit als Altenpfleger, im Gruppenübergreifenden Dienst, als Pflegedienstleiter, zur Zeit tätig als Bildungsreferent im Meinwerk-Institut Paderborn, Schwerpunkt Demenz und Gerontopsychiatrie. Ausbildung als Supervisor (DGSD), Ausbildung im DCM-Verfahren in Bradford, Zusammenarbeit mit Tom Kitwood.

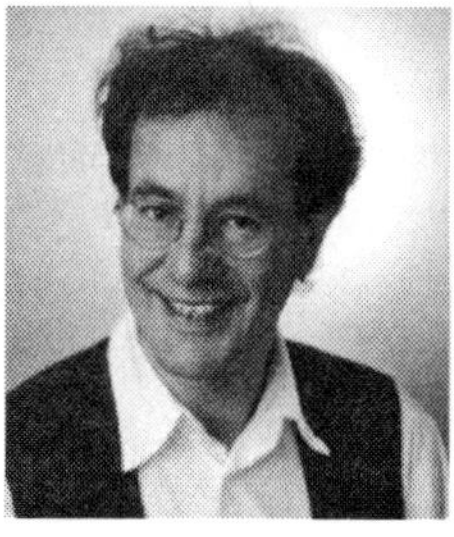

Nicole Richard, Diplom-Pädagogin und Diplom-Psychogerontologin, seit 1993 selbständig in Fort- und Weiterbildung und Beratung für stationäre und ambulante Einrichtungen der Altenhilfe. Seit 1989 Entwicklung und Aufbau der Integrativen Validation. 1. Internationaler und 1. Landespreis des Hartmann-Pflegepreises 1994: „Erfahrungen mit der Einführung der Integrativen Validierenden Arbeit (IVA) in der Betreuung von dementen Bewohnern" an das Haus Schwansen in Rieseby. 1997 Begleitung eines Projektes zur IVA und zum Snoezelen im Seniorenpflegeheim Polle. TV-Dokumentarfilm des SDR über die Arbeit mit IVA: „Ich weiß nicht mehr", 1997.

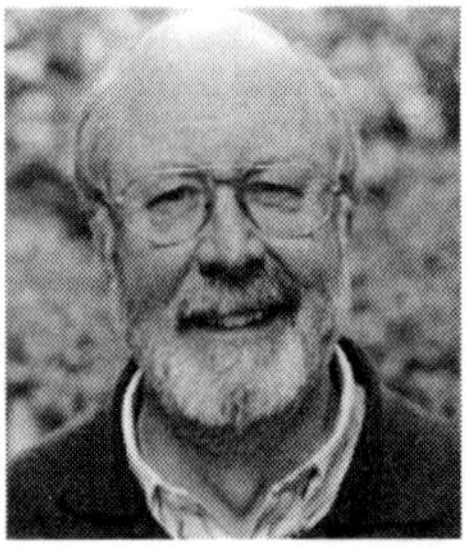

Willi Rückert (60). Studium der Wirtschaftswissenschaften in Köln mit den Schwerpunkten Sozialpolitik und verhaltensorientierte Organisationslehre. Dissertation: „Grundlagen der Planung von Altenhilfeunternehmen". Seit 1974 Leiter der Abteilung Sozialwirtschaft des Kuratoriums Deutsche Altershilfe. Verschiedene Veröffentlichungen zur Entwicklung des Pflegebedarfs und des Hilfesystems in Deutschland und zum Zusammenhang zwischen Personalausstattung und der Qualität der Pflege.

Martin W. Schnell, (38). Privatdozent für Philosophie an der Ruhr-Universität Bochum. Leiter der AG Ethische Grundlagen und zuständig für das Fach Philosophie/Ethik am Institut für Pflegewissenschaft der Universität Witten/Herdecke. Tätigkeit an Hochschulen in Düsseldorf und Hagen. Zahlreiche Veröffentlichungen zu den Schwerpunkten Phänomenologie, Ethik, Politik, Geschichte. Auswahl: Phänomenologie des Politischen, 1995; Phenomenology and Critical Theory, in: L. Embree (Ed.): Encyclopedia of Phenomenology, 1997; Narrative Identität und Menschenwürde bei Paul Ricouer, in: A. Breitling u.a. (Hg.): Das herausgeforderte Selbst, 1998; Merleau-Pontys Beitrag zu einer Phänomenologie des Politischen, in: R. Giuliani (Hg.): Merleau-Ponty und die Kulturwissenschaften, 2000; Zugänge zur Gerechtigkeit (in Vorbereitung). Lexikonartikel, Aufsätze zu Einzelproblemen der Pflegewissenschaft und Medizinethik.

Kirsten Wolf (38), ist freie Journalistin in München. Ihre derzeitigen journalistischen Schwerpunktthemen liegen im Bereich Beruf und Karriere. Mit dem Thema Demenz beschäftigt sie sich, seit die Großmutter selbst zu den Betroffenen zählt. Ihr Wunsch: Eine breitere Medienberichterstattung über den Umgang mit Demenzpatienten aus Angehörigensicht.

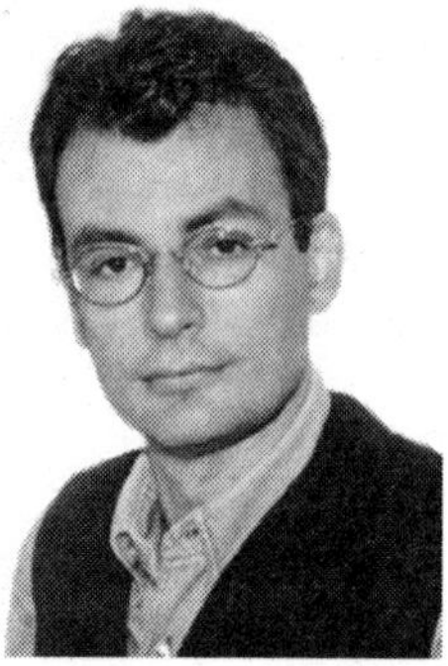

Stefan Georg Schröder, (43). Neurologe und Psychiater. Oberarzt der Gerontopsychiatrischen Abteilung am Zentrum für Psychiatrie und Psychotherapie, Universitätsklinikum Bochum seit 1992. Gründungsmitglied der Alzheimer-Gesellschaft Bochum 1992; kooperative Alzheimer-Ambulanz seit 1995. Dozent für Gerontopsychiatrie am Evangelischen Fachseminar für Altenpflege der Augusta-Akademie Bochum seit 1993. Leiter der Vorlesungsreihe „Psychiatrie und Kunst" seit 1996. Teamberatung der Demenz-Spezialabteilung des Altenheims „Wichern-Haus" in Bochum seit 1997. Dozent für Gerontopsychiatrie am Pflegewissenschaftlichen Institut der Universität Witten/Herdecke seit 1998. Privatdozent für Psychiatrie an der Ruhr-Universität Bochum seit 1999; Habilitationsschrift zum Thema „Psychopathologie der Demenz". Forschungsschwerpunkte: Psychopathologie der Alzheimer-Demenz, Gerontopsychopharmakologie, vormundschaftsrichterliche Anhörungspraxis, Psychiatriegeschichte.

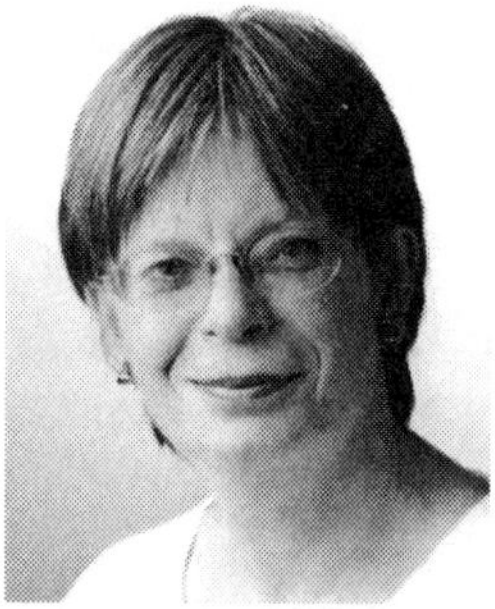

Christel Schulz, Diplom-Sozialpädagogin, Familientherapeutin, Leiterin der Alzheimer Beratungsstelle in Bochum, Lehrbeauftragte im Fachbereich Pflege der Evangelischen Fachhochschule Westfalen-Lippe, Fachberaterin in Alten- und Pflegeheimen zum Umgang mit Demenzkranken, Mitautorin des Praxishandbuches „Wege aus dem Labyrinth der Demenz", Münster 1999.

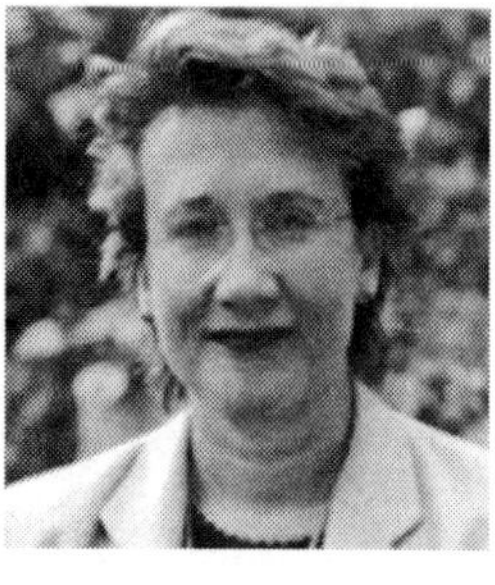

Christine Sowinski, (43). Krankenschwester, Diplom-Psychologin. Seit 1991 im Kuratorium Deutsche Altershilfe Köln, Referat Pflegeorganisation (Abteilungsleiter Dr. Willi Rückert), Doktorandin am Pflegewissenschaftlichen Institut der Universität Witten/Herdecke mit dem Thema „Die Bedeutung der Intimpflege aus Sicht der Pflegenden und der Klienten" (Betreuerin Prof. Dr. Ruth Schröck), Forschungs- und Grundlagenarbeit im Auftrag von Bundes- und Landesministerien und Stiftungen, Beratungsarbeit für Pflegeeinrichtungen, Mitarbeit bei der KDA-Zeitschrift *Pro*ALTER, Vorträge, Fortbildungen, Moderatorenkurse für die Leitung von Qualitätszirkeln mit dem KDA-Qualitätshandbuch, zahlreiche Publikationen.

Thema Alter im Mabuse-Verlag

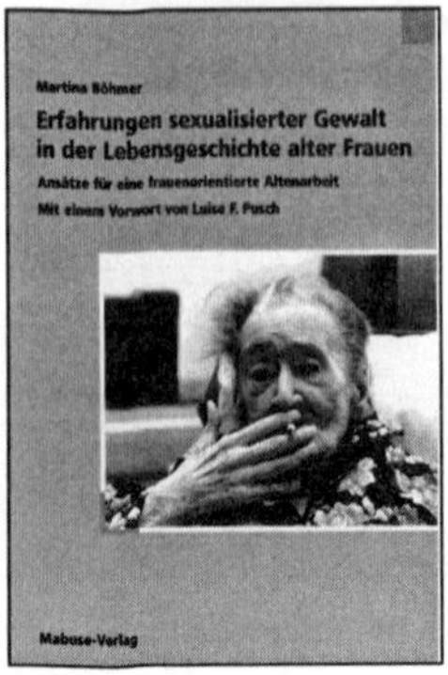

Martina Böhmer

Erfahrungen sexualisierter Gewalt in der Lebensgeschichte alter Frauen

Ansätze für eine frauenorientierte Altenarbeit

Mit einem Vorwort von Prof. Dr. Luise F. Pusch

»Die Autorin möchte Pflegende durch ihr engagiertes Buch anregen, sich mit dem posttraumatischen Belastungssyndrom zu befassen und in der Praxis bewusster auf traumatisierte Frauen einzugehen.« (Die Diakonieschwester)

2. Aufl. 2001, 136 Seiten,
15,90 €, 29 SFr
ISBN 3-933050-16-2

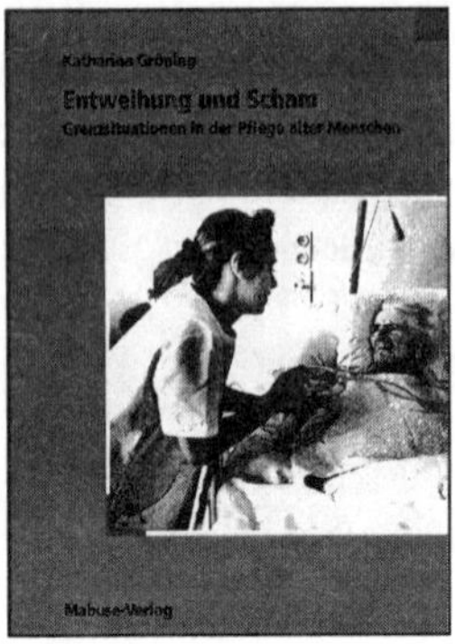

Katharina Gröning

Entweihung und Scham

Grenzsituationen in der Pflege alter Menschen

»Dieses Buch wünscht man in die Hände möglichst vieler Lehrkräfte und Pflegepersonen, nicht nur in der Altenhilfe.« (Altenheim)

3. Aufl. 2001, 148 Seiten,
17,90 €, 32,50 SFr
ISBN 3-929106-59-0

T. Klie u. a. (Hrsg.)

Das Pflegewesen und die Pflegebedürftigen

Analysen zu Wirkungen der Pflegeversicherung und ihrem Reformbedarf

2002, 361 Seiten
29 €, 49 SFr
ISBN 3-933050-90-1

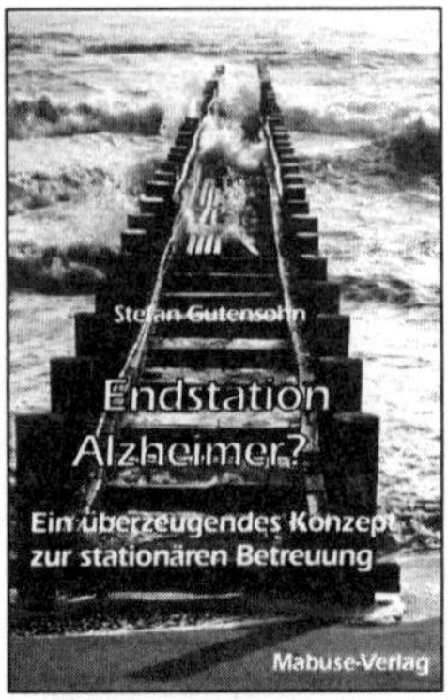

Stefan Gutensohn

Endstation Alzheimer?

Ein überzeugendes Konzept zur stationären Betreuung

»Die praxisnahen Beiträge der Pflegenden und der Angehörigen machen Mut, mit Alzheimer-Kranken würdevoll umzugehen.« (Gesundheit und Gesellschaft)

2000, 128 Seiten
12,90 €, 23,70 SFr
ISBN 3-933050-55-3

Besuchen Sie unsere neue Homepage:
www.mabuse-verlag.de

Mabuse-Verlag

Postfach 90 06 47
60446 Frankfurt am Main
☎ 0 69-97 07 40 72
Fax 0 69-70 41 52
E-Mail:
verlag@mabuse-verlag.de